公共卫生国际前沿丛书
翻译委员会

总主译 包 巍 中国科学技术大学

主 译（按姓氏笔画排序）

马礼坤 中国科学技术大学

叶冬青 安徽理工大学

包 巍 中国科学技术大学

吕 筠 北京大学

江 帆 上海交通大学

李立明 北京大学

何 纳 复旦大学

周荣斌 中国科学技术大学

屈卫东 复旦大学

胡志斌 南京医科大学

翁建平 中国科学技术大学

陶芳标 安徽医科大学

曹务春 中国人民解放军军事科学院

曹 佳 中国人民解放军陆军军医大学

舒跃龙 中国医学科学院北京协和医学院病原生物学研究所

鲁向锋 中国医学科学院阜外医院

詹思延 北京大学

臧建业 中国科学技术大学

"十四五"国家重点出版物出版规划项目

公共卫生国际前沿丛书

OXFORD

丛书主译◎包　巍

INFECTIOUS DISEASE EPIDEMIOLOGY

传染病流行病学

〔英〕Ibrahim Abubakar　〔美〕Ted Cohen

〔英〕Helen R. Stagg　〔英〕Laura C. Rodrigues ◎主编

曹务春　舒跃龙◎主译

中国科学技术大学出版社

安徽省版权局著作权合同登记号：第12242155号

图书在版编目（CIP）数据

传染病流行病学 / （英）易卜拉辛·阿布巴卡尔（Ibrahim Abubakar）等主编；曹务春，舒跃龙主译. -- 合肥：中国科学技术大学出版社，2025.3. --（公共卫生国际前沿丛书）. -- ISBN 978-7-312-06122-6

Ⅰ. R18

中国国家版本馆CIP数据核字第2024LC5310号

传染病流行病学

CHUANRANBING LIUXINGBINGXUE

出版	中国科学技术大学出版社 安徽省合肥市金寨路96号，230026 http://press.ustc.edu.cn https://zgkxjsdxcbs.tmall.com
印刷	合肥华苑印刷包装有限公司
发行	中国科学技术大学出版社
开本	787 mm×1092 mm　1/16
印张	16.5
字数	402千
版次	2025年3月第1版
印次	2025年3月第1次印刷
定价	108.00元

原著作者名单

Ibrahim Abubakar

Professor and Director of Infectious Disease Epidemiology

Centre for Infectious Disease Epidemiology

University College London

London, UK

Ted Cohen

Associate Professor in Epidemiology of Microbial Diseases

Yale School of Public Health

New Haven, USA

Helen R. Stagg

Senior Research Fellow

Centre for Infectious Disease Epidemiology

University College London

London, UK

Laura C. Rodrigues

Professor of Infectious Disease Epidemiology

Faculty of Epidemiology and Population Health

London School of Hygiene and Tropical Medicine

London, UK

译校人员名单

主　译　曹务春　舒跃龙

译　者（按姓氏笔画排序）

石文强　军事医学研究院微生物流行病研究所

朱黛云　军事医学研究院微生物流行病研究所

刘　珏　北京大学公共卫生学院

刘宽程　中山大学公共卫生学院（深圳）

刘斯洋　中山大学公共卫生学院（深圳）

孙彩军　中山大学公共卫生学院（深圳）

杜向军　中山大学公共卫生学院（深圳）

杨崇广　中山大学公共卫生学院（深圳）

邹华春　中山大学公共卫生学院（深圳）

陈耀庆　中山大学公共卫生学院（深圳）

罗欢乐　中山大学公共卫生学院（深圳）

赵　琳　山东大学公共卫生学院

战义强　中山大学公共卫生学院（深圳）

贾　娜　军事医学研究院微生物流行病研究所

钱　捷　中国医学科学院北京协和医学院群医学及公共卫生学院

曹务春　中国人民解放军军事科学院

崔晓鸣　军事医学研究院微生物流行病研究所

蒋亚文　中山大学公共卫生学院(深圳)

舒跃龙　中国医学科学院北京协和医学院病原生物学研究所

秘　书　杨崇广　中山大学公共卫生学院(深圳)

贾　娜　军事医学研究院微生物流行病研究所

总 序 一

随着国家经济实力的增强和国民生活水平的提高,我国正朝着"健康中国"的目标稳步迈进。在这一重要历史进程中,公共卫生扮演着至关重要的角色。作为一项关系人民大众健康的公共事业,公共卫生不仅是保障人民生命安全的重要手段,也是维护社会稳定、促进人民健康和福祉的重要基石,更是建设健康中国、筑牢中华民族伟大复兴的健康根基的重要组成部分。

为了促进我国公共卫生事业快速发展,引进学习国际上的新概念、新技术和新方法,中国科学技术大学公共卫生研究院和中国科学技术大学出版社协调组织引进并翻译了一套介绍公共卫生新技术、新方法和国际前沿研究成果的优秀著作,作为"公共卫生国际前沿丛书"出版,该丛书被列入"十四五"国家重点出版物出版规划项目。

英文原著经过业内顶尖专家团队精心筛选,均引自 Oxford、Springer 和 Wiley 等国际知名出版社,皆是本专业领域内填补空白的开创性著作或具有权威性的百科全书式经典著作。《免疫流行病学》《精准健康》《暴露组学方法与实践》《以生物样本库为基础的人群队列研究》均为各自前沿领域第一本著作;《ASPC 预防心脏病学》是美国预防心脏病学会唯一冠名教材;《传染病流行病学》是美国高校研究生主流教材;《牛津全球妇女、儿童与青少年健康教科书》是牛津大学出版社的经典教科书之一,是英国医师协会(BMA)获奖图书;《牛津全球公共卫生教科书》更是享誉全球的大型参考书,包括上、中、下三卷,被誉为公共卫生和流行病学领域的"圣经",一直是公共卫生领域最全面的教科书,是公共卫生和流行病学专业人士和学生的重要资源,目前已出版第7版。本人应牛津大学出版社邀请,担任了《牛津全球公共卫生教科书》(第7版)英文版原著的副主编,此次又应中国科学技术大学出版社邀请,担任中文版主审并为整套丛书作序推荐,期待丛书的出版能为广泛的公共卫生需求和现代卫生保健的优先事项提供全球化和更全面的视角。

"公共卫生国际前沿丛书"主审、主译团队阵容强大,包括来自中国疾病预防控制中心、国家心血管病中心、北京大学、清华大学、北京协和医学院、复旦大学、浙江大学、西安交通大学、中山大学、南京医科大学、天津医科大学、山西医科大学、华中科技大学、中南大学、吉林大学、厦门大学、山东大学、四川大学、哈尔滨医科大学、安徽医科大学、上海交通大学、南开大学、南方医科大学、首都医科大学、深圳大学、郑州大学、重庆医科大学、中国医科大学、苏州大学、中国人民解放军陆军军医大学、中国人民解放军军事科学院、中国人民解放军海军军医大学、中国人民解放军空军军医大学、安徽理工大学、中国科学技术大学等公共卫生领域顶尖的专家学者。本套丛书的出版是对"名家、名社、名译、名著"出版理念的最好注脚和诠释。

中国在全球公共卫生领域发挥着不可或缺的重要作用,此次翻译工作是促进国内和国际公共卫生与疾病防控接轨的重要举措和手段,对促进我国公共卫生事业发展和广泛传播医学创新知识与成果具有重大意义,将助推高水平公共卫生学院发展、高层次公共卫生人才培养和高层次公共卫生教材建设,并为我国高质量的公共卫生事业发展做出积极的贡献。

李立明

2024年8月于北京大学

总序二

　　人民生命健康是社会文明进步的基础。习近平总书记多次强调，坚持以人民为中心，保障人民生命安全和身体健康，建设健康中国，筑牢中华民族伟大复兴的健康根基，必须构建强大的公共卫生体系。引进出版"公共卫生国际前沿丛书"正是贯彻落实习近平总书记关于保障人民生命健康系列重要讲话、指示精神，引进学习国际上的新概念、新技术和新方法，助力我国公共卫生科学基础和体系建设的具体行动。

　　"公共卫生国际前沿丛书"由中国科学技术大学公共卫生研究院和中国科学技术大学出版社协调组织全国公共卫生与预防医学领域的顶尖专家共同翻译出版。公共卫生研究院由中国科学技术大学、中国科学院武汉病毒研究所和武汉市金银潭医院三方共建，于2022年11月16日正式揭牌成立。公共卫生研究院以国家需求为导向，以新医科建设为抓手，秉持"理工医交叉融合、医教研协同创新"的发展理念，是我校生命科学与医学部的重要组成部分，也是"科大新医学"发展的重要支撑和组成部分。我校出版社作为一流研究型大学的出版社，以传播科学知识、服务高校教学科研和人才培养、弘扬优秀传统文化为己任，实施精品战略，寻求重点突破，在科技、教育、科普、医学等领域形成了特色体系，出版了一批双效俱佳的精品力作，数百种图书荣获国家图书奖、中国图书奖、中宣部"五个一工程"奖、中国出版政府奖、中华优秀出版物奖等国家和省部级奖项。

　　这套丛书的出版得到了我校生命科学与医学部以及杨元庆校友的大力支

持！杨元庆校友长期关心母校发展，2020年他向中国科学技术大学教育基金会定向捐款设立了杨元庆公共卫生基金，在推动我校公共卫生研究院和公共卫生与预防医学学科建设、开展公共卫生与健康系列讲座、专著引进与出版等方面发挥了重要作用。

我很欣喜地得知，这套丛书近期入选了"十四五"国家重点出版物出版规划项目。衷心感谢参与这套丛书翻译出版工作的所有专家学者和编辑。希望本套丛书的出版能够助力我国公共卫生事业再上一个新的台阶，为促进我国人民生命健康和人类命运共同体做出重要贡献。

包信和

2024年9月于中国科学技术大学

在过去二十年中,随着计算机技术、统计学、分子生物学、基因组学和免疫学的飞速发展,流行病学取得了显著进展。这些变化开创了许多以前无法想象的新的研究方法,这些方法涵盖了从简单的分子层面疫情调查到复杂的常规数据分析,如疫苗毒株的筛选以及抗微生物药物耐药性的预测等各方面。这为21世纪的流行病学带来了强大的动力,许多方法已经实现自动化,极大丰富了这一学科。然而,这些方法的使用通常遵循明确且已被验证过的流程,可能导致人们忽视了对流行病学基本理论和数据分析原理的深入理解,而这些正是流行病学研究的基础。

尽管已有许多课程能够帮助学生和从业人员深入理解流行病学和生物统计学,但一直以来缺乏一本全面、便捷的参考书,本书恰能填补这一空白。

本书第1篇系统介绍了与传染病流行病学研究相关的各种方法,包括数学建模和血清流行病学等专题。

本书第2篇重点讨论了全球范围内具有重要意义的主要传染病,这些疾病

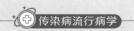

因其当前的疫情负担或可能导致的发病率和死亡率而备受关注。这本专为从事

传染病流行病学研究的专业人员编写的手册，既简明又实用，为医学文献提供了

宝贵的补充。

David L. Heymann

传染病流行病学教授

伦敦卫生与热带医学院

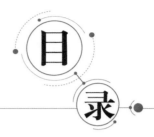

目 录

第1篇　流行病学方法

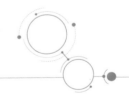

第1篇　流行病学方法

第 1 章 引 言

什么是传染病流行病学？

　　流行病学是为了解传染病传播的原因和方式以及为如何预防或控制它们提供工具。例如，当出现新的传染病或已知疾病暴发时，传染病流行病学家收集、分析和解释数据，为施行阻止疾病进一步传播的干预措施提供信息。许多传染病没有国界，有些最初只影响某个地区的疾病可以迅速传播给全球其他地区的其他人群。商业航空旅行的急剧增加，使得新病原体全球传播的速度比以往任何时候都快。埃博拉和拉沙热等病毒性出血热（VHF）以及流感等呼吸道病毒的暴发，由于其潜在的高发病率和高死亡率，通常会吸引媒体和政治关注。传染病流行病学家通常关注一系列的病原体——从病毒到真菌再到寄生虫的侵袭。感染原也是患者罹患其他疾病的重要潜在原因。例如，某些感染，如感染丙型肝炎病毒（HCV）和人类乳头瘤病毒（HPV），会导致癌症，而其他感染则会增加随后发生自身免疫性疾病的风险。

　　更正规的表述是，传染病流行病学是将用于了解健康和疾病的分布和决定因素的方法应用于传染病研究。这一定义提供了一个框架，以帮助我们理解传染病流行病学，并能获得预防、治疗和控制传染病引起的疾病和死亡的能力。流行病学的学科范围非常广泛，其让我们把信息从个人聚合成逻辑组（定义的特征的人、环境或时间）来理解感染从什么地方出现，它怎样蔓延，从而对其进行预防和控制。这种简单的分析通常被称为"描述性流行病学"，主要用于提出假设。为了正式检验一个用来解释这些观察结果的假设，我们需要以更复杂的方法，使用各种研究设计来最小化偏见，并使用统计方法来量化偶然性的作用，这被称为"分析流行病学"。在本书的第1章中对这些技术进行了探讨，在第4章中概述了研究设计和感染的特定问题，在第13章中描述了分析的统计方法。本书的后半部分描述了常见传染病的流行病学，并组织成章节，覆盖特定的身体系统，如呼吸道或胃肠道传染病。将在两章中讨论医院获得性感染：包括医院暴发调查的方法（第7章）和以美国视角描述流行病学（第21章）。

　　传染病流行病学的研究目标包括：

　　◇ 从传播、新的"事件"病例和现有的"流行"病例方面评估疾病在特定人口中的发展程度。

◇ 了解传染病的预后和自然史,包括与以前未被认为是由传染源导致的疾病之间的联系。

◇ 明确引起特定疾病的感染,了解感染的频率、从感染到疾病进展的危险因素、感染的后遗症和不同的临床表现。

◇ 评估预防效力和治疗措施的疗效。

◇ 为制定有助于预防、控制和最终消除感染的策略提供信息。

了解宿主对病原体暴露的反应是研究传染病流行病学的前提。同样,疫苗、抗生素和抗病毒制剂的开发继续在流行病学和传染病控制方面发挥核心作用:

◇ 对有些疫苗的研制是在发现特定传染病的致病微生物来源之前就开始的,这些疫苗通过预先暴露于传染性病原体或用这些病原体的亚单位来训练免疫系统。疫苗仍然是预防和控制传染病的核心。

◇ 抗生素的发现改变了细菌感染的自然历史。不幸的是,抗生素耐药性几乎同时出现,目前在全球已发展达到令人担忧的程度。

◇ 尽管从历史的角度上看,抗病毒药物的疗效有限,但最近在治疗人类免疫缺陷病毒(HIV)和丙型肝炎等病毒性感染方面取得了进展。

最近,新的治疗方法如免疫调节疗法,已经在治疗感染方面进行了研究,如单克隆抗体在慢性疾病方面表现出了良好前景。[1]例如,Cochrane 的一篇综述指出,预防性使用帕丽珠单抗可有效降低呼吸道合胞病毒(RSV)导致的住院率。[2]最近一项针对耐多药结核病(MdR-TB)的试验证实了自体间充质基质细胞输注作为辅助治疗的安全性;进一步的研究利用了对病原体免疫反应的理论,显示可能会因此出现替代疗法。

传染病流行病学也受到生物研究新领域(包括基因组学和其他"组学"——元基因组学、转录组学、蛋白质组学和代谢组学)的影响,以及学科的进步如免疫学等,扩展了我们对传染病的生物学和自然史及干预措施的理解。例如,分层治疗,即治疗方案的选择考虑到患者的基因组成,已经通过更快和更便宜的基因组测序成为可能。但是,由于所产生的数据量庞大,在分析所产生的数据和进行这种分析所需的工具方面,也增加了复杂性。这些问题的意义在第9章和第11章中讨论。

传染病流行病学与非传染病流行病学有什么不同?

传统的流行病学中发展和使用的关键概念也适用于传染病研究;事实上,其中一些概念最初就是为了研究传染病而开发的,因为当时导致全球高发病率和高死亡率的主要原因就是传染病。John Snow 用来描述 1854 年伦敦霍乱暴发的经典方法就是流行病学的早期应用之一。一个更早的例子是 Daniel Bernoulli 关于接种疫苗对降低天花死亡率的研究,结果显示这一手段收效有限。[4]

一个多世纪以来,随着工业化国家主要传染病发病率的下降,癌症和心血管疾病等慢性疾病已成为这些国家流行病学研究的重点。然而,传染病流行病学继续在全球降低传染病发病率和死亡率方面发挥重要作用,在发展中国家继续发挥重要的影响。

当然,传染病流行病学这门学科在几个方面确实有别于非传染病流行病学。

 ## 病原体、宿主和环境

非传染性疾病不会在宿主之间传播,与非传染性疾病不同的是,人与人之间以及人与动物的混合模式会影响传染病的发生率。在调查感染传播和疾病控制所需的措施时,必须考虑到感染的传播动态。图1.1所示为一个被广泛使用的模型,可以用于解释传染源、宿主和环境之间的相互作用。该模型假设这三个要素具有以复杂方式相互影响并导致感染传播的属性。

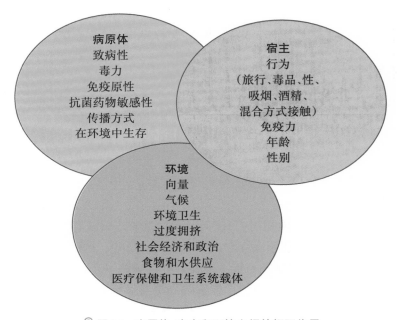

🛈 图1.1　病原体、宿主和环境之间的相互作用

 ## 传播和传播动力学

传染病的第二个主要特点是,病原体可在人与人之间(动物与人或动物与动物之间)传播,导致持续传播以致暴发,可能需要迅速采取公共卫生行动。

传染病的另一个特征是,一些动物,特别是昆虫,可以作为媒介将病原体传播给人类,例如携带登革热病毒或疟原虫的蚊子以及携带导致南美锥虫病的寄生虫的锥蝽亚科蚊子。非传染性疾病,例如,由环境污染引起的疾病,其可能通过与交通工具接触而引起,但与传染病的带菌者不同,这些交通工具是非生物的,其附着的病原体通常不会进化。

传播是经常观察到的传染病复发模式的原因,这些模式的可预测性有所不同。例如,图1.2显示1988—2013年间英格兰和威尔士流感发病率的年度波动情况。用一个简单的数学方程来描述这种模式是合乎逻辑的。如果可以描述观察到的模式的基本决定因素则可能提供一种机制以评估干预措施的影响并为疾病控制规划提供信息。关于动力学模型的内容将在第16章进一步讨论。

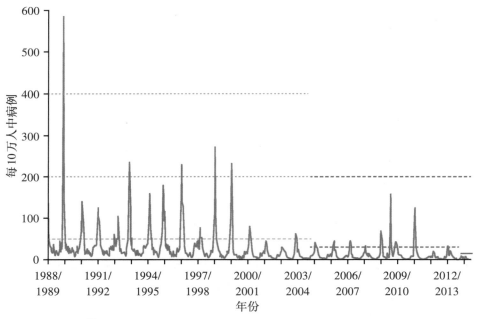

ⓖ 图 1.2　1988—2013 年英格兰和威尔士每 10 万人流感趋势

资料来源：英国公共卫生部。

传染性意味着就大多数传染病而言，任何单个病例的影响及其导致的公共卫生和经济后果都可能超出个人丧失生活质量和死亡风险所造成的影响。癌症可能导致直接受影响者大量丧失健康生命年，而一次感染却可能扩散并最终影响许多人。因此，对预防传染病的干预措施的公共卫生影响的评估通常将使用能够解释传染病传播的非静态性质的模型。这些模型将在第16章讨论，关于传播影响的经济评估方法将在第17章讨论。

 亚临床的传染病

感染的另一个特点是处于临床前或疾病恢复期的无症状携带者个人亚临床感染仍有可能将病原体传播给他人。这意味着，仅了解某一特定传染病观察到的有症状病例数量可能不足以充分了解其趋势或评估干预措施的效果。

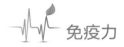 免疫力

传染病不同于非传染性疾病，因为人类宿主感染的自然历史是由以前接触有机体的水平或主动或被动免疫决定的。有些传染病可终身免疫，而另一些传染病则可能复发或因再感染而反复发作。

宿主和致病微生物的基因组

微生物的基因组决定了感染源的行为、药物敏感性、致病性和毒性,从而决定了疾病的特征;人类基因组也在不同程度上影响宿主的易感性以及宿主对特定治疗的反应。虽然旧的遗传分型方法能够鉴定一些耐药突变和菌株分型,但全基因组测序(WGS)已促进了对病原体的全基因的研究,使人们更全面地了解它们的进化(系统发育)、传播模式和耐药性,这将在第10章中进一步讨论。

人与微生物之间的相互作用是复杂的;在身体的某些部位,比如肠道,有大量无害有益的细菌——微生物群可能会改变致病微生物的行为。宏基因组学旨在研究宿主生物和共存微生物的全部基因组信息。

 传染病流行病学中的概念

流行病学术语的详细解释可以在已出版的书籍中找到[5];这里提供了其基本概念的概述。

接触感染因子后的时间阶段如图1.3所示。当一个人接触到病原体后,他们可能会被感染。从暴露到出现症状的时间和从暴露到出现传染性的时间称为潜伏期。连续感染病例的两个等效阶段之间的平均时间是连续时间间隔,由于临床上容易定义这个时间点,因此最常在症状出现时测量。通常情况下,一些人没有症状,但却能将病原体传播给其他人,这被称为携带者状态(见第13章和第16章)。

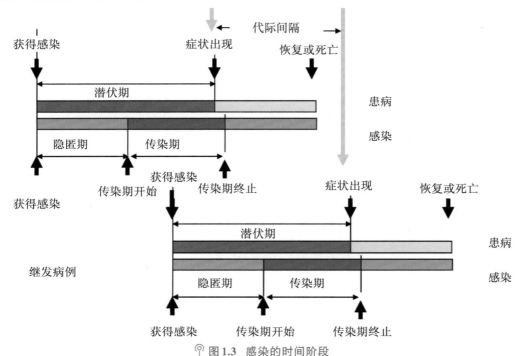

图 1.3 感染的时间阶段

在传染病流行病学中广泛使用的概念之一是再生数(R),它用来表示可归因于单个感染个体的继发病例数(见第13章和第16章)。当病毒进入完全易感人群时,病原体的基本再生数(R_0)为R,而在某些个体可能免疫的人群中,有效再生数($R_{effective}$)为R。

群体免疫是指对未接种疫苗或具有其他免疫功能人群中的个体的间接保护;这种间接保护是其社区内其他人享有免疫力的结果。

来源/储存宿主,传播方式和宿主反应

来源/储存宿主

传染源包括有症状的患病人类、动物和环境。例如,呼吸道病毒可能通过咳嗽和气溶胶传播,然后被吸入,导致易感人群感染;有些感染,如伤寒,可由无症状或康复期人类带菌者传播,而其他感染则可从动物(如沙门氏菌等人畜共患病感染)或环境(如军团病)中获得。

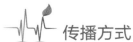

传播方式

◇ 直接传播:例如,性行为(艾滋病病毒)、触摸(疥疮)、抓咬(狂犬病)或母婴垂直传播(风疹和巨细胞病毒)。

◇ 间接传播:通过病媒或载体(食物和水)传播的病原体、与卫生保健相关感染(例如,受感染的导管)。感染还可以通过飞沫短距离传播(埃博拉)和飞沫核传播,飞沫核较小,但可以传播更远的距离(空气传播,例如流感和结核病)。

宿主反应

通常情况下,宿主的免疫反应是决定易感性的关键因素。广义上讲,这包括先天防御机制和适应性免疫。

先天防御机制包括屏障,如皮肤和分泌物以及免疫细胞,如巨噬细胞,它们的作用效果因个体的年龄和潜在疾病而异。

适应性免疫可通过病原体接触史以及通过主动和被动免疫获得。免疫对传染病流行病学的影响在第11章会更详细地讨论。

全球感染负担

对于全球疾病负担的研究综合了各种来源的数据,以适应不断变化的传染病模式。许多感染造成的死亡率已显著下降,如腹泻病、下呼吸道感染、结核病和麻疹造成的死亡率在过去三十年中下降幅度最大。[6]许多正在经历这些下降的国家正在处于人口转型时期。然而,全球疾病负担(GBD)研究的死亡率数据也显示,与1990年相比,2013年艾滋病病毒/获得性免疫缺陷综合征(AIDS)的年龄标准化死亡率有所上升[6]。

对结核病、艾滋病和疟疾等主要传染病发病率的全球趋势进行更详细分析的结果显示,这一趋势自2000年以来在世界各区域的差异很大。这三种感染的发病率都有所下降,而最近结核病的发病率更是大幅下降,这表明全球行动可能在许多情况下发挥了作用。

传染病管理和控制:一般原则

传统的管理和控制感染方法在处理许多病原体方面仍然是有效的。虽然这些方法正在利用现代技术加以推广,但控制传染病的基本原则仍然很重要。

任何控制或消灭传染病的计划的基础都是需要有一个健全的监测系统。控制传染病的战略计划必须依赖于对传染病流行病学的可靠知识、循证公共卫生和有效的实施,包括适当和明确的沟通。传染病控制战略的内容包括:

◇ 评估保健需要和所需资源。

◇ 设定目标,确定循证干预措施,并计划实施。

◇ 实施计划,包括:

• 一项包括遏制和处理的行动计划;

• 预防性干预措施,包括解决更广泛的社会决定因素和疫苗接种;

• 及时发现和管理疫情。

◇ 监测、评估和经验教训。

◇ 沟通。

新病原体不断出现,如中东呼吸综合征冠状病毒(MERS-CoV)等;已知病原体的新形式不断出现,如埃博拉病毒和禽流感等;一些感染模式发生改变,如登革热(DF)和基孔肯雅热等;以前的地方性感染再次出现以及抗生素物耐药性的发展,如耐甲氧西林金黄色葡萄球菌(MRSA),都对感染控制构成严重威胁(见第6章)。在可预见的未来,由于致病性物种在动物和人类之间的转移,以及微生物通过突变和质粒交换进化出的能力,对传染病的控制仍然是一个巨大挑战。因此,传染病流行病学的重要性将在未来几十年持续体现。

(翻译:朱黛云)

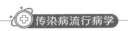

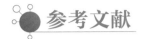参考文献

[1] Beck A, Wurch T, Bailly C, Corvaia N(2010). Strategies and challenges for the next genera-tion of thera-peutic antibodies. Nat Rev Immunol, 10, 345-52.

[2] Andabaka T, Nickerson JW, Rojas-Reyes MX, Rueda JD, Bacic Vrca V, Barsic B (2013). Monoclonal antibody for reducing the risk of respiratory syncytial virus infection in children. Cochrane Database Syst Rev, 4, CD006602.

[3] Skrahin A, Ahmed RK, Ferrara G, et al. (2014). Autologous mesenchymal stromal cell infu-sion as adjunct treatment in patients with multidrug and extensively drug-resistant tubercu-losis: an open-label phase 1 safety trial. Lancet Respir Med, 2, 108-22.

[4] Bernoulli D(1971). An attempt at a new analysis of the mortality caused by smallpox and of the advantages of inoculation to prevent it. In: Bradley L, Smallpox inoculation: an eighteenth century mathematical con-troversy, Adult Education Department, Nottingham, p. 21, reprinted in Haberman S, Sibbett TA (eds) (1995). History of actuarial science, volume Ⅷ, multiple decre-ment and multiple state models. William Pickering, London, p. 1.

[5] Porta M, Last JM (2008). Dictionary of epidemiology. Oxford University Press, New York.

[6] Murray CJL (2015). Global, regional, and national age-specific all-cause and cause-specific mortality and 240 causes of death, 1990-2013: a systematic analysis for the Global Burden of Disease Study 2013. Lan-cet, 385, 117-71.

[7] Murray CJL (2014). Global, regional, and national incidence and mortality for HIV, tubercu-losis, and malaria 1990—2013: a systematic analysis for the Global Burden of Disease Study 2013. Lancet, 384, 1005-70.

第2章 监 测

监测的定义

监测(surveillance),在2005年《国际卫生条例》(*International Health Regulations*, IHR)中被定义为"持续系统性地收集、整理、分析用于以公共卫生为目的的数据,并及时发布公共卫生信息,以便在必要时进行评估和开展公共卫生响应"[1]。该定义强调了监测的三个必要组成部分——数据收集和分析、数据解释和结果发布,并且将输出结果应当与公共卫生行动直接挂钩作为基本准则。

监测是所有公共卫生实践的重要组成部分。虽然监测最常用于可能出现传染病暴发式疫情的防控指导工作,但是其准则和实践形式与公共卫生的所有领域息息相关,可以为绝大多数公共卫生行动提供信息和依据。

监测的目的

传染病监测系统可作为通用的"安全网"来识别事故的发生和异常的趋势,或旨在为具有特殊公共卫生意义的传染病提供包含频率、分布和决定因素在内的更具体、更专业的流行病学情报,从而为有关公共卫生干预措施和决策提供信息依据。监测的主要目标包括:

◇ 通报立即开展公共卫生行动,包括为取消新的行动或进行下一步行动提供保证。

◇ 指导决策和资源配置。

◇ 评估公共卫生方案的实施和成果。

◇ 提出假设并激励研究。

这些目标是通过确定传染病病例、疾病分布、疾病结果和干预措施效果(如疫苗接种计划的覆盖范围)等信息来实现的。最常见的目的是预估疾病的发生率。为实现这个目的,通常会从初步记录发病数或现有病例数量开始,大多数情况下也会收集年龄、性别等人口资料进行危险因素分析。也可以通过进一步补充对病例的生理、行为和环境特征的信息,得出更

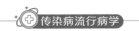

明确的危险因素。传染病监测是连续且系统的,这一内涵使我们能够观察到疾病发生和分布的趋势。

监测系统的设计

监测系统因各种疾病及其关联的具体公共卫生问题的不同而有所不同,通常也因收集病例数据的医疗系统类型的差异而各异。监测系统无须各处建立,也不会以同样的方式建立起来。当建立一套新的监测系统时,应对收集新疾病数据的可行性进行初步评估;新数据的收集也应尽可能地与其他数据收集系统整合,以减轻卫生保健工作者的负担。因此,最适合当地医疗卫生系统基础设施的监测系统往往是最有效和最高效的。

一个有效的监测系统应该有标准化的流程,以明晰的目标来指导监测工作。在监测系统中需明确列出病例定义,其中包括对可能、疑似和确诊病例的定义。病例定义所期望达到的灵敏度和特异度将取决于未能发现真实病例会造成的对公共卫生的影响、可用于确诊的资源以及对假阳性病例采取公共卫生行动的后果。当人们了解了更多相关疾病的信息,并引入了新的诊断检测方法后监测系统的病例定义可能会随之而改变。

许多因素会影响监测系统的设计以及监测的范围,包括:

◇ 疾病特征,如疾病的自然史和目前对其流行病学的认识。

◇ 数据采集和报告的机会。

◇ 疾病对公共卫生的影响。

◇ 该疾病对政治的影响。

◇ 公共卫生决策者对信息的需求。

◇ 可用资金的来源。

◇ 相关诊断技术、有效的治疗以及预防措施的可行性。

对于监测数据的分析、解释以及对结果的发布(反馈)计划都应提前考虑,以确保符合受众的需求。

监测系统质量的保障

良好的监测系统具有若干共同特征,但每个影响因素的重要性因疾病本身和监测数据所需的最终产出而有所不同[2]。一个出色的监测系统应当具备以下特征:

◇ 简易——简单的系统需要更少的资源,并且更容易被接受且及时。

◇ 相关——系统应是有用的,并能提供符合公共卫生系统需求的内容和格式的输出。

◇ 灵活性——该系统应能够适应不断变化的需求,并在适当情况下可与其他监测系统整合。

◇可接受性——患者和医务工作者愿意使用该系统。

◇敏感性——该系统应能够可靠地检测疾病频率或分布的任何变化,并/或具有较高的阳性预测值。

◇完整性——对于需要立即采取公共卫生行动或对人类健康有重大影响的疾病,和病理复杂或无对应治疗方案的罕见疾病来说,这一点尤为重要。

◇及时性——系统应该在有效的时间节点内对信息进行处理。

◇代表性——系统应能够准确描述疾病在不同时间、地区和人群中的分布,且没有任何明显的证据表明被监测人群(可能与一般人群不同)存在偏倚。

◇稳定性——系统应当是可靠的,且确信度不易被改变。

监测系统的类型

监测系统可被分为"主动监测"和"被动监测"(表2.1);这些标签通常用于区分是系统操作员(报告接收方)还是启动报告流程的数据提供方,因此也将反映系统操作员为保障被监测系统所识别的病例所做出的努力。在主动监测中,开展监测的机构或组织将积极主动地收集病例报告,包括零病例的无效报告;在被动监测中,病例信息将会在不被告知的前提下发送给医疗卫生机构。

被动监测通常用于发病率高且无须高度确认的疾病,如弯曲杆菌感染等;而主动监测通常用于发病率较低但需要被完全确认的情况,如产Vero毒素大肠杆菌等。不同类型监测的影响可从不同类型病例的确认情况看出。被动监测可能比主动监测更容易漏报,但主动监测需要额外的资源来完善平衡。

表 2.1　主动监测与被动监测的比较

区别	监　测　类　型	
	主　动　监　测	被　动　监　测
优点	◆可增强数据的完整性 ◆可以提高报告的及时性 ◆更能反映疾病活动的真实变化	◆在给定的覆盖范围内需要的资源更少(潜在数据提供方的数量) ◆通常更容易设置和操作 ◆更适用于高发病率疾病
缺点	◆需要更多的资源来获取信息 ◆及时性因报告提示频率受限制(能力和可接受性方面) ◆难以长期维持	◆常见漏报的情况 ◆病例报告中的偏倚 ◆卫生专业人员缺乏报告相关疾病的主动性和敏感性

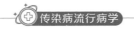

数据的来源

每种数据源都有其优缺点,而监测系统中使用了许多不同来源的数据,以保证获得更全面的数据。例如,对于部分传染病(如艾滋病)而言,使用多种监测来源数据相结合的方式会让医疗工作者获得更丰富的关于该类型疾病认知,从而更好地采取具有针对性的公共卫生行动。

在许多疾病监测系统中,只有总病例数的一小部分会呈报给卫生服务部门。这些临床上明显的病例代表了"疾病流行的冰山一角",并通过基于医疗系统报告(最常见的形式)的监测系统来获取。由于缺乏对报告需求的认识,或临床医生缺少报告的时间或资源,更多的临床病例会像"冰山水面以下的大部分"无法被监测系统识别。这些无法识别的临床病例包括未向卫生服务部门呈报的临床病例、临床前病例、亚临床病例、潜在或慢性病例。

传染病的法定报告

很多国家都会有一份要求所有医生向相关卫生行政部门通报的详细明确的疾病清单(文本框2.1),这是基于对疾病的临床疑似病例和确诊病例的报告,同时也是一种法律义务。

文本框2.1　英国基于健康保护的法定报告疾病条例(2010年)

◇ 急性脑炎
◇ 急性传染性肝炎
◇ 急性脑膜炎
◇ 急性脊髓灰质炎
◇ 炭疽
◇ 肉毒杆菌中毒
◇ 布鲁氏菌病
◇ 霍乱
◇ 白喉
◇ 肠道发热(伤寒或副伤寒)
◇ 食物中毒
◇ 溶血性尿毒症综合征(HUS)
◇ 传染性血性腹泻
◇ 侵袭性A组链球菌病

◇ 军团病

◇ 麻风病

◇ 疟疾

◇ 麻疹

◇ 脑膜炎球菌败血症

◇ 腮腺炎

◇ 鼠疫

◇ 狂犬病

◇ 风疹

◇ 严重急性呼吸综合征(SARS)

◇ 猩红热

◇ 天花

◇ 破伤风

◇ 肺结核

◇ 斑疹伤寒

◇ 病毒性出血热(VHF)

◇ 百日咳

◇ 黄热病

资料来源：Department of Health, Health Protection Legislation（England）Guidance 2010, © Crown 2010, reproduced under the Open Government Licence v.3.0.

优点：

◇ 法定报告通常适用于所有临床服务，因此提供了全方位的覆盖范围。

◇ 法定报告通常会明确规定快速报告的必要性，以便及早发现疫情并采取干预措施。

◇ 监测系统一旦建立，其所收集的数据可用于监测地方性疾病流行的趋势。

缺点：

◇ 尽管政策法规对法定报告有相关的要求，但不同疾病的报告率往往不同（反映了临床医生对报告认知程度和主动性的差异），即使采取有效的监测，仍可能出现不同程度的漏报。

◇ 监测仅限于有立法规定的疾病和数据水平，因此缺乏灵活性，特别是在应对新发疾病方面缺少主动性。

实验室报告

实验室报告是基于实验室范围内对明确传染病的诊断而作出的。实验室通常会接收到其必须提供的疾病信息的清单。

优点：

◇ 特异性高（诊断效度高）。

◇ 特别是针对需要通过实验室分析结果来区分病因的疾病，例如不同类型的肝炎。

◇ 能提供有关病原体分型和耐药性等的相关信息。

◇ 可自动提取。

◇ 能够监测疾病诊断的长期趋势。

缺点：

◇ 在许多国家这仍是一个自愿制度，会受到参与者偏向性的影响。

◇ 仅能获取实验室调查的病例（例如严重病例、非常年轻的患者和非常年老的患者）的信息；而实验室可能无法获取人口统计、风险因素等数据，也可能无法对这些数据进行分析与汇报。

● 死亡登记

在大多数国家，死亡登记是一项法律条例。由死亡原因和促成因素等构成的死亡证明，必须由医生填写。

优点：

◇ 数据通常完整。

◇ 可用于比较长期趋势。

缺点：

◇ 对监测轻度疾病没有帮助。

◇ 依赖于由填写死亡证明的医生提供的准确诊断记录。

◇ 可能受到编码问题的影响。

● 住院数据

大多数医疗保健系统保存着所有住院或就诊患者的准确记录，其中可能包括人口统计数据、入院原因、诊断证明以及患者的复诊报告。这些记录可以监测医院活动的趋势、规划未来服务、设定目标、管理绩效，并监测医疗服务的有效性。

优点：

◇ 覆盖所有医院。

◇ 与其他数据源互联。

◇ 提供疾病（例如季节性或大流行性流感）严重性或影响的衡量标准。

缺点：

◇ 可能受不准确诊断或编码问题的影响。

◇ 编码过程中通常会出现明显的时间延迟。

◇ 可能不适用于无须住院治疗的疾病。

综合征监测

综合征监测是基于临床医生诊断、健康咨询热线或公众自我健康评测提供的临床症状或体征报告，也包括类似Flunet的互联网监测系统。综合征监测常见于普通的症候，如感冒/流感、发热、咳嗽、气短、呕吐、腹泻和眼部问题等。

优点：

◇ 提供早期预警系统，可避免类似实验室确诊、问诊预约等相关的监测延迟。

◇ 可以监测临床服务部门未能兼顾的群体。

◇ 可用于监测新出现的疾病。

缺点：

◇ 缺乏诊断确定性。

其他数据来源

◇ 性传播感染(STI)报告：在英国，泌尿生殖相关医院需要报告STI的匿名数据。

◇ 初级保健哨点报告系统：该系统的使用可以监测全科医疗中的会诊，以评估社区中存在的急性疾病。皇家全科医生学院会有巡回医疗服务[3]，这在英国是一个成熟的系统。

◇ 疫苗接种：通过儿童健康监测信息系统。

◇ 疫苗不良事件报告：大多数国家都有专门的机制来报告与接种疫苗有关的副作用或事件。这个制度在英国被称为"黄牌机制"，由临床医生在发生任何接种疫苗相关事件后填写和提交。

◇ 罕见感染：可通过主动监测系统进行监测，要求临床医生无论是否遇到特殊情况每月均需提交报告。英国儿科监测单位[4]就是这类系统的一个例子。该单位要求儿科医生每月填写一张卡片，来记录他们是否治疗过任何特殊的儿童疾病。

◇ 国际警报和监视系统：一系列提供警报或监控信息国家/地区的国际系统。IHR[5]要求各国建立应对疾病的能力监测和分享特定疾病的报告（文本框2.2）。PulseNet[6]是一个监测食源性疾病的实验室网络，提供全球感染使用标准化分型方法并实现实时数据的共享。欧洲退伍军人疾病监测网络(ELDSNet)[7]由欧洲中心协调疾病预防控制中心(ECDC)监测欧洲各地的退伍军人常见疾病。

◇ 事件信息：有关公共卫生事件的信息可以临时收集，也可以通过更系统化的方法收集。全球公共卫生情报网（GPHIN）是一个电子公共健康预警系统，由加拿大公共部门开发卫生署与世界卫生组织（WHO）合作，通过搜索全球媒体来提供公共卫生问题有关事件的信息。其中，ProMed[8]是一种开源的国际化公共卫生警报数据来源。

◇ 大数据：最近，有证据表明，搜索引擎、Twitter和其他开放式数据中的关键词可能会对监测作出贡献。

文本框2.2 《国际卫生条例》(IHR)(2005年)

《国际卫生条例》是一项国际法，要求参与国预防和应对可能会出现的跨越国界甚至威胁全世界人口的严重公共卫生风险事件。2005年《国际卫生条例》的关键要求包括：

◇ 通知：

可能导致突发公共卫生事件的所有事件应通知世界卫生组织以及各国必须提供对此类事件信息的请求。

◇ 国家IHR联络点：

所有国家必须通过国家协调中心每周7天，每天24小时地进行无障碍报告。

◇ 国家核心能力要求：

每个州都必须发展、加强和维持对核心公共卫生能力的监测和应答，应在国际机场、港口和过境点提供卫生和健康服务。

◇ 建议措施：

每个国家都必须遵守由世界卫生组织针对国际关注的公共卫生紧急情况提出的建议。

资料来源：World Health Organization, International Health Regulations, © WHO 2005, http://www.who.int/topics/international_health_regulations/en/.

 监测数据的分析和解释

在监控系统设计和运行中，通常主要重点是收集和整理数据，但对于数据的分析，尤其是解释和传播方面，存在明显欠缺。这些关键步骤未能得到很好的规划，将会对监测信息在公共卫生行动中的指导作用产生不良影响。

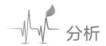 分析

监测系统所需的分析类型将取决于可用数据及使用的方式。分析的总体目标是提供内容和标准化的信息，使利益相关者能够直接使用它来传达决策和指导行动。

基于人员、地点和时间的简单描述性统计是监测数据分析的最基本形式。此信息可以通过图表显示其随时间变化的趋势，或使用地理信息系统（GIS）绘制疾病分布图。如果分母

数据可用,可以计算特定疾病的发病率,并将其与同期发病率进行比较。

为了监测疫情或确定频率变化是否显著,可以采用一系列不同的统计技术。例如,扫描统计可以确定疾病在空间和时间上的集聚位置(第14章)。可以使用更复杂的基于模型的方法来考虑其他变量,例如,英国公共卫生部采用的超标评分法[9-10]。

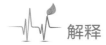 解释

传染病监测系统的设计目的往往不是提供关于病例的完整性和充分性的验证信息,而是快速了解疾病不断变化的频率或分布。因此,在采取公共卫生行动之前,应仔细解释监测数据对于确保数据质量和代表性的真实性或潜在限制。监测系统报告病例的明显增加或减少可能是疾病频率或与监测系统本身或临床诊断实践相关的人工操作的真实变化带来的结果。监测输出中出现"信号"的潜在原因包括以下几点:

真实变化

◇ 发病率的变化,例如,在新的大流感开始时流感病例的增加。
◇ 疾病的季节性,例如,秋季和冬季诺如病毒感染的增加。
◇ 疾病的周期性,例如,百日咳的发病率在每3~4年增加一次。
◇ 干预的效果,例如,引入新的疫苗接种计划。

人工操作

◇ 引入新的、更准确的实验室诊断测试。
◇ 临床实践的变化使得更多病症得到诊断,例如,引入新的筛查计划。
◇ 临床编码系统的变化。
◇ 报告的延迟。

分析和解释面临的挑战

监测数据分析中面临的一些问题包括:
◇ 缺乏明确的病例定义;
◇ 病例报告不足;
◇ 报告的延迟;
◇ 缺少分母数据。

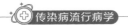
监测数据的发布和监测系统的评估

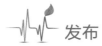 发布

　　以一种对利益相关方有用的形式发布监测数据是监测过程的重要组成部分。输出的方式和格式须与监控类型和需要信息的受众相适应。监测输出的潜在目标受众可能包括的群体有：医生、护士和其他医护人员，卫生服务管理人员，公共卫生专业人员，健康促进从业人员，环境卫生专业人员，政府（地方或国家）和国际组织。

　　有时每季度或每年发布一次数据即可满足需求。在其他情况如监测疫情或流行病期间，可能需要每周甚至每天提供数据。一些利益相关方可能需要包含关键信息的简短摘要，以指导其公共卫生行动；而对于其他利益相关方，可能需要其对结果进行深度分析，并且具备下载结果并自行处理数据的能力。

　　清楚了解监测系统的目的以及受众，便于生成适当形式的信息。

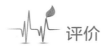 评价

　　应定期评估所有监测系统，以确保其适用性。美国疾病控制和预防中心（CDC）发布了公共卫生监测系统评估指南。[2]这一过程将确定疾病的变化、报告系统的困难以及利益相关方需求和期望的变化。评估应包括审查监测系统的输出，以确保其适合受众，并足以为需要采取的公共卫生行动提供信息。在设计任何新系统时，应考虑定期评估监测系统。

监测的新机遇

　　监控系统已经能够利用信息技术的最新发展、社区访问互联网的能力和新的分子技术。随着科学技术的进一步发展，公共卫生当局和监测系统的使用者需要意识到新的机遇，以提高获取公共卫生行动所需信息的便利性。

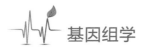 基因组学

　　在过去的20年里，从基于表型培养的微生物学诊断到提供基因型信息的分子方法经历了巨大的技术转变。基因组学领域内的技术，如多位点序列分型（MLST）、多位点可变

数目串联重复分析(MLVA)和 WGS,增加了可以获得的关于个别病原体的信息量(见第10章)。

分子分型技术为区分特定细菌或病毒提供了比旧的表型方法更高阶的信息。这为早期疫情识别、检测具有更高的毒性或致病性的菌株提供了可能性,从而能够识别相关病例或可能的传播途径,监测多药耐药性或毒力基因的菌传播。目前,某些特定技术优先用于不同的生物体,然而没有一种技术适用于所有微生物物种。

WGS 将提供最大限度的菌株鉴别能力,并可与临床和流行病学表型信息联系起来。目前,WGS 耗时长、人力及物力成本高昂,这限制了它在许多国家的使用。然而,台式测序技术的出现以及未来快速处理大量数据的能力意味着 WGS 可能在微生物分类和监测系统中发挥更大的作用。[11]

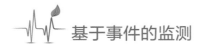

基于事件的监测

基于事件的监测(EBS)这一概念已经发展成为预警和响应系统的重要组成部分。它被定义为有组织地收集、监测、评估和解释可能对人类健康产生潜在急性风险的事件或非结构化特别信息。

EBS 与传统基于指标的监测系统并驾齐驱,后者被定义为结构化数据的系统收集、监测、分析和解释。这两个系统是互补的,两者的能力都将在通过公共卫生系统及早发现重大问题中发挥作用。

EBS 可以从多种不同的官方和非官方来源收集信息,这些来源可能包括媒体、学校、工作场所、非政府组织和其他非正式的健康网络(文本框2.3)。EBS 中的数据收集通常是一个主动过程,并需要用一个给定的方法来对信息进行分类并确定什么是相关的,什么不是相关的。随后是验证过程:对人类健康风险进行评估,并将信息反馈给利益相关方。[12]EBS 中调查和验证阶段与传统的基于指标的监控相比更为重要,因为 EBS 具有很高的敏感性和识别虚假谣言的能力。

与传统基于指标的监测相比,EBS 对于传统监测手段无法检测到的罕见或新事件特别有效,即使对于没有正规医疗机构存在的社区也是如此。

文本框2.3 2012年伦敦奥运会和残奥会上实施的基于事件的监测(EBS)

2012年伦敦奥运会和残奥会期间,英国卫生保护局将 EBS 作为其监测战略的一个组成部分。英格兰各地的地方卫生保护团队被要求向地区的运行小组报告任何可能对奥运会产生影响的事件。2012年7~9月,EBS 团队对这些事件信息以及输入国家电子公共卫生案例管理数据库的信息进行了73天的审查。

其中,最常见的报告事件与食源性病原体或疾病有关,其次是与疫苗可预防疾病有关的事件,[13]因此 EBS 是及时识别潜在重大事件信息的有效方法。[14]

大数据

大数据是指由于容量、种类和处理速度等要素可能使传统数据库系统过载的大量数据信息的统称。[15]这些数据通常可以被互联网上的搜索查询或社交网络(如Facebook或Twitter)识别,但如果不使用复杂的计算机算法,则很难对其进行分析。随着技术不断发展,已经有了新的方法来存储、管理和分析大型复杂的数据集,这让大数据在传染病流行病学和监测中的应用逐渐成为现实,它可以为使用不同类型的数据进行公共卫生监测提供更多的机会。

谷歌流感趋势(Google Flu Trends)通过集合与流感相关的特定搜索查询关键词,每周生成全球25个国家的流感活动图表,这是大数据用于监测传染病的一个例子。[16]然而,这类数据受到许多不同影响因素的影响,使其并不总能够准确预测未来趋势。因此如何最好地利用这些海量(质量参差不齐)数据为公共卫生造福仍然是一个挑战。大数据的其他用途包括欧盟(EU)采用众包技术进行流感监测。[17]超市会员卡包含大量数据,这些数据也有可能会用于对传染病的监测和对疫情的调查,其已经被用来确定与不列颠哥伦比亚甲型肝炎疫情有关的食品的购买情况[18],并被用于研究2009年流感大流行期间非处方药购买行为的变化。[19]

大数据可以为监测提供额外的信息来源。目前使用此类数据的难题包括解决潜在的数据机密性和隐私问题以及对硬件、软件和统计方法的开发,例如:

◇ 从大量可用数据中提取相关信息。

◇ 进行适当的统计分析,以解决与大数据相关的独特问题。

◇ 了解数据的可靠性以及对互联网和社交媒体使用的不同影响。

数据保护和治理问题

收集数据的过程应具有相关性,以满足监测系统的要求,避免不必要的信息收集。数据应尽可能匿名,但如果收集了可识别的患者信息,应安全存储,且仅允许需要的人访问。

过往有许多个人数据丢失或不当使用的相关报道。这些事件的发生使得大多数国家针对信息治理问题制定了严格的数据保护法律和规定(文本框2.4),这套框架适用于几乎所有形式的监测系统,监测系统的所有者需要了解与具备处理类似的目的性数据的相关法律框架。英国《数据保护法》(1998年)[20]赋予个人了解如何使用或反对使用其相关信息的权利以及访问其持有的任何信息的权利。2012年,欧盟委员会提出了《欧洲一般数据保护条例》,[21]该条例适用于欧盟成员国,为处理欧盟居民个人数据的所有组织制定了一套单一数据保护规则。

文本框2.4 基于英国使用的Caldicott原则的关键数据管理原则

证明使用患者数据的目的:

◇ 除非绝对必要,否则不要使用可识别的患者信息。

◇ 使用最低限度的患者识别信息。

◇ 应严格按照需要了解的原则访问患者的可识别信息。

◇ 参与数据使用的每个人都应意识到他们维护机密性的责任。

◇ 了解并遵守所在国家和数据可能传输到的任何地区的数据保护法律。

资料来源:Health and Social Care Information Centre, Quick reference guide to Caldicott and the Data Protection Act 1998 principles, http://systems.hscic.gov.uk/infogov/igfaqs/quickreferencef. doc.

（翻译:钱捷）

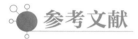

参考文献

[1] World Health Assembly (2005). Revision of the International Health Regulations, WHA58.3. 2005. Available at: M http://apps.who.int/gb/ebwha/pdf_files/WHA58-REC1/english/ Resolutions.pdf (accessed 19 January 2015).

[2] Centers for Disease Control and Prevention Morbidity and Mortality Weekly Report (2001). Updated guidelines for evaluating public health surveillance systems: recommendations from the Guidelines Working Group. Available at: M http://www.cdc.gov/mmwr/preview/ mmwrhtml/rr5013a1.htm (accessed 19 January 2015).

[3] Royal College of General Practitioners. Research and Surveillance Centre. Available at: M http://www.rcgp.org.uk/clinical-and-research/our-programmes/research-and-surveillance-centre.aspx (accessed 19 January 2015).

[4] Royal College of Paediatrics and Child Health. British Paediatric Surveillance Unit. Available at: M http://www.rcpch.ac.uk/bpsu (accessed 19 January 2015).

[5] World Health Organization (2005). International Health Regulations (IHR). Available at: M http://www.who.int/topics/international_health_regulations/en/ (accessed 19 January 2015).

[6] PulseNet International. Available at: M http://www. pulsenetinternational. org/ (accessed 19 January 2015).

[7] European Centre for Disease Prevention and Control. European Legionnaires' Disease Surveillance Network (ELDSNet). Available at: M http://ecdc.europa.eu/en/activities/sur-veillance/ELDSNet/Pages/index.aspx (accessed 19 January 2015).

[8] ProMED mail. Available at: M http://www.promedmail.org/ (accessed 19 January 2015).

[9] Farrington CP, Andrews NJ, Beale AJ, Catchpole MA (1996). A statistical algorithm for the early detection of outbreaks of infectious disease. J R Stat Soc Ser A, 159, 49-82.

[10] Noufaily A, Enki DG, Farrington P, Garthwaite P, Andrews N, Charlett A (2013). An improved algorithm for outbreak detection in multiple surveillance systems. Stat Med, 32, 1206-22.

[11] Sabat AJ, Budimir A, Nashev D, et al.; ESCMID Study Group of Epidemiological Markers (ESGEM) (2013). Overview of molecular typing methods for outbreak detection and epide-miological surveillance. Euro Surveill, 18, 20380.

[12] World Health Organization Western Pacific Region (2008). A guide to establishing event-based surveil-

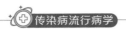
lance. Available at: M http://www.wpro.who.int/emerging_diseases/docu-ments/docs/eventbasedsurv.pdf (accessed 19 January 2015).

[13] Health Protection Agency (2013). Significant events reported by the Event Based Surveillance London 2012 Olympic and Paralympic Games. Available at: M https://www.gov.uk/gov-ernment/uploads/system/uploads/attachment_data/f ile/398940/2.1_Event_Based_ Surveillance_London_2012_report. pdf (accessed on 20 March 2014).

[14] Health Protection Agency (2013). London 2012 Olympic and Paralympic Games: summary report of the Health Protection Agency's Games times activities. Available at: M http://www. hpa. org. uk/webw/HPAweb&HPAwebStandard/HPAweb_C/1317137693820 (accessed 19 January 2015).

[15] Hay SI, George DB, Moyes CL, Brownstein JS (2014). Big data opportunities for global infec-tious disease surveillance. PLoS Med, 10, e1001413.

[16] Google.org Flu Trends. Explore flu trends around the world. Available at: M http://www. google.org/flu-trends/intl/en_us/ (accessed on 19 January 2015).

[17] Influenzanet. Influenzanet. Available at: M http://www.influenzanet.eu (accessed on 19 January 2015).

[18] Swinkels HM, Kuo M, Embree G, et al. (2014). Hepatitis A outbreak in British Columbia, Canada: the roles of established surveillance, consumer loyalty cards and collaboration, February to May 2012. Euro Surveill, 19, 20792.

[19] Todd S, Diggle PJ, White PJ, Fearne A, Read JM (2014). The spatiotemporal association of non-pre-scription retail sales with cases during the 2009 influenza pandemic in Great Britain. BMJ Open, 4, e004869.

[20] The Stationery Office. Data Protection Act 1998. Available at: M http://www.legislation.gov. uk/ukpga/1998/29/contents (accessed 19 January 2015).

[21] European Commission (2012). Proposal for a regulation of the European Parliament and of the Council on the protection of individuals with regard to the processing of personal data and on the free movement of such data (General Data Protection Regulation). Available at: M http:// ec.europa.eu/justice/data-protec-tion/document/review2012/com_2012_11_en.pdf (accessed 19 January 2015).

第3章 暴 发 调 查

● 暴发调查

暴发调查是传染病流行病学的一项重要工作,需要具备特殊专业知识技能。急性疫情暴发时,为确保最佳公共卫生效果,需要采取系统的方法以及时发现、评估、调查和控制疫情,并对多来源、不完善的证据进行快速整理并严谨解释。

本章介绍暴发调查的基本原则,内容包含:不同暴发类型的流行病学特征;利用监测发现疫情、核实病例;暴发控制小组的作用;流行病学调查和环境调查的主要特征;证据解释的相关问题以及实施和评价控制措施的注意事项。

● 什么是暴发?

暴发是指在某局部地区或集体单位中,特定时间内某疾病发病率增加并超过该地一般水平。另一常见的定义是两个或多个有流行病学关联的人患同种疾病,例如,那些有共同确定传染源的人。

● 暴发的分类及流行曲线

暴发可由同一来源造成,也可经传播扩散造成,或两者兼而有之。在同源暴发中,人群暴露于同一传染源。暴露可能局限于某一特定事件或时间点(点源暴发),在一段较长的时间内呈间歇性或呈连续性。在蔓延暴发中,感染可在人与人之间直接传播(如流感)或间接传播(如蚊传登革热病毒)。在传播性暴发中,可由二代、三代扩散引起数波传播。当共同来源暴发涉及二次人际传播时,即发生混合暴发,常见于经食物和粪-口途径传播的病原体,如诺如病毒、甲型肝炎病毒和志贺菌。

流行曲线——按发病时间/天计算的新发病例数的曲线图——是所有暴发调查的关键点,它可以提供关于暴发类型、传播模式、潜伏期、暴露期和感染传播潜力等重要信息(图3.1)。文本框3.1概述了暴发调查的步骤。

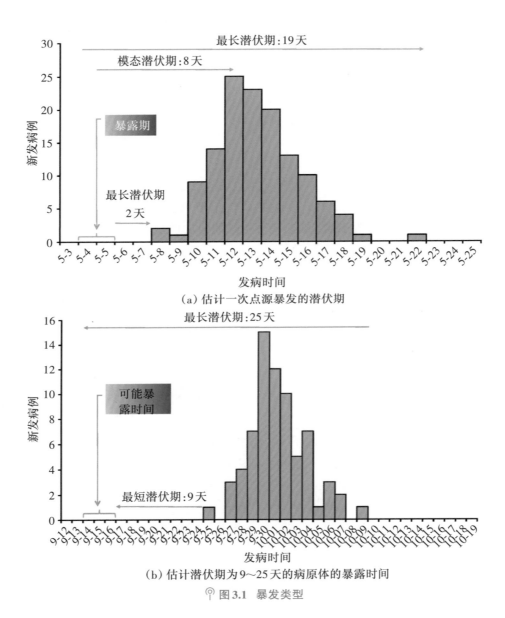

(a) 估计一次点源暴发的潜伏期

(b) 估计潜伏期为9~25天的病原体的暴露时间

图3.1 暴发类型

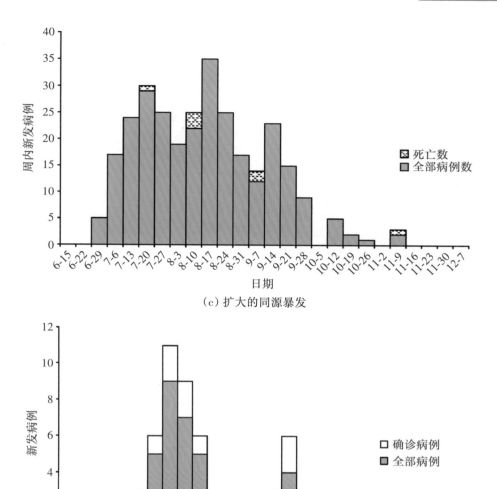

（c）扩大的同源暴发

（d）传播性暴发

📍 图 3.1（续） 暴发类型

注：（a）点源暴发：如果暴露期已知，通过流行曲线可计算潜伏期和范围，这可有助于缩小可能的致病病原体名单；（b）如果已知潜伏期，则可推测暴露期；（c）技术同源传播；（d）混合暴发：最初是点源，随后通过人传人传播。

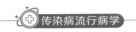

文本框3.1　暴发调查的步骤

进行暴发监测及检测;

核实诊断,评估公共卫生影响;

成立暴发控制团队,建立相应机构;

建立病例定义和确诊机制;

进行全面的流行病学描述及初步调查;

相关情况下,进行接触者追踪和环境调查;

如必要,采取一种分析性研究从而确定暴发的病因;

交流调查结果;

实施并评估控制措施。

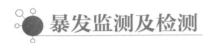

暴发监测及检测

卫生当局可能会收到多来源的疑似疫情报告,包括公众、媒体、临床医生及其他卫生系统机构。常规监测数据,包括传染病的法定报告及微生物诊断的实验室报告可以辅助检测疫情。监测数据通常比公众和媒体报告更可靠,因为监测数据是系统收集且经临床和/或微生物诊断得到的。抗生素敏感性、其他表型或遗传特征等信息也有助于确定由特定微生物引起的疫情。

监测数据还可用于将特定时间内的病例发病率与基线情况进行比较,这可能表明发病率高于预期水平。然而由于罕见疾病的"预期"疾病水平通常还不清楚,故检测超出基线水平的常见疾病群可能较为困难。此外,监测数据的来源通常只包含全部病例的一部分,因此可能会错过局部暴发的信息,并且缺乏临床医生在医院或初级保健中治疗患者所能提供的"实地"背景信息和细节。

因为调查每一份潜在的疫情报告是不可行的,故此系统地整理和审查报告,对确定需要进一步调查的报告的优先顺序非常重要。

公共卫生影响评估

评估公共卫生威胁对于确定应对疫情暴发的顺序及分配足够的应急措施和资源至关重要。重要的考虑因素包括疾病严重程度(例如高死亡风险)、环境(例如易受感染的住院人口)、暴发规模、传播潜力和可控性。《国际卫生条例》的附件2提供了一个决策树,用于判断国际传播的风险,是否需要立即(24小时之内)与世卫组织沟通并与国际同行合作,以应对国际关注的公共卫生事件(PHEIC)。

感染风险持续存在并且暴发源尚未确定,或特定干预措施可遏制暴露的情况下,如麻疹暴发时进行环围接种,关闭供水系统并对其进行消毒以防军团菌传播,则有必要采取紧急措施。此时政治利益和影响也可起到一定作用。

确定传染病的优先顺序有助于分配监测资源,并支持根据已知的疾病特性评估疫情暴发的潜在影响。新出现的病原体是特殊的挑战,如甲型H7N9流感和中东呼吸综合征冠状病毒,因为目前对其流行潜力的了解有限。因此,即使是一例输入性病例,通常也需要进行彻底调查,以排除其暴发的可能性。第6章对新发传染病暴发调查进行了概述。

成立暴发控制团队

对疫情的调查通常需要多学科的方法,疫情控制小组(OCT)负责协调。首先一般由发现疫情的地方公共卫生当局负责评估情况,召集OCT,领导调查。

疫情调查通常需要由疫情控制小组负责。该小组人员的构成应适应具体的暴发情况,通常包括一名公共卫生专家或一名具有现场经验的流行病学家、一名临床医生、一名微生物学家、一名通信官员以及相关情况下,一名受影响机构的代表。有时可能需要额外的专业知识,例如,怀疑存在环境污染源时。不是以上所有人都会成为核心团队的一部分,但应该常沟通(最初每天一到两次)以确保不会丢失任何信息。OCT所作的决定和采取的行动应记录在案,以便交流。OCT应该及早评估是否应该提醒地区和国家级的流行病学家相关情况,例如,是否可能发生大范围传播以及是否应引入当地缺少的专业知识,如微生物参考资料。对于疑似食源性疫情,食品安全管理部门应参与进来,通过供应链对食品进行追溯。

要尽快建立可与有关部门、媒体和公众进行积极、定期、透明沟通的机制。应清楚地通报疫情和当前的调查状况、受影响群体、潜在风险和未知因素。

病例定义

OCT负责在整个调查过程中制定明确且适当的病例定义,从而确保系统地识别和报告病例,并避免将资源浪费在调查与疫情无关的病例上。病例定义体现了敏感性和特异性之间的平衡。最初生效的病例定义一般倾向于敏感性而非特异性,因为遗漏暴发相关病例的公共卫生后果通常比浪费资源调查与暴发无关的病例严重得多。随着调查的发展,关于该病的临床和微生物特征的信息越来越多,病例定义将更加严格,更加注重特异性。病例定义应易于解释和实施,并应包括疾病的关键特征、受影响的人群和流行病学情况(时间、地点和潜在暴露事件)。

孤立地看一个人的资料往往不足以将其明确归类为病例,因为缺乏微生物学证据,仅有临床体征和症状可能导致缺乏特异性。对确诊病例、疑似病例和可能病例进行分类定义,可以根据证据强度对病例进行分类(文本框3.2)。如果疾病有多种临床表现,则需要对一系列结果进行定义。

文本框 3.2 流感病例定义

流感样疾病(ILI):突然出现至少以下一种全身症状:发热、不适、头痛和肌痛,和以下一种呼吸系统症状:咳嗽、喉咙痛和呼吸短促。

急性呼吸道疾病(ARI):临床医生判断是由于感染而突然出现的症状,有以下至少一种呼吸道症状:咳嗽、喉咙痛、呼吸短促和鼻炎。

可能流感病例:任何符合流感样疾病或急性呼吸道疾病临床定义的人。

疑似流感病例:任何符合流感样疾病或急性呼吸道疾病临床定义且与确诊病例有流行病学联系,表明人际传播的人。

确诊流感病例:任何符合流感样疾病或急性呼吸道感染临床定义并经实验室确认为流感感染的人,其定义如下:

◇ 从临床标本中分离流感病毒;

◇ 在临床标本中检测流感病毒核酸;

◇ 在临床标本中通过直接荧光抗体试验鉴定流感病毒抗原;

◇ 存在流感特异性抗体反应。

资料来源:欧洲疾病预防和控制中心,流感病例定义©欧洲疾病预防和控制中心(ECDC)2005—2015年。

获取途径:http://ecdc.europa.eu/en/activities/surveillance/eisn/surveillance/pages/influenza_case_definitions.aspx.

微生物学分型和遗传图谱越来越多地被用于检测不常见的菌群,并根据遗传相关性、抗生素耐药性图谱和其他微生物表型提高病例定义的特异性。WGS是一种可用于检测未来暴发毒株的分子分型和表征的先进技术。第9章和第10章提供了这些技术的更多细节。

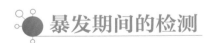

暴发期间的检测

监测需要加强,以查明与暴发有关的病例,特别是在暴发广泛传播、病情严重或后续传播风险高的情况下(详见第2章)。暴发控制小组应通知相关公共卫生部门和临床医生,并通报病例定义和报告程序。当需要及时和全面查明个案病例时,主动监测是必需的(例如立即开始治疗、控制或密接追踪)。暴发控制小组会按预定时间联系主要人员,查询新发病例。当病例被确诊在数量有限的地点如明确地点内的三级护理中心或诊所,则积极监测更为可行。应使用标准化表格收集每个病例的最小信息集,包括联系方式、年龄、性别、居住地点、职业、发病日期、实验室确诊、住院、结局和疑似病原体的常见危险因素。

描述性流行病学

暴发曲线应每天更新,以了解暴发的发展过程,确定其规模,传播是增加还是减少以及发生了继发还是连续传播。应根据人、地点和时间原则描述病例的关键临床和流行病学特征。受影响的时间、地点和人群的信息可以提供有关暴发病原学和控制影响的宝贵线索。在时间上聚集的病例可能指向传播开始的特定事件,如一次活动或公众集会。在空间聚集的病例可能表明存在共同的环境暴露,而病例的共同特征可能表明存在共同的风险因素,如在同一地点进食、就读于同一所学校或属于易感人群。

初步调查

对初始病例(或代受访者)的深入访谈可以提供及时的信息以提出关于暴发病因学的假设。问卷通常是用于收集疾病发病前可能暴露的综合信息的列表。最初应答者之间的共同行为或接触可能引起特定的假设,并为使用分析性研究设计的进一步调查制定标准化问卷提供信息。在设计调查问卷时,需要仔细考虑预期的分析,以确保获取足够的广度和暴露的细节,暴露信息是特定的以避免误分类偏倚,并收集可能有关的混杂因子和其他相关特征,如剂量反应、疫苗接种情况或个人防护装备使用情况。

密切接触者追踪

密切接触者追踪用于跟踪接触者和可能受感染的接触者,确定感染源以防止进一步传播。暴露定义应标准化,通常根据与首发病例的关系(如家庭与社区接触)以及接触的强度和持续时间划分不同的风险类别。对于结核病,国际上的建议相当规范化,结合诊断信息(涂片或培养阳性)和累积暴露时间,优先考虑密接追踪以及接触者发展为活动性疾病的风险。[5]

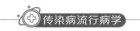

环境调查

　　环境调查对于非人类感染宿主的病原体尤为重要。例如,冷却系统受到军团菌的污染和雾化传播,造成大规模暴发,有时会感染住在离传染源几千米远的人。[6-7]环境调查对于调查通过污染物或被污染的医疗设备传播的院内感染也很重要,例如,在新生儿重症监护室患者中暴发的传播。对于经食物传染的暴发,调查必须检查食物处所、供应链的完整性并遵守已制定的食品卫生标准。详细了解传染媒介、病原体生境和传播途径是指导环境调查的必要条件。在某些情况下,其他信息,如温度、湿度、风向和风速等气象数据也可能是有用的。还应考虑到环境采样的频率、时间和位置以及这些样本中病原体检测的敏感性。

暴发调查中的分析研究

　　在大多数情况下,对数据进行描述性分析就足以告知暴发控制策略并保护风险最高的群体。如果最初的流行病学和环境调查的证据不足以支持实施适当的控制措施,暴发控制小组还可进行分析性研究。这样的研究需要大量的资源,所以研究的目的应该明确,并得到暴发控制小组成员和参与调查的合作伙伴的同意。在以下情况下分析性研究可能更为合理:

　　◇ 在公共卫生方面,必须查明感染源并阻止更多病例的出现。

　　◇ 这项调查可以提供关于疾病流行病学或然史的新信息,如以前未被认识的危险因素、干预措施的有效性或感染序列间隔。

　　分析性研究包括使用对照组来建立疑似暴露和疾病之间的联系。队列研究和病例对照研究最为常用。研究设计的选择要视具体情况而定。第4章介绍了关于这些研究设计的细节,包括它们的局限性。

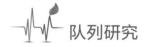 队列研究

　　队列研究对于调查明确界定的、相对较小的人群中的点源疾病暴发十分有用,例如在招待宴会的客人中暴发的食物中毒。调查人员将采访所有与会人员,以收集有关在活动中食用的食物和后续疾病的信息。使用暴露特异性罹患率和罹患率比例分析暴露与疾病之间的关系(表3.1)。

表3.1 一个宴会中客人暴发的产气荚膜梭菌食物中毒的食物特异性罹患率(AR)
和罹患率比例(ARR)

食物	进 食			非 进 食			ARR
	人数	合计	AR	人数	合计	AR	
牛肉	42	47	89%	1	14	7%	12.51
米饭	41	49	84%	2	12	17%	5.02
蔬菜沙拉	28	40	70%	15	21	71%	0.98
面包	30	46	65%	13	15	87%	0.75
香肠	3	6	50%	40	55	73%	0.69

注:食物特异性罹患率(AR)是指食用某种特定食物的人患病的风险(食用某种特定食物后患病的人的百分比)。通过特定食物罹患率与那些不吃特定食物的人的患病风险进行比较(ARR;实际上是风险比例)。例如,在该表中,吃炖牛肉的人的AR是42/47=89%,不吃炖牛肉的人的AR是1/14=7%。比较两者,得到的ARR为89/7=12.71。因此,吃炖牛肉的人患病的可能性是不吃炖牛肉的人的12.71倍。具有高食物特异性AR和高ARR的食品很可能是受污染食品载体的候选者,因为这意味着该食品与疾病有很强的相关性,而且它被大部分病例所食用。

资料来源:经 Wahl E, Rømma S, Granum PE. A Clostridium perfringens outbreak traced to tempera-ture-abused beef stew, Norway, 2012. Euro Surveill. 2013;18(9):pii=20408. 许可。

获取途径:http://www.eurosurveillance.org/ViewArticle.aspx? ArticleId=20408.

病例对照研究

当病例在空间和/或时间内传播,且风险人群难以确定时,病例对照研究更为合适。在其他情况下,风险人群可能被很好地定义,但人群数量太大而无法使用队列方法进行调查,因此,病例对照研究可以通过招募所有或随机的病例子集和一个适当的对照组来进行。通过评估暴露特异性比值比(ORs)来确定风险因素。

根据具体的暴发,选择适当的控制措施对减少偏倚非常重要。由于暴发往往影响特定的人群亚群,因此通常使用限制和匹配来选择控制措施,以确保它们反映出病例产生的人群。例如,在癌症患者中暴发水痘-带状疱疹感染,在学校暴发结核病,在诊所检测到性传播感染的梅毒。对于社区范围内的暴发,潜在的控制来源包括在相同的医疗诊所登记为病例但没有疾病的人或进行过民事登记(如选举登记或人口登记)的个人。当抽样样本不可获得时,抽取随机数字是选择样本的一种普遍方法,但随着移动电话的普及,这种方法越来越具有挑战性(而且可能有偏倚)。出于方便,一些调查人员要求受访病例指定同伴作为对照。由受访病例指定的对照更容易识别,并且熟悉的社会关系可以激励参与。然而,熟人在居住区域和某些与感染风险相关的行为方面可能与病例相似,因此存在过度匹配的问题,这会限制检测目标暴露的能力。

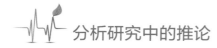

分析研究中的推论

暴露与疾病之间关联强度的统计证据可以使用 p 值和效应测量的 95% 置信区间（ARRs 或 ORs）进行评估，这在大多数统计软件中都有（见第 13 章）。可以使用 Mantel-Haenszel 分层分析或多元回归模型来调整混杂因子。配对研究设计需要特定的分析方法，如配对设计的卡方检验或条件逻辑回归。

在分析中，暴发规模通常是一个限制因素。暴发调查中的研究效果受到病例数目的和可用于招募对照人员的资源的限制。如果病例数目有限，统计支持可能会很弱，产生边缘性 p 值和较大的置信区间。然而，对暴发的分析研究旨在为及时采取公共卫生行动提供依据，而不是估计参数，故统计依据和相关性的强度应与其他证据综合解释，其中包括微生物和环境调查的结果以及对疑似病原体的已知生物学认知。

分析研究的证据显示食源性疾病的暴发涉及特定的食品载体，在病例和涉及的食品中确定相同的致病菌株以及从环境调查发现的污染确实证据被认为是确定病因的金标准。

在解释分析性研究的证据时，应考虑潜在的偏倚来源，如表 3.2 所示。

表 3.2　暴发分析中常见的偏倚来源

偏倚类型	说　　明
报告偏倚	应答者对接触暴露情况的回忆可能不准确，特别是对于潜伏期较长的生物体更会如此，如鞭毛虫或甲型肝炎病毒，或者当发病和访问之间有延迟时
回忆偏倚	在病例中，暴露回忆可能比健康受访者更准确，因为他们的疾病促使他们更仔细地考虑可能的暴露
选择偏倚	在病例对照研究中，当对照组不能充分反映病例产生的人群时，就会出现选择偏倚。例如，在对泌尿生殖科门诊招募的病例调查中，从社区选择的对照者，因为不可能知道如果社区对照者出现相关疾病，他们是否会到诊所就诊
参与偏倚	对于那些没有患病的人来说，参与暴发调查的动机更少，因此应答者可以是一个经过选择的、不具代表性的健康个体样本
社会期望偏倚	受访者可能不愿意提供敏感或具有污名化风险的信息，例如性行为、吸毒或潜在的非法行为；或者可能会提供他们认为更能被社会接受的答复

控制策略的实施与评估

暴发控制小组应决定和协调适当控制策略的实施和评估。对于任何特定策略，都应考虑现有证据的有效性、资源和基础设施的可行性以及用于评价的方法。例如，全社区结核病暴发需要考虑密接追踪的资源和优先级，不同风险群体中化疗的依从性和有效性的区域特异性证据及其传递机制,利用实验室资源的分子类型识别传播链以及及时发现和检测病例的机制。暴发结束由暴发控制小组负责宣布。该小组应考虑所实施的控制策略是否足以阻止新发病例,或是否对人群构成持续威胁。暴发控制小组亦应讨论以下影响:

◇ 对现有控制策略的更改。
◇ 改变针对私营企业、公共机构和普通公众的指导方针。
◇ 促进未来调查的程序问题。
◇ 暴发引起的法律问题。
◇ 未来风险缓解。
◇ 具体领域的进一步研究。

暴发控制小组应撰写疫情调查的书面报告,内容包括疫情影响和防控建议。

结论

暴发调查需要在流行病学的严谨性和实用主义之间取得平衡,因为这往往决定可获得信息的质量以及调查的范围和程度。杰弗里·罗斯认为,流行病学家工作时应手忙心定,审慎地对严谨性做出让步,并始终意识到每一让步的影响[8],在用于暴发情况时也同样如此。暴发的突发性质、巨大的社会破坏性以及迅速查明原因和实施适当控制措施的需要,意味着调查人员必须经常对不完善的数据进行描述性分析,并根据这些分析做出决定。提出明确的问题和系统地评估所有证据及相关的局限性应成为做出合理推断的指导原则。幸运的是,环境常常对我们有利;对于许多暴发而言,接触效应很强并可在样本量适中的分析研究中检测到,结果应对各种形式的偏差保持稳健,特别是在同时考虑其他证据时更是如此。然而,由于暴发往往影响特定的人群亚群,并且是由特殊的情况引起的,因此结果不容易推广到其他情况。

(翻译:崔晓鸣)

参考文献

[1] World Health Assembly (2005). Revision of the International Health Regulations, WHA58.3. 2005. Available at: M http://apps. who. int/gb/ebwha/pdf_files/WHA58 - REC1/english/ Resolutions. pdf (accessed 19 January 2015).

[2] Balabanova Y, Gilsdorf A, Buda S (2011). Communicable diseases prioritized for surveillance and epidemiological research: results of a standardized prioritization procedure in Germany, 2011. PLoS One, 6, e25691.

[3] Reuss A, Litterst A, Drosten C (2014). Contact investigation for imported case of Middle East respiratory syndrome, Germany. Emerg Infect Dis, 20, 620-5.

[4] Gregg M(2008). Field epidemiology, 3rd edn. Oxford University Press, New York.

[5] European Centre for Disease Prevention and Control (ECDC). Risk assessment guidelines for infectious diseases transmitted on aircraft (RAGIDA)—tuberculosis. ECDC, Stockholm.

[6] Nguyen TMN, Ilef D, Jarraud S (2006). A community-wide outbreak of Legionnaires' disease linked to industrial cooling towers—how far can contaminated aerosols spread? J Infect Dis, 193, 102-11.

[7] White PS, Graham FF, Harte DJG, et al. (2013). Epidemiological investigation of a Legionnaires' disease outbreak in Christchurch, New Zealand: the value of spatial methods for practical public health. Epidemiol Infect, 141, 789-99.

[8] Coggon D, Rose G, Barker D (2003). Measurement error and bias. In: Coggon D, Rose G, Barker D (eds). Epidemiology for the uninitiated. BMJ Publishing Group, Chennai, pp. 21-8.

第4章 研究设计

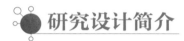 研究设计简介

流行病学研究提供的证据有助于我们了解传染病的自然史、临床预后、传播和控制。对照试验是最严格的设计和最常见的干预研究类型,其分配机制通常是随机的或准随机的。试验可以为采取行动提供有力的证据,对于监测和评估干预措施、应用、筛查方案,还有评估感染风险和控制疫情是非常重要的。

然而,通常由于伦理和逻辑方面的原因,观察性设计往往是唯一可能的研究。研究设计的选择受到已知疾病的特征以及所需反应的紧迫性的影响。

确定一个问题和一套明确的目标是设计试验和观察性研究的关键性第一步(文本框4.1)。流行病学研究要回答的有关传染病的问题包括:

◇ 谁有感染或发展传染病的风险。

◇ 如何获得感染。

◇ 为什么感染会发展为疾病、后遗症或死亡。

◇ 哪种可能的干预措施最有效?

文本框4.1 制定问题和目标:关键的第一步

构建一个明确的问题(目标)或假设来检验:与同事、国家负责机构和/或项目的资助方讨论,以确保问题相关并符合确定的优先事项。目标包括一般问题、危险因素、结果和将受检查的人群;如果存在多个风险因素或结果,则制定单独的问题。

制定一套明确的目标:目标列出了回答该问题的个别任务。

具体说明:指定目标人群(可以推广研究结果的人群)和来源人群(从中招募研究对象的人群),并定义研究人群的纳入和排除标准;定义结果和风险因素以及它们的测量方法。

尽可能准确地测量结果和风险因素。

确保所选设计可以实现目标。

结果可以是定植、携带、感染、疾病、阳性血清学或菌株、后遗症或死亡。因此,感染可能

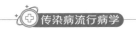

是一项研究中引起疾病的风险因素,也可能是另一项研究中"暴露"于感染源后的结果。

流行病学研究回答三种主要类型的问题:

◇ 疾病或病症的分布是什么,即人、地点和时间的模式是什么?

· 模式可以提示可能的感染原因,受影响的目标群体和干预的优先接受者以及评估感染的负担。通过风险对比,为资源分配和干预效益提供明智决策。这些是描述性研究。

◇ 传染病的决定因素是什么? 这些因素可能影响的是什么?

· 决定因素可能是宿主、媒介,或者是人群或个体层面的环境因素。它们之间的重要性和相互作用水平因疾病和干预而有很大差异。例如,宿主和病毒因素强烈影响禽流感病毒的人畜共患潜力,而社会因素影响隔离减少严重急性呼吸综合征(SARS)患者继续传播的能力。这些就是分析性研究。

◇ 干预的效果和影响是什么?

· 评估有4个主要阶段:第1阶段是形成性研究,评估所用材料或计划活动的可行性;第2阶段是检查过程措施,如采取干预措施;第3阶段为衡量对知识、见解和实践的影响;第4阶段评估对结果的效用或影响。流行病学研究设计主要归功于最后三个阶段。这些就是评估研究。

有些问题最好通过其他重要的公共卫生相关科学来回答。例如,通常需要用社会科学或人类学方法来理解为什么采取或是否可以接受干预措施;经济分析评估何种资源利用方式最有效(见第17章)。

主要研究设计

流行病学研究分为两大类:观察(非试验)研究和干预性(试验)研究(图4.1)。在后一种研究类型中,研究人员分配干预措施。在这两种研究类型中,数据既可以来自群体也可以来

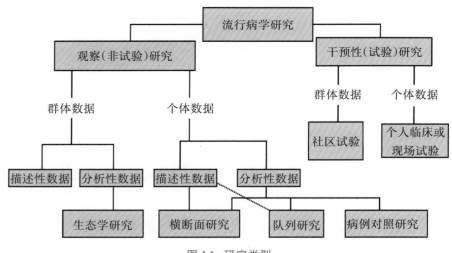

图4.1 研究类型

自个人。观察性研究可以是描述性的,例如,对结核病的描述性研究可以使用常规监测数据来评估时间、地点或人员的负担和趋势;它们也可以是分析性的(病因学的),可以检查与结果相关的风险因素信息,例如,可以检查区域样本中的结核病发病率与人群密度水平的关系。所有研究设计的关键标准是控制混杂的能力(文本框4.2)。

文本框4.2 混杂

流行病学研究中的一个关键误差来源是混杂,即研究人群中的另一种解释,用于解释潜在危险因素与疾病之间的全部或部分关联。替代解释是,与风险因素和关注的结果密切相关的因素不在因果链中(无论是在暴露和结果之间还是结果的结果)。例如,包皮环切术降低了艾滋病毒感染的风险,但在一些人群中,艾滋病毒感染的风险的降低与首次性行为年龄推迟密切相关。

控制混杂的主要方法如下:

◇ 通过研究设计,例如,对纳入个体标准进行限制、试验中的随机化、观察性研究中的匹配。

◇ 分析期间,例如,收集观察性研究中潜在混杂因素的信息并使用分层或多变量分析对其进行控制(见第13章)。

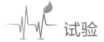

试验

当试验是合乎道德的且切实可行的时候,设计良好且进行良好的试验能为因果关系提供明确的证据。这种试验通常被视为一项单独的尝试,具有自己的逻辑、行为、工具和词汇,第5章更详细地介绍了试验。

队列研究

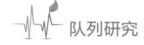

主要特征

队列研究的起点是确定一组尚未被研究结果的人,确定他们的风险因素状态,然后随着时间的推移跟踪他们,看看谁出现结果、疾病或病症。重要的是,这种设计提供了关联的时间性的证据–评估因果关系的关键标准。

队列研究的设计是前瞻性的,在随访期间测量发病率。已经测量了风险因素和结果并且可以从记录中汇总的历史队列研究仍然是前瞻性的,因为疾病的发病率是与时间相关的。

纳入队列的个体必须是独立于未来的结果的状态,以避免选择偏倚。可以在前瞻性队列研究开始时收集有关主要危险因素和混杂因素的信息,但随访费用可能会很高。对于随访期不长的急性感染,这一点不太重要。历史性队列研究有相反的顾虑,已经收集的数据可能不太精确,而且关于重要混杂因素的数据可能会丢失,但这一方法往往执行起来更经济实惠。

队列设计可以提供有关疾病负担和在人群中发生方式的描述性信息。如果研究者对确定疾病的决定因素感兴趣,则需要有一个对照组。这些人的特征应该尽可能与暴露组相似,只有他们的暴露状态是不同的。两组的结果必须以相同的方式确定。确认方法如下:

◇ 主动:通过反复接触收集结果或测量易感染者的血清转化率。

◇ 被动:使用其他人已经收集的数据。

主动方式确定结果可以提供更精确的数据;然而,被动方式的成本较低。

具有危险因素的队列中的发病率也可以与一般人群中的发病率进行比较。同样,对于队列和一般人群,结果确定标准是相同的,例如,通过使用死亡证明数据。

基于一般人群的队列研究收集一些风险因素的数据,然后在分析阶段对队列进行划分,分别在有风险因素和没有风险因素的人群中评估发病率。这种方法的一个优点是能够同时检查许多不同的结果。例如,马拉维的Karonga预防研究旨在将麻风病视为一种结果,但研究同时包括结核病、艾滋病和其他疾病结果。结果确认方法的准确性很大程度取决于它们的测量方法。

高收入国家和一些中等收入国家可能与信息化的常规数据建立联系,但在较贫穷的国家,常规数据可能不存在或不完整。

队列研究的一个优点是它们可以更高效地检查罕见危险因素的影响,这在病例对照研究中是很难的。风险因素对疾病负担的人群影响可能很小,例如,焊工患肺炎球菌肺炎的风险,但通过这些研究可以深入了解疾病的生物学机制。

关于呈现结果的说明

可以根据可用的分母数据计算风险和率。如果有风险人群的基线数据可用,则计算结果的风险。如果有人次数据,则可以计算率。后者对重复事件很有用。计算风险或率比以比较不同风险因素组的可能性。可以使用风险或率比差异来总结发生的额外事件的绝对数量。第13章提供了统计方法的进一步细节。

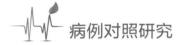

病例对照研究

主要特点

病例对照研究的出发点是定义一组患有特定疾病或病症的人("病例组"),以便将他们过去的病史与未患病的正常组进行比较("对照组")。有关可疑风险因素的信息必须以相同的方式从两组收集。风险因素无论是在定义结果之后收集的,还是在定义结果之前从记录中收集的,都容易受到偏倚的影响。

病例对照研究可以基于在研究开始时已经确诊的病例(现患病例)或同时招募新发病例,即在诊断时将病例招募到研究中。如果研究正在寻找原因,则首选招募新发病例。通常不可以测量疾病发病率,但研究人员可以根据年龄或其他亚组与基线相比调查疾病的分布。这个设计并不简单,文本框4.3给出了三个关键考虑因素。

> ## 文本框4.3 设计病例对照研究时的关键考虑因素
>
> 明确定义已知时间段的来源人群(即了解基础队列)。
>
> 选择受试者时,确保暴露变量随机(即不要根据感兴趣的风险因素选择病例和对照)。
>
> 通过确保从基础人群或来源人群/队列中选择对照来减少选择偏倚,使得如果对照已发展为疾病,则将其选为病例。

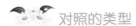 对照的类型

对照组的选择是选择偏倚的重要潜在来源,所以经过严格考虑才能做出决定。基于人群的对照组是从原始人群中随机招募的;需要一个采样框,即使并不总是可用的。由于易于本地枚举,故有时使用社区对照。如果所研究的风险因素是聚集的,则可能会降低研究功效。例如,当地的水源可能相似,这将降低研究发现对胃肠道感染影响的能力。来自初始卫生保健提供者的相同集水区的对照组与病例组相比也更有可能比随机选择的对照更类似于病例。

基于医院或其他卫生设施的对照组可能更容易招募,但只有当病例来自这些机构时才应考虑,因为影响求助行为的因素可能会使这些机构中出现的病例类型偏向更严重的病例或居所更靠近设施的病例。根据具体情况,居住在医疗设施附近的病例可能比住得更远的人更富有或更贫穷。当从患有其他病症的患者中选择对照时,重要的是避免与主要结果类似的病症,例如为了评估疫苗有效性,不应选择接种了其他可预防疾病疫苗的对照,因为没有接种研究所关注的疫苗可能与接种了其他疫苗有关。

🐾 检测阴性研究

测试阴性研究通常利用已经收集的已检测但未发现感染的人群的监测数据,例如,ILI患者参加初级保健服务,危险因素在聚合酶链反应(PCR)阳性鼻拭子患者的与PCR阴性的对照组进行比较。然而,选择偏倚可能是一个难题,一个强假设是那些因其他感染而出现症状的患者与那些研究所关注的感染患者相似,并且可能影响这种设计的有效性。

🐾 控制混杂因素

与病例对照研究的分析中收集混杂因素的数据并对其进行控制不同,已知的混杂因素有时是匹配的。有以下两种类型的匹配:

◇ 频率匹配:频率匹配涉及在一类混杂因素中为对照组与病例组招募大致相等的人数。对该混杂因素的混杂控制的类别(或层次)进行风险因素与结果的关联分析。频率匹配通常只根据广泛的年龄范围或性别而定。根据经验,如果每个类别中有10个以上的受试者,则可以使用Mantel-Haenszel跨层或logistic回归模型等方法检查匹配因子。如果执行得很好,这些方法可以仅通过减少对照组或病例组的分层数量而最大限度地利用所有受试者。

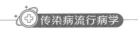

◇ 个体匹配对照:单独的成对匹配会产生并不真实存在的混杂因素、风险因素和结果关联。

分析更加严格,因为每个病例对照组是一个阶层,只对不一致的危险因素提供信息并进行分析。条件逻辑回归或 Mantel-Haenszel 配对数据保留了个体匹配产生的分层,也需要控制其他不匹配的混杂因素。在这种情况下,匹配因素不能检查它与疾病的关系。

需要收集关于匹配因素的信息是费时的,而且可能会遗漏那些没有匹配的对象。

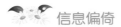 信息偏倚

病例对照研究中另一个关键的偏倚来源是信息偏倚,因为有关风险因素的信息通常是在事件发生后获得的。过去的记录(如疫苗记录)或生物标记(如过去感染的血清学证据)是理想的。如果没有其他方法,则应使用标准化的方法,如果可能的话,用有效的问卷调查工具来收集信息。这些数据仍然受到回忆偏差的影响。记忆可能是无偏差的,但随着时间的推移,记忆会逐渐消失也可以变得不同。例如,当病例比对照更关注且容易回忆起过去,或者对于他们为什么会患病有自己的想法。

关于展示结果的说明

在病例和对照之间比较具有危险因素的比值比(OR)。考虑到风险因素,这在数学上等同于患病的概率(文本框4.4)。第13章提供了计算 OR 的详细步骤。

在解释结果时,主要问题是"这是一个因果关系吗?"在病例对照研究中,在疾病发生后收集暴露信息的情况下,存在反向因果关系的可能性,即疾病可能导致风险因素的存在。

文本框4.4　计算比值比(OR)

总 人 数	病 例	对 照
暴露于危险因素	a	b
未暴露于危险因素	c	d
总计	$a+c$	$b+d$

$$OR = \frac{\dfrac{a}{c}}{\dfrac{b}{d}} = \frac{ad}{bc}$$

如果疾病罕见,则比值比(OR)在数值上与风险比非常相似。如果疾病并不罕见,则 OR 通常比风险或比率更远离1。当同时进行对照采样时,即在病例发生的同时对对照进行采样,则无论该疾病是否罕见,OR 均接近比率比。

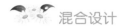 混合设计

这些研究设计有时被归类为病例对照研究,有时被归类为队列研究。最后两个是在病例系列探究风险和非风险期,不需要设置对照组。

1. 巢式病例对照研究

这些是嵌套在队列中的病例对照研究,并利用队列设计,因为队列成为一个记录良好的"产生病例的人群",避免了选择偏差,并在其中保留了风险因素和结果之间的时间关系。病例是在队列中确定的,对照组是来自同一队列的非患病个体的样本。研究人员可以针对这两种类型的受试者进行更详细的风险因素评估,而不至于使用过于昂贵的花费对整个队列进行分析。混杂信息也将在暴露时收集,而不是在暴露后或疾病发生后收集。本研究以病例对照研究的形式进行分析。巢式病例对照研究与病例队列研究的不同之处在于,其分析类似于病例对照研究,且忽略了病例和对照的人年风险。

2. 病例队列研究

最近的一个设计是一个研究课题,其中根据疾病状态(如病例和对照)选择受试者,但其中分析比较的是病例和对照的人年经历(治疗对照作为"假定出现病例的人群"的随机样本)。这种方法结合了病例对照研究和队列分析的设计,它比完整的队列研究的成本更低(因为与病例对照研究类似,只研究产生病例的人群中的一个样本)。这与巢式病例对照研究不同,因为病例队列研究分析了病例和非病例的样本的人年关系。一个关键的问题是,如果不是在基线上对所有参与者进行测量,暴露的风险会随着时间的变化而变化。基于Cox比例风险模型的分析更加复杂。

3. 自我对照的病例系列和病例交叉研究

这是两个非常相似的设计,第一个通常用于评估干预措施,第二个更常用来研究风险因素的影响。这两种设计都只使用病例信息,将不同时期的病例经历进行对照。只要明确定义了暴露和结果之间的最短和最长时间,就不需要一个对照组(因此根据结果出现前的时间定义了风险期和非风险期)。

4. 自身对照案例系列

病例系列确定每个病例的风险期和非风险期,并计算风险期和非风险期的发病率。一个病例系列研究的例子:减毒流行性腮腺炎疫苗只能在接种后15～35天导致无菌性脑膜炎;这是"风险期"。本文收集了一系列无菌性脑膜炎病例,每个病例发生疾病前后的人时信息都被收集了,

随访时间被划分为"风险期"天数(接种疫苗后的15～35天)、"非风险期"天数(剩余的随访天数)、风险期和非风险期的发病率以及计算出的发病率比率。主要的优点是,这可以只需要病例而不需要对照,甚至当所有病例都暴露了,并且在时间尺度上比较了个人的经历时获得的结果也一样,因此,非时变的混杂因素被自动控制,样本规模也更小。疫苗安全性研究和一些基于监测的研究利用这一方法,以避免为了提高效率而招募更多的人。一个关键问题是对风险期的定义(见第12章)。

5. 病例交叉研究

病例交叉研究是自我对照病例系列的一个类别,其中暂时性风险因素的信息仅用于短

期随访,因此每个病例都有相似的风险期和非风险期。可以将风险期的暴露概率与非风险期的暴露概率进行比较。

6. 筛选方法

筛选方法经常用于评估疫苗的有效性。这涉及将病例中的疫苗覆盖率数据与病例出现人群中常规可用的疫苗覆盖率数据进行比较(见第12章)。

 横断面研究

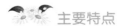 主要特点

横断面研究从个人样本中收集在一个时间点或一段时间内的疾病流行率、风险因素或两者的信息。例如,如检查免疫力或疾病模式的过去或当前负担,则该研究是描述性的。当比较有无风险因素的人之间的感染或疾病患病率时,这项研究就变得具有分析性了。由于风险因素和疾病是同时测量的,因此无法确定暴露是否在疾病之前发生。使用人群的随机样本,可以以较小的成本对一般人群的流行程度做出推断。通过使用聚类抽样方法,一般总体的抽样可以变得更容易。所以,测量流行率就需要考虑到聚集性。

横断面调查可以是一次性的,也可以是多次进行的。例如,在监测免疫流行率变化的血清学研究中这可能是必要的,由于年龄较大的人群接种疫苗会出现因为年龄超限导致无法接种或者是未获得天然免疫这些问题,导致队列的易感性发生改变。

定义感染的质量控制措施和标准检测阈值在血清学调查的设计中起着不可或缺的作用,否则,各研究之间的可比性会受到影响(有关血清学调查的更多详细信息,请参阅第11章)。

 关于呈现结果的说明

风险因素的评估,例如感染的流行,可以使用病例对照逻辑进行,例如计算 OR 并使用 logistic 回归来控制混杂因素,但设计仍然是横截面的,患病率也是直接计算的。

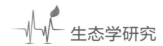 生态学研究

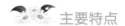 主要特点

生态研究使用一个群组作为分析单位。通常使用描述性数据在群组级别检查风险因素和结果。在同一群体中,使用散点图和相关等方法将组中结果的频率与风险因子的平均水平进行比较。风险因素可以是时间(可以使用时间序列方法进行分析)或地点(可以使用空间分析进行分析)以及更经典的风险因素。该设计对于无法在个体层面评估的因素(如天气或季节)很有用。

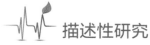 关于呈现结果的说明

模型通常可以产生有趣的假设以进一步测试。当地区之间的风险因素水平差异大于同一地区的个体之间的风险因素水平差异时,可能就有特别强烈的理由要进行调查了。

该设计的一个关键问题是归因于在组级别实际上不存在或存在与个体级别相反的关联。这种应用被称为生态谬误。当群体之间的结果率受到另一个未被考虑的因素的影响,或群体水平的关联被另一个现存或其他因素所改变时,就会发生生态学谬误。

描述性研究

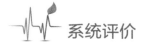 主要特点

这些研究通常用于评估疾病负担或确定疫情的存在和特征。他们经常使用常规收集的数据,包括传染病监测数据以及用于人口动态统计等行政目的的系统收集的数据。常规分子数据的类型可能包括死亡率记录、住院登记、疾病登记、传染病法定通知、实验室报告、电子医疗记录、健康保险数据、旷工记录以及英国健康调查和美国国家健康与营养调查等常规调查的数据。分母数据可能来自出生记录、死亡记录、一些国家的人口普查数据、人口登记和哨点调查。

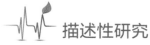 关于呈现结果的说明

时间和/或地理聚类可以提供关于暴发性质的第一条线索(见第14章)。按时间模式包括流行曲线,这是疫情调查的关键。时间趋势用于评估间接影响,例如,疫苗对未接种年龄组的保护作用,从而评估疫苗规划的影响。

基于直接标准化控制年龄或其他混杂因素,时间序列图经常比较有用。使用新软件,按年龄、日历周期和群组进行图形表示也渐渐成为可能。需要注意长期趋势和人为影响,例如,由于分类或诊断方式的变化。

系统评价

影响小而不是大的风险因素的挑战不仅推动了对大样本量试验的需求,还推动了Meta流行病学的科学发展。来自几项试验的证据可以通过系统评价以清晰和标准化的方式进行总结,如果数据充分和适当,则可以进行荟萃分析。这些总结可以是各个试验汇总的原始个体受试者数据,也可以是在研究水平汇总的效应数据。当单个研究中的数字不足以排除偶然因素的作用时,这会非常有用。在考虑资助新试验或新研究之前,能否通过这种审查通常是关键。观察性研究的数据也可以做系统评价,但应与试验数据分开提交。

哪个研究设计?

良好的研究设计平衡了严谨性、适当性和可行性。内部有效性是第一个目标,这可以通过减少偶然性、最大限度地减少偏倚的范围和程度(文本框4.5)和控制混杂(文本框4.2)来实现。

文本框4.5 偏倚

两种主要类型偏倚:

选择偏倚——被招募到研究中去的人,具有某些特征的受试者的失访以及在对照组中结果确定方法的差异。

回忆偏倚——信息或测量误差,观察偏倚和不准确的测试测量。

与混杂不同,偏倚是由研究人员糟糕的研究设计或操作产生的;而混杂是在人群中必须单独考虑的真实影响。

样本量估计可以帮助研究人员判断进行新的研究是否是一个明智的决定。所需的大小取决于关联的可能大小,目标是最小化第Ⅰ类错误(例如,当零假设为真时,拒绝零假设的概率为5%)和第Ⅱ类错误(例如,当存在真实效应时,接受零假设的概率为10%)(详见第4章)。

外部效度或对其他人群的推广性是次要的目标,在考虑主要研究设计的主要优缺点时应牢记这一点(表4.1)。

表4.1　每种观察性分析研究的优缺点

研究	优点	缺点
队列研究	◆ 可以建立时间序列,这对因果推理很重要 ◆ 可以检查多种结果 ◆ 罕见暴露的最佳设计 ◆ 暴露测量的偏倚较小(不受回忆偏倚影响) ◆ 可用于获得人口风险或发病率	◆ 昂贵 ◆ 持续时间长(取决于结果类型) ◆ 失访比较常见,如果有和没有风险因素之间存在差异,可能会导致选择偏倚 ◆ 不适用于检查罕见结果 ◆ 偏倚(选择或信息)和混杂仍然是问题
病例对照研究	◆ 可以观察多个暴露 ◆ 快速,特别适用于潜伏期较长的疾病 ◆ 仅在人口样本收集信息(对照) ◆ 有助于检验当前的假设	◆ 选择偏倚的可能性更大,特别是在设计阶段或进行研究期间的对照的选择 ◆ 信息偏倚是一个重要问题 ◆ 反向因果关系的风险 ◆ 难以检查罕见的危险因素 ◆ 通常没有疾病频率的估计

续表

研 究	优 点	缺 点
横断面研究	◆ 相对便宜,因此经常用于描述感染风险趋势的描述性信息以用于规划目的	◆ 可能伴随结果出现危险因素(例如,由于结核病导致的相应年龄体重偏低,而不是反之) ◆ 效力受病例数量限制,因此样本量可能比相应的病例对照研究更大
生态学研究	◆ 有利于假设生成 ◆ 使用二手资料,这使其快速便宜	◆ 与描述性研究一样,主要问题是数据质量:报告的完整性、枚举过多或过少、生存差异和组间分类系统差异 ◆ 不能排除生态学谬误 ◆ 经常存在生态学谬误

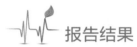

报告结果

上述设计提供了定量数据,根据设计(表4.2),这些定量数据可以提供结果发生频率的度量和风险因素影响的度量。统计学是用来总结使用点估计的效应的大小以及效应已经被估计的研究的规模或精度,后者由置信区间显示。统计检验无法确定混杂的影响。由于不可能完全控制混杂因素并消除混杂,因此应明确讨论它们可能的方向和强度,以确定它们是否能解释观察到的结果。需要对其重要性进行判断,这将取决于研究的设计和实施。

表4.2 分析研究设计中结果发生和风险因素影响的测量

研 究	结 果 发 现	效 应 测 量
试验	◆ 率 ◆ 风险 ◆ 优势比 ◆ 平均值 ◆ 中位数	◆ 率比 ◆ 风险比 ◆ 优势比 ◆ 比率差异 ◆ 风险差异 ◆ 疫苗效力 ◆ 平均值或中位数之间的差异
队列研究	◆ 率 ◆ 风险 ◆ 优势比 ◆ 平均值 ◆ 中位数	◆ 率比 ◆ 风险比 ◆ 优势比 ◆ 比率差异 ◆ 风险差异 ◆ 疫苗效力 ◆ 平均值或中位数之间的差异

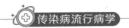

续表

研 究	结 果 发 现	效 应 测 量
病例对照研究	◆ 无(除非已知采样分数)	◆ 优势比(取决于设计,相当于风险或比率)
横断面研究	◆ 流行	◆ 患病率 ◆ 患病率差异 ◆ 优势比
生态学研究	◆ 率 ◆ 风险 ◆ 患病率	◆ 相关或回归系数

结果及其解释也应该以符合研究目的和目标的方式呈现。研究结果的报告越来越标准化,期刊希望研究人员了解报告研究结果的指南,如报告试验综合标准(CONSORT)、加强对流行病学观察性研究(STROBE)的报道和流行病学观察研究(MOOSE)指南的荟萃分析。这些提供了一个清晰的结构,以准确地呈现结果、证明结论。

结论

除了要回答的主要问题外,控制混杂和危险因素或疾病的罕见性是选择研究设计的关键。如果符合伦理、可行、设计良好、操作得当的条件,一项试验是最好的获得支持或反对因果关系的明确证据的手段,如果不能进行试验,则需要选择分析性观察研究。文本框4.6中的经验法则通常很有用。

研究完成后,第一个关键的下一步是评估有效性,然后评估是否有因果关系。对于微生物引起的疾病,有时可以根据科赫法则作出判断。1892年制定的这些规则,要求病原体的作用在患病个体中始终得到证明,病原体可以从患病个体中分离出来并在纯培养基中生长,接种它必须能诱发试验性的疾病。然而,当没有范围或技术方法来识别或培养有机体时,这些假设将无助于研究。

奥斯丁·布拉德福德·希尔爵士(Sir Austin Bradford Hill)在1965年提出的其他标准今天仍然适用,例如已证明的时间序列(即所提出的原因已被证明在结果之前)、可逆性(即,如果可能消除危险因素因子,则可降低结果的风险)、不同研究中任何相关性的一致性,例如,在幽门螺杆菌被认为是胃癌的病因之前,必须满足许多这样的标准,这使得应用布拉德福德金标准来评估因果关系的证据变得更加重要。

文本框4.6　哪项分析观察研究最好？

◇如果检查罕见的结果，最好进行病例对照研究。

◇如果检查罕见的暴露，最好进行队列研究。

◇如果检查多于1个结果，最好进行队列研究。

◇如果检查多于1个风险因素，最好进行病例对照研究。

◇如果需要显示可能的决定因素和结果之间的时间关系，则群组逻辑是必不可少的。

（翻译：战义强）

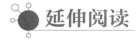 **延伸阅读**

Eggar M，Davey Smith G，Altman DG（2001）. Systematic reviews in health care. BMJ Publishing Group, London.

Maclure M（1991）. The case-crossover design: a method for studying transient effects on the risk of acute events. Am J Epidemiol, 133, 144-53. Available at: M http://aje.oxfordjournals.org/ content/133/2/144.long（accessed 23 January 2015）.

Prentice RL（1986）. Acase-cohort design for epidemiologic cohort studies and disease prevention trials. Biometrika, 73, 1-11.

Samet JM，Muñoz A（1998）. Evolution of the cohort study. Epidemiol Rev, 20, 1-14. Available at: M http://epirev.oxfordjournals.org/content/20/1/1.long（accessed 23 January 2015）.

US Department of Health and Human Services，Centers for Disease Control and Prevention，Office of the Director，Office of Strategy and Innovation（2011）. Introduction to program evaluation for public health programs: a self-study guide. Centers for Disease Control and Prevention, Atlanta. Available at: M http://www.cdc.gov/eval/guide/index.htm（accessed 23 January 2015）.

Wacholder S，Silverman DT，McLaughlin JK，Mandel JS（1992）. Selection of controls in case-control studies. Ⅱ. Types of controls. Am J Epidemiol, 135, 1029-34. Available at: M http://aje. oxfordjournals.org/content/135/9/1029.long（accessed 23 January 2015）.

Whitaker HJ，Farrington CP，Spiessens B，Musonda P（2006）. Tutorial in biostatistics: the self-controlled case series method. Statistics Med, 25, 1768-97. Available at: M http://statistics. open.ac.uk/sccs（accessed 23 January 2015）.

第5章 临床试验

临床试验的历史

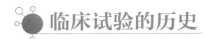

对医学治疗及其程序的评估可以追溯到几千年前[1]，但现代临床试验是在20世纪中期首次发展起来的。早期的临床试验，比如詹姆斯·林德(James Lind)对坏血病治疗方法的评估[2]，存在一个重大缺陷：没有引入一个具有鲁棒性的随机化体系。国际上第一个被广泛认可的临床随机试验是由英国医学研究理事会(MRC)组织实施的，其验证了链霉素对肺结核的疗效。[3]该试验与以往试验的不同之处在于随机化前分配的情况是被隐匿的，这避免了受试人员纳入前随机化方案相关信息导致的偏倚，致使试验受到影响并使试验结果无效。[4]

链霉素试验中尽管只有107名患者参与随机分组的试验，但到第6个月时的试验数据足以证明链霉素治疗方案在死亡率和放射影像学上的优势。除了隐匿试验分配情况，该试验的其他特点也值得注意，试验中的胸片由一名对分配治疗情况不知情的放射科医生评估，进行细菌学评估的实验室技术人员也是如此。更为重要的是，5年的随访结果显示由于治疗组中出现了链霉素耐药性，链霉素试验中的早期有益疗效并没有一直持续(表5.1)。[3]

表5.1 在首次正确进行的随机试验中经链霉素治疗后肺结核患者6个月和5年的死亡率

6个月的治疗结果				5年的治疗结果			
链霉素治疗(n=55)		卧床休养(n=52)		链霉素治疗(n=55)		卧床休养(n=52)	
n	死亡率	n	死亡率	n	死亡率	n	死亡率
4	7%	14	27%	32	58%	35	67%

资料来源：Medical Research Council, Streptomycin treatment of pulmonary TB: a Medical Research Council investigation, British Medical Journal, Volume 2, Issue 4582, p. 769, © 1948; and Fox W. et al., A five-year assessment of patients in a controlled trial of streptomycin in pulmonary tuberculosis: Report to the Tuberculosis Chemotherapy Trials Committee of the Medical Research Council, Quarterly Journal of Medicine, Volume 23, Issue 91, p. 347, © 1954.

约翰·克罗夫顿多年后在回顾链霉素试验时写道："对于我们这些参与了MRC链霉素试验的人来说，随机试验成为了日常工作中的一种惯例，为许多合理治疗策略提供了依据"。[6]

链霉素试验后来成为评估结核病新药和治疗方案的模型——这个模型扩展到许多其他医学领域,发展为评估新治疗方案的金标准。然而,如果研究的设计或实施存在缺陷,仅靠随机化试验本身是不够的(表5.2)。[7]由于结核病在临床试验中的历史重要性以及其自然史和长期治疗过程中所带来的许多挑战,本章使用了结核试验的例子来阐明相关概念。

表5.2 随机试验和观察性研究中可能存在的局限性

随 机 试 验	观察性研究
受试者分配缺乏隐匿性	受试者纳入标准不当
盲法缺失	暴露和结果测量的缺陷
患者和结果统计情况不完全	未能充分控制混淆因素
选择性报告偏倚	随访不完整
其他局限性,包括提早终止和未经验证的结果	

资料来源:Journal of Clinical Epidemiology, Volume 64, Issue 4, Guyatt G. H. et al., GRADE guidelines: 4. Rating the quality of evidence — study limitations (risk of bias), pp. 407-15, © 2011 Elsevier Inc. All rights reserved., with permission from Elsevier, M http://www.sciencedirect.com/science/journal/08954356.

随机对照试验的重要性

观察性研究的局限性

一个良好的试验需要严格的试验设计。然而,在某些情况下进行试验是不道德或不可行的(例如,没有临床均势或在估计某些与生活中的行为方式或职业相关的风险时)。观察性研究在第4章中有详细的讨论。在某些情况下,两种研究设计(观察性研究、随机对照试验)都可以进行,观察性研究比随机试验似乎是一个更有吸引力的方案,因为它可能更能代表患者群体,而且更简单,需要更少的资源,通常可以在更短的时间内完成。然而,观察性研究存在一定局限性,由于存在潜在的偏倚,需要谨慎解释观察性研究的结果。[8]例如,某研究将一个随机试验和一个观察性研究进行了对比,比较了以死亡为终点的两种相同的抗逆转录病毒治疗方案,其中观察性研究出现了非预期的结果,这可能是医疗人员优先给予预后较差的患者特定的某种方案导致的。[9]

随机对照试验常被诟病的一点是它不能反映现实生活中的真实情况。[10]与之相对的是,观察性研究不会排除那些不符合试验要求或不愿意参加试验的患者,因此观察性研究数据只要是系统收集的,就可能全面覆盖潜在的研究范围。只要在解析结果时充分考虑观察性研究固有的局限性,就有可能从高质量的医疗记录中获得不同干预措施的效果的宝贵信息。

实用性试验和说明性试验

实用性试验是指为了在接近常规护理的条件下评估干预措施,而说明性试验是指为了测试干预是否有效而在最佳条件下评估干预措施。这两种试验的划分并不是绝对的,每个试验或多或少都具有实用性或说明性的特征。[11]若被试人员的纳入标准非常宽松,例如,无论是否有其他并发症都纳入,研究对象包括了所有需要治疗的患者,将会使试验更具实用性。而在常规护理之外的定期随访将使试验更具说明性。这两种类型的试验都是有价值的——说明试验提供了干预有效且安全的概念证明,而实用试验展示了在实践中引入干预后可能发生的情况。

MRC 在东非进行的短期结核病化疗的初步试验更具说明性而不是实用性,因为试验是在严格控制的条件下进行的,患者在整个治疗过程中住院,并在整个治疗期间和未来24个月被持续随访。[12]随后在阿尔及利亚进行的试验是在常规结核病治疗条件下进行的,患者大多为治疗监督有限的门诊患者。该试验的结果与以前发表的研究结果一致[13],因而增强了该方案的可信程度。

在肯尼亚进行的另一项结核病对照试验和全国结核病治疗效果调查形成了鲜明的对比,突显了说明性试验的局限性。虽然调查结果也确认了单独使用噻虫嗪和异烟肼方案的试验结果较差,但在补充链霉素措施下,对照试验中的最终试验结果比调查结果更好——对照试验中96%的患者补充链霉素后1年内的肺结核结果呈阴性,而在全国结核病治疗调查结果中只有78%。研究认为这一有效性的差异是常规条件下患者在肺结核持续治疗期的依从性较差造成的。[14]

试验的类型、阶段和设计

临床试验通常被分为4个独立的阶段,第4个阶段在本质上通常属于观察性研究(表5.3)。

在开发治疗结核病的药物时,ⅡA期试验会进行短期(14天)的早期细菌活性(EBA)研究用以评估药物的安全性,并比较每组(12~15名)患者的用药剂量。ⅡB期试验将会评估每组(60~100名)患者在8~12周内致结核杆菌数量下降情况。Ⅲ期临床试验以治疗失败和病情复发为终点评估18~24个月随访期间的治疗情况,每组需有数百名患者,还需要常规护理标准作为对比。

将试验分为不同阶段的限制可能过于严格。试验的发展途径并不总是相同的,一个具有良好效果的干预措施可以从一个小型的早期试验直接转向大型的验证性试验。

表5.3 临床试验的各个阶段

阶段	描 述
I	◆ 首次给药 ◆ 参与者为健康志愿者 ◆ 用于评估药物安全性,收集达到药物最大耐受剂量的指标
II	◆ 参与者为目标疾病的患者 ◆ 用于对疗效的初步评估,并进一步探索对更多患者进行更长时间干预的安全性 ◆ 通常分为ⅡA期(侧重于剂量选择和安全性)和ⅡB期(侧重于疗效,通常使用中间终点)
III	◆ 关键性III期试验包括使用在预期时间内对足够的受试患者使用新药治疗以明确证明其疗效
IV	◆ 用于在比以往试验更多的患者中收集长期安全性数据 ◆ 通常在获得许可后的常规临床实践中进行

 优效性和非劣效性

常见的后期(II～III期)试验都会进行优效性试验,用于评估干预措施是否具有优于标准治疗的疗效。然而,非劣效性试验,即评估一种干预措施的效果是否与对照组的效果相同,被越来越多地使用。为了证明非劣效性,需要证明在预定范围内试验干预措施不劣于其他方案。只有当干预措施比对照组有额外的优势(例如毒性更低、成本更低或治疗持续时间更短)时,才适合进行非劣效性检验。对没有额外优势的干预措施进行非劣效性检验已经遭到众多激烈的批评,甚至有观点认为任何非劣效性试验都是不道德的。[15-20]目前对耐药性结核病(MDR-TB)的治疗就适合进行非劣效性试验。当前对耐药性结核病的治疗方案包括连续20～24个月每天服用有毒性的药物,这严重限制了患者重返工作岗位和恢复其他日常活动的能力。目前的非劣效性试验主要用于评估毒性较小、治疗持续时间大大缩短且疗效不输于当前治疗方案的干预措施,这些方案对于患者将是一个重大改善。[21]

由于治疗时间长,具有很好疗效的6个月标准治疗方案在临床实践不能很好地落实执行,因此MDR-TB新治疗方法的III期试验通常采用非劣效性设计。如果耗时仅4个月的新治疗方案的疗效与标准6个月方案相似,其最终临床效果可能由于依从性的提高而得到改善。

本章的其余部分将会集中于优效性试验。

 适应性试验设计

在传统的样本固定的试验中,只有在试验结束时,即所有患者完成随访并收集了所有数据后,才对数据进行分析。另一种试验模式是适应性试验,该模式会使用一个或多个试验中期分析来调整研究设计。可能的适应性调整包括改变样本量、因疗效显著或益处不足而提早停止试验以及在多方位研究设计中放弃一些研究内容。重要的是,这种适应性调整绝不能用于试图挽救失败的试验,而且调整程序必须在研究开始前就在研究方案中规定(见试验监查),还必须考虑到任何中期分析对总体I型和II型误差的影响(见样本分析)。

当资源有限但存在几种很有前景的新干预措施时,多方位多阶段(MAMS)设计是一种很有吸引力的方案,该设计中多个试验组可以同时与单一对照组进行比较。MAMS设计允许进行多种中期分析,以便提早终止表现不佳的干预措施,这样资源就可以集中在更有优势的干预措施上。该方法最初是为癌症试验而开发的[22-23],现在也被用于治疗结核病的新药试验。[24-25]

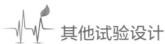

其他试验设计

在大多数随机对照试验(randomized controlled trials,RCTs)中,试验参与者被随机分配到不同的治疗组。而组群随机试验是RCTs的一种替代方案,即在社区或卫生系统层面的"组群"患者随机接受其中一项干预措施,而不是个体参与者随机接受干预措施。[26]结核病病例发现方法的改进就更适合组群随机试验而不是个体随机试验。

本章未涉及的其他试验设计类型包括阶梯组群随机试验、析因试验和多重方案随机序贯试验(sequential multiple assignment randomized trials,SMARTs)。

效力和样本量

临床试验的样本量是为达到试验目标所需的最小参与者人数,为了达到试验目的而纳入过少或过多的受试患者都是不道德的。

样本数量大小的计算需要计算Ⅰ型错误和Ⅱ型错误的概率。在优效性试验中,Ⅰ型错误是指接受假阳性的概率,而Ⅱ型错误是指有显著差异但在试验中没有发现差异的概率(图5.1)。一般情况下,Ⅰ型错误率保持在5%的水平,Ⅱ型错误率通常在10%~20%。试验效力是指试验能证明干预措施有效的概率,可用100%减去Ⅱ型错误概率来计算,因此90%的效能对应10%的Ⅱ型错误率。

当一项试验包括多个干预措施或多个主要终点,或进行了多个分析(如适应性设计中)时,如果每次比较都使用5%的常规显著性水平,则错误地找到统计学显著性差异的可能性就会增加。在这种情况下,可以调整每个检验的显著性水平以保证总体Ⅰ型错误率可以接受,或者在解释结果时考虑多种试验的影响。[27-28]

在确定了Ⅰ型错误和统计效力的数值后,目标效应大小或治疗方案之间的差异是计算样本量的另一个关键因素。能检测较小效应值的试验样本数会大于检测较大效应量的试验样本数。将目标效应大小与临床最小重要性差值(MCID)联系起来是一种有效的做法,这样试验能够检测到至少与最小临床重要差异一样大的效应量,只忽略被认为不具有临床重要性的效应。这就显示了统计学意义和临床意义之间的区别,无论差异有多小,前者有证据表明差异确实存在;后者则需要差异大到值得在临床中进行实践。

对于对照组的预期结果也是影响样本量的一个重要因素。若结果与试验设计时的假设有很大不同,试验可能会被认为不够充分。因此,如果可能的话,建议使用来自以前试验的真实预估数值。

试验通常有必要纳入比后期分析所需更多的患者,以应对随访损失。在设计试验时,需要对随访损失率有现实的估计,因为在试验期间患者治疗的真实结果仍然未知,所以需要尽可能地保持低损失率。随访的差异损失可能表明一种治疗方案比另一种治疗方案更难以接受或毒性更大,导致对数据的解释存在偏差。其他偏倚来源将在下一节中介绍。

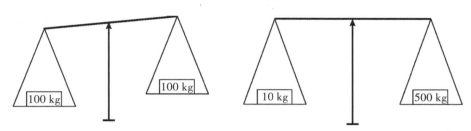

(a) 错误地宣称存在不存在的差异　　　　　　(b) 错误地宣称差异不存在

图5.1　Ⅰ型错误(a)和Ⅱ型错误(b)

避免偏倚的方法

如果试验存在系统误差就意味着试验结果不能反映真实的干预效果,这种情况下干预措施的预估效果就被认为是有偏倚的。偏倚可以由许多原因造成,并可通过相应的措施避免。

随机化是随机对照试验中防止偏倚的最重要方法,因为如果正确实施随机化,它可以确保任何已知或未知的可能影响结果的随机混杂因素在分组之间是平衡的。正确的随机化需要充分地隐匿分配结果,以确保在准许参加试验之前,患者和研究者都不知道患者的分组情况。这可以避免患者被选择为特定组时存在的选择偏差,例如研究人员如果担心一种新治疗方案的疗效,可能会将病情较重的参与者分配到对照组。

盲法(blinding 或 masking)是一种通过对患者治疗方案保密来避免临床试验偏倚的成熟方法。在最强的盲法即双盲中,试验完成之前,患者、临床医生、研究人员或任何其他进行评估的个人(如实验室技术人员)都不知道患者的试验分组情况。盲法的目的是确保患者管理和数据收集的各个方面都不受主观影响。当主要终点的结果中包括主观性指标(如生活质量)时,盲法尤为重要,而当主要结果为客观指标(如总死亡率)时,盲法就不那么重要了。

在试验中,盲法是通过给对照组以与干预组相同频率的非活性片剂(安慰剂)来实现的。在某些情况下,双盲试验是很难实现的,例如,为抗结核药物利福平生产一种合适的非活性安慰剂很有挑战性,因为利福平会使患者的尿液和体液变成橙色。此外,因为盲法需要生产匹配的安慰剂并将安慰剂药品从整体包装流程中分离出来,因此也大大增加了临床试验的复杂性和成本。

有时候对患者和临床医生进行盲法试验是不可行或不可取的(在这种情况下试验有时被称为开放试验),但尽可能限制结果评估人员对患者分配情况的了解仍然是很重要的,确保只有独立数据监测委员会的成员(IDMC)(见试验监测)可以了解各治疗组的汇总数据也是十分重要的。如果主要终点涉及一些临床判断,例如,确定艾滋病标志性疾病,则可以组建一个对治疗分配结果不知情的独立专家委员会来审查终点数据并对结果进行分类。

为确保试验程序不会随着数据的积累而改变(在开放试验中尤其重要),在试验的关键方面,如试验目标、主要终点和主要分析方法,应预先在方案中明确指定,并在第一位患者登记后就保持不变。包括主要和次要结果分析流程在内的统计分析方案也应在试验早期和在进行任何分析之前固定和最后确认。

当只选择性地报告有利于临床试验的结果或隐藏不利结果时,就出现了发表偏倚。出于这个原因,大多数临床试验资助者现在都希望在研究开始前就进行试验登记——即在公开的登记机构(如 ClinicalTrials.gov 或国际标准随机对照试验注册号 ISRCTN)中记录试验的关键细节。通过这种方式,试验审查人员或想要了解特定疾病干预措施效果的人可以从这些公开机构获得正在进行或已完成试验的整体情况。

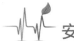

试验监察

如果临床随机对照试验数据不可信,则该试验的结果将没有任何价值。按照国际人用药品注册技术协调会(ICH)的药物临床试验质量管理规范(GCP)[29]的原则,在试验中进行定期监测是十分必要的。定期监测可以通过多种方式和多种力度来实现。GCP指南要求对监察人员进行正确的培训,使其具备全面监察试验所需的相关科学与临床知识。[29]在过去,监查往往只涉及监察人员访问试验地点、审查相关数据和文件,很少考虑过程中的优先策略。最近的研究提出了其他备选方法[30],其中包括集中统计监测[31-32]和在试验开始时进行风险评估以便为整个试验及各试验地点确定最恰当的监测策略[30]。在整个临床试验过程中,每年应定期进行风险和监测技术评估,并适时更新相关监察技术。无论是现场、集中还是两者相结合的监察方案都有必要对现场工作人员或调整的试验程序进行额外的培训。

安全监控和快速报告

除了确定有效性外,临床试验中另一重要目标是评估干预措施的安全性。在每次试验中建议询问患者出现的失能或其他不良反应事件、住院治疗情况和与其他医生的会诊情况。ICH的GCP指南规定了研究人员有责任向试验申办者报告不良反应事件[29],包括在规定的时间内报告任何确定的严重不良事件(serious adverse events,SAEs),特别是需要申办者向监管机构报告的疑似非预期严重不良反应(suspected unexpected serious adverse reactions,SUSARs)。

独立数据监测委员会和试验指导委员会

所有药物的临床试验都需要有一个独立数据监察委员会(IDMC),其目的是保护试验参与者的安全、研究的可信度和研究结果的有效性。[33]IDMC成员通常有3～5人,他们应该完全独立于该试验,并有临床试验、统计学和相关的临床专业知识。IDMC在试验期间应定期开会——通常每6个月一次,以审查研究进展和非盲法数据的安全性和有效性。在每次会议结束时,IDMC将向执行决策机构,如试验指导委员会(TSC),建议试验是否应按试验计划继续或进行调整。试验调整的内容包括出于安全考虑提前终止一个或多个研究组,或因对某个试验组功效有合理的怀疑而需进行验证。

TSC为试验提供专业监督,定期监查进展,并受理IDMC的提议。尽管可能会有其他观察员出席TSC的会议,但TSC的大多数成员和主席应独立于试验。除了在收到IDMC建议后进行适当回应外,TSC还需要关注试验实施方面的问题,包括受试人员招募、数据质量、审议章程修订案或新增的子研究试验、批准提前发布数据的请求或使用存储样本的外部申请以及批准研究报告或汇报。

伦理批准和知情同意

为保护试验参与者的权益,试验方案需要通过独立的研究伦理委员会审查并批准后才能开始执行。审批通常需要通过多个委员会,一般包括一个中央伦理委员会(通常位于试验申办方的国家)及/或每个参与国或试验地点的伦理委员会。但是,在英国各研究中心的试验只需要中央伦理委员会的批准。对研究方案的任何修改都需要得到伦理委员会的批准才能施行。

在对参试候选人进行任何评估(包括评估其参加试验资格)之前,必须获得所有参试候选人的知情同意。需要向患者传达的关键信息包括研究的基本原理、潜在的风险和益处、试验治疗、随机化过程、随访计划以及参与者在任何时候退出的权利。在参与研究之前,参与者需要签署一份患者同意书。如果有患者不能阅读相关文件,应有独立证人在场见证同意书的签署。

宣传和影响

在同行评议的期刊上发表临床试验的结果并在科学会议上进行报告是十分重要的(试验的报告有一个推荐的标准化格式,CONSORT(http://www.consort-statement.org)),但这仍然不够,因为它的影响只停留在学术界。在伦理层面,试验的结果也应该与试验参与者和试验执行团队分享,包括研究人员和其他现场工作人员,有时可以采取团体会议的形式来庆祝试

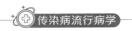
验的完成。

　　临床试验的影响通常是通过论文发表期刊的情况以及它随后被其他科学出版物引用的次数来衡量的。但这只是影响的一个部分,它还可以通过其他方式来衡量,包括国家和国际治疗指南因试验结果而进行的调整,医生是否实际使用新的干预措施治疗患者,或由此引发的患者和团体的倡导活动。除在同行评议期刊上发表试验结果外,资助机构,例如英国医学研究委员会MRC,现在还要求临床试验团队增加提高研究影响力的措施。

　　为了在学术界外产生更广泛的影响,其他的宣传方式包括新闻稿件、YouTube 视频、为政府和卫生部门提供的政策简报文件以及与制作治疗指南的组织(如世界卫生组织)直接联系。在开源期刊上发表试验结果可以让每个人无须订阅就能自由获取,也是一种增强宣传效果的方法。

(翻译:石文强)

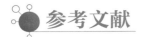 参考文献

［ 1 ］ Bull J (1959). The historical development of clinical therapeutic trials. J Chronic Dis, 10, 218-48.

［ 2 ］ Lind J (1757). A treatise on the scurvy: in three parts, containing an inquiry into the nature, causes, and cure, of that disease. A. Millar, London.

［ 3 ］ Medical Research Council (1948). Streptomycin treatment of pulmonary TB: a Medical Research Council investigation. BMJ, 2, 769.

［ 4 ］ Student (1931). The Lanarkshire milk experiment. Biometrika, 23, 398-406.

［ 5 ］ Fox W, Sutherland I, Daniels M (1954). Afive-year assessment of patients in a controlled trial of streptomycin in pulmonary tuberculosis: Report to the Tuberculosis Chemotherapy Trials Committee of the Medical Research Council. QJM, 23, 347.

［ 6 ］ Crofton J (2006). The MRC randomized trial of streptomycin and its legacy: a view from the clinical front line. J R Soc Med, 99, 531-4.

［ 7 ］ Guyatt GH, Oxman AD, Vist G, et al. (2011). GRADE guidelines: 4. Rating the quality of evidence—study limitations (risk of bias). J Clin Epidemiol, 64, 407-15.

［ 8 ］ Grimes DA, Schulz KF (2002). Bias and causal associations in observational research. Lancet, 359, 248-52.

［ 9 ］ Dunn D, Babiker A, Hooker M, Darbyshire J (2002). The dangers of inferring treatment effects from observational data: a case study in HIV infection. Control Clin Trials, 23, 106-10.

［10］ Schwartz D, Lellouch J (2009). Explanatory and pragmatic attitudes in therapeutical trials. J Clin Epidemiol, 62, 499-505.

［11］ Thorpe KE, Zwarenstein M, Oxman AD, et al. (2009). Apragmatic-explanatory continuum indicator summary (PRECIS): a tool to help trial designers. J Clin Epidemiol, 62, 464-75.

［12］ Fox W, Ellard G, Mitchison D (1999). Studies on the treatment of tuberculosis undertaken by the British Medical Research Council tuberculosis units, 1946-1986, with relevant subse-quent publications. Int J Tuberc Lung Dis, 3, S231-79.

［13］ Algerian Working Group/British Medical Research Council (1984). Controlled clinical trial comparing a 6-

month and a 12-month regimen in the treatment of pulmonary tuberculosis in the Algerian Sahara. Am Rev Respir Dis, 129, 921-8.

[14] Kent P, Fox W, Miller A, Nunn A, Tall R, Mitchison D (1970). The therapy of pulmonary tuberculosis in Kenya: a comparison of the results achieved in controlled clinical trials with those achieved by the routine treatment services. Tubercle, 51, 24-38.

[15] Garattini S, Bertele V (2007). Non-inferiority trials are unethical because they disregard patients' interests. Lancet, 370, 1875-7.

[16] Soliman EZ(2008). The ethics of non-inferiority trials. Lancet, 371, 895.

[17] Nunn AJ, Meredith SK, Spigelman MK, Ginsberg AM, Gillespie SH (2008). The ethics of non-inferiority trials. Lancet, 371, 895.

[18] Menten J, Boelaert M (2008). The ethics of non-inferiority trials. Lancet, 371, 896.

[19] Gandjour A(2008). The ethics of non-inferiority trials. Lancet, 371, 895.

[20] Chuang-Stein C, Beltangady M, Dunne M, Morrison B (2008). The ethics of non-inferiority trials. Lancet, 371, 895-6.

[21] Nunn AJ, Rusen I, Van Deun A, et al. (2014). Evaluation of a standardized treatment regimen of anti-tuberculosis drugs for patients with multi-drug-resistant tuberculosis (STREAM): study protocol for a randomized controlled trial. Trials, 15, 353.

[22] Royston P, Barthel F, Parmar M, Choodari-Oskooei B, Isham V (2011). Designs for clinical trials with time-to-event outcomes based on stopping guidelines for lack of benefit. Trials, 12, 81.

[23] Sydes MR, Parmar MK, James ND, et al. (2009). Issues in applying multi-arm multi-stage methodology to a clinical trial in prostate cancer: the MRC STAMPEDE trial. Trials, 10, 39.

[24] Phillips PP, Gillespie SH, Boeree M (2012). Innovative trial designs are practical solutions for improving the treatment of tuberculosis. J Infect Dis, 205(Suppl 2), S250-7.

[25] Bratton DJ, Phillips PP, Parmar MK (2013). Amulti-arm multi-stage clinical trial design for binary outcomes with application to tuberculosis. BMC Med Res Methodol, 13, 139.

[26] Hayes RJ, Moulton LH (2009). Cluster randomized trials. Chapman & Hall/CRC, Boca Raton/ London.

[27] Freidlin B, Korn EL, Gray R, Martin A(2008). Multi-arm clinical trials of new agents: some design considerations. Clin Cancer Res, 14, 4368-71.

[28] Wason JM, Stecher L, Mander AP (2014). Correcting for multiple-testing in multi-arm tri-als: is it necessary and is it done? Trials, 15, 364.

[29] International Conference on Harmonisation of Technical Requirements for Registration of Pharmaceuticals for Human Use (ICH) (1996). Guideline for good clinical practice. Available at: M http://www.ich.org/fileadmin/Public_Web_Site/ICH_Products/Guidelines/ Efficacy/E6/E6_R1_Guideline.pdf (accessed 25 January 2015).

[30] Baigent C, Harrell FE, Buyse M, Emberson JR, Altman DG (2008). Ensuring trial validity by data quality assurance and diversification of monitoring methods. Clin Trials, 5, 49-55.

[31] Venet D, Doffagne E, Burzykowski T, et al. (2012). Astatistical approach to central monitor-ing of data quality in clinical trials. Clin Trials, 9, 705-13.

[32] Bakobaki JM, Rauchenberger M, Joffe N, McCormack S, Stenning S, Meredith S (2012). The potential for central monitoring techniques to replace on-site monitoring: findings from an international multi-centre clinical trial. Clin Trials, 9, 257-64.

[33] Ellenberg SS, Fleming TR, DeMets DL (2003). Data monitoring committees in clinical trials: a practical perspective. John Wiley & Sons, Chichester.

第6章　新发传染病调查

新发传染病调查绪论

2012年6月13日,一名60岁的沙特男子因发热、呼吸困难和咳痰7天住进沙特阿拉伯吉达的一家私人医院。该患者的症状、体征、实验室和放射学检查均提示感染。患者病情严重,在重症监护下治疗11天后死亡。经血清学检测和全基因组测序(whole-genome sequencing, WGS)确定该致命性疾病是由一种新型病毒引起的,即中东呼吸综合征冠状病毒(Middle East respiratory syndrome coronavirus, MERS-CoV)。[1]

此后,该病的流行病学特征、临床特征和可能的人畜共患来源被确定。MERS-CoV的高死亡率表明,新发病原体是引起人类疾病和挑战全球公共卫生系统的潜在威胁。

当前,MERS-CoV等新发病原体不断出现,新发和再发传染病对全球卫生安全构成持续威胁。问题不在于是否会出现新发病原体,而在于何时会出现下一个导致局部暴发或大流行的病原体。因此,研究新发传染病及其检测和防控手段是全球公共卫生实践的重要组成部分。

新发和再发感染

目前,新发和再发传染病的定义尚未统一,特定感染被视为存在或再现的时间范围也未明确。因此,新发传染病是一个广义的概念,用于描述人群中因新病原体出现或已知病原体发生率增加或地理范围迅速扩大而导致发病率增加的传染性疾病。[2]图6.1列举了近期的新发或再发病原体。[3]传染病新发或再发的可能原因有:

◇ 新病原体的出现,如人类免疫缺陷病毒(human immunodeficiency virus, HIV)、引发严重急性呼吸综合征(severe acute respiratory syndrome, SARS)和中东呼吸综合征(Middle East respiratory syndrome, MERS)的冠状病毒。

◇ 以前未被确认对人类有致病性的微生物,如幽门螺杆菌(现已知与慢性胃溃疡有关)。

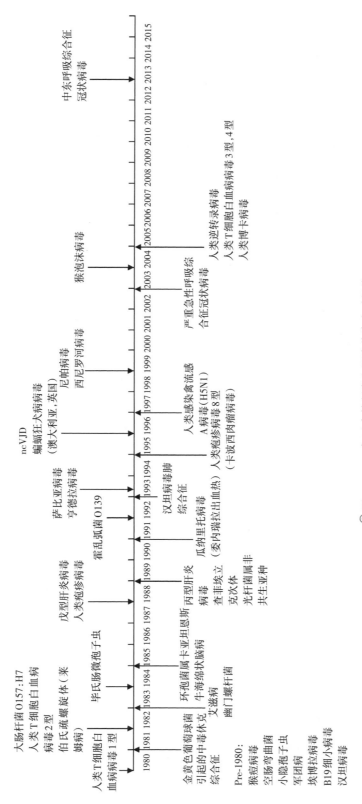

◎ 图 6.1　1980 年以来的新发和再发传染病时间线

◇ 已知病原体的变异株,例如,流感病毒的新毒株,包括禽流感病毒和猪流感病毒,具有高致病性并可在人与人之间传播。耐药病原体的出现及广泛分布,如耐药结核分枝杆菌、大肠杆菌、淋病奈瑟菌、肺炎球菌属、志贺氏菌属、恶性疟原虫和金黄色葡萄球菌,使得以前可控的微生物成为新的全球健康威胁。据英国政府最近委托的一项报告估计,若不采取行动,到2050年耐药病原体可使全球经济损失数万亿美元。

再发传染病是在发病率显著下降后又重新流行的已知疾病。该类传染病是由已成功控制的微生物再现所致而非新病原体引起的。此外,许多重要传染病从未在国家或国际层面得到充分控制,因此在发展中国家造成持续健康问题的传染病可能在较发达国家再现(如结核病、脊髓灰质炎、食源性和水源性感染、埃博拉病毒和西尼罗病毒感染)。

新发和再发传染病涉及的因素

许多因素都可影响新传染病的(再次)发生,流行病学三角模型的概念为了解疾病发生提供了有效模型。人类宿主因素、微生物因素(感染性致病原)、两者的基因组、与其他生物体的交互作用以及环境因素,通过复杂的相互作用决定了病原体的出现和再现。表6.1总结了公认的传染病出现涉及的因素[4],包括生态和环境变化、人口和行为问题、技术进步、贫困和不平等、改变人类宿主免疫以及人口流动和聚集(如大规模集会)。

表6.1 传染病出现涉及的因素

因　　素	描　述　（示　例）
环　境	
生态变化(自愿或非自愿的,包括土地利用)	◆ 环境因素,如气候变化: 　· 人类活动引起的全球变暖可能影响病毒和细菌性媒介传播疾病的发生 ◆ 改变病媒生境的耕作方式: 　· 影响动物密度、动物抗生素使用和动物饮食变化的因素 　· 水坝 　· 灌溉 　· 砍伐/重新造林 　· 洪水/干旱
人口统计(包括经济发展)	◆ 经济和文化驱动因素: 　· 人口增长加快 　· 过度拥挤 　· 贫困程度的变化 　· 住房条件差 　· 卫生条件差 　· 人口流动增加 　· 洲际货物运输

续表

因　素	描　述　（示　例）
人类行为（包括故意伤害）	◆ 人类行为在传染病再发中起到重要作用： • 杀虫剂和抗生素的滥用及对常用抗生素的管理不善可能导致耐药病原体的出现，使得此前许多药物可治疗的疾病卷土重来（如肺结核、疟疾、医院感染和食源性感染） • 近来，对疫苗接种政策的依从性降低导致已被控制的疾病再现，如麻疹和百日咳 • 动物或人类自愿或非自愿的迁移导致人类接触人畜共患病原体的风险增加 • 由于狩猎压力，野生动物活动期的变化 • 人类与牲畜/野生动物或其他宿主之间的接触机会增加（可能与狩猎等户外活动或人类接触健康动物携带者排出的细菌有关） • 生物恐怖，将此前已被控制的微生物故意释放到一般人群中；将天花和炭疽等致命病原体作为生物恐怖制剂使用，已成为日益增长的公认威胁
国际旅行、商业和大规模集会	◆ 人口流动和聚集是感染传播的关键决定因素（表6.2）： • 航空旅行彻底改变了人口在世界各地区间的流动速度，也影响了感染的潜在传播 • 大规模集会为感染的扩散及新病原体在人群中的传播提供了独特环境
技术和工业	◆ 技术发展和工业化虽然极大地改善了生活条件、减少了全球感染负担，但在某些方面影响了传染病的新发和再发： • 输血和皮下注射等医疗技术 • 农业的快速机械化导致森林砍伐，促进了虫媒传染病和其他感染的传播，如拉沙热 • 水坝和水源性疾病 • 食品供应全球化 • 医源性免疫抑制
公共卫生措施的瘫痪（包括缺乏意愿、战争和饥荒）	◆ 治理不善和冲突战乱导致公共卫生基础设施落后 ◆ 邻国之间缺乏协调统一的控制系统
贫困与社会分配不平等	◆ 在城市贫民窟过度拥挤和营养不良的贫困环境下，许多感染的传播更为有效，人群易感性增加
人　类　宿　主	
易感性增加	◆ 预防感染或疾病需要健康的免疫系统，艾滋病等传染病、癌症治疗等医源性因素、年龄甚至营养不良均可导致人类免疫功能的变化
微　生　物　（病　原）	
微生物适应性与变异	◆ 病原体通过突变或与其他生物体的交换获得新基因（例如新德里金属-β-内酰胺酶基因），完成病原体进化，从而对环境中的选择作出反应 ◆ 自然遗传变异、重组和适应导致已知病原体的新菌株出现，人类免疫系统因未接触过这些新病原而无法将其识别（如流感）

许多新发感染的人畜共患病起源特别值得关注。一些新发感染是由非人类脊椎动物来源的微生物引起的，如HIV、SARS、MERS-CoV和几种出血热病毒（如埃博拉病毒和拉沙病毒），都是近年来出现的可能来源于非人类脊椎动物的病毒，其中以可导致艾滋病的HIV最

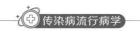

为著名,该病毒很可能来源于非人灵长类,如中央黑猩猩和人类的跨种传播。此外,不同国家和地区间的人口迁移,出于经济或其他目的的旅行和大规模集会等人口流动因素(文本框6.1),为某地区出现的人畜共患病或其他病原体提供了传播途径,可能导致大流行。

> ### 文本框6.1　大规模集会和新发感染
>
> 　　大规模集会可定义为"有足够数量的人参与,使社区、州或国家的规划与应对资源紧张的活动"[5],包括宗教节日、体育赛事、音乐会和贸易会议。
>
> 　　大规模集会拥挤并缺乏卫生设施可能导致传染病的发生。食源性或水源性疫情可以大规模、高效、迅速地传播。这些传染病传播的决定因素包括东道国流行的感染类型、旅客本国流行的感染类型以及感染者和易感人群的交往。[6]
>
> 　　人口的快速流动也意味着感染可在全球迅速扩散。航空旅行可以导致传染病的快速传播,其用到的时间少于几乎所有传染病的潜伏期。
>
> 　　集会的原因也是感染传播的重要决定因素。大规模集会为参与公共卫生行动提供了机会,这些行动将有利于主办社区和参与者所属的国家。

新发感染的监测与控制

　　新发或再发感染的检测和响应取决于相关病原体、疾病症状、检测方式和时间、检测场所现有的监测和公共卫生基础设施以及传染病出现的地点、国家和全球背景。在相对较短的时间内出现的具有高发病率、死亡率和传播潜力的感染需要根据疑似病因作出适当的初始反应,包括风险评估和突发公共卫生事件应对措施。美国疾病预防控制中心(Center for Disease Control and Prevention,CDC)应对严重急性呼吸综合征(SARS)暴发可作为典型案例研究(表6.2)。[7]

表6.2　美国疾病预防控制中心(CDC)应对严重急性呼吸综合征(SARS)的暴发

年	月	日	描　　　　述
2002	11	16	◆中国广东省报告首例非典型病原体肺炎病例
2003	3	12	◆WHO就来自中国和越南的不明原因严重肺炎发布了全球警告
		14	◆美国CDC启动EOC
		15	◆美国CDC发布了第一个健康警告并举行了非典型肺炎的电话新闻发布会,该非典型病原体肺炎被命名为严重急性呼吸综合征(SARS) ◆美国CDC向州和地方卫生部门发布了关于SARS的暂行指南 ◆美国CDC对来自中国香港特区和广东省的旅客发布"健康警告"
		20	◆美国CDC发布了针对SARS疑似病例产生气溶胶操作的感染控制预防措施
		22	◆美国CDC发布了处理SARS相关样本的暂行实验室生物安全指南

年	月	日	描 述
		24	◆ 美国CDC实验室分析表明SARS可能由新型冠状病毒引起 ◆ 在美国当前发现的39例SARS疑似病例中,有32例曾前往有SARS报告的国家
		27	◆ 美国CDC发布了本国针对医疗和其他机构SARS暴露管理的暂行指南
		28	◆ SARS暴发范围扩大 ◆ 美国CDC开始启用SARS大流行计划
		29	◆ 美国CDC将SARS的旅游咨询范围扩大到中国大陆其他省份和新加坡 ◆ 美国CDC检疫人员开始对从中国、新加坡和越南直接或间接抵达美国的飞机、货船和游轮进行检疫并向旅客发出健康警告
	4	4	◆ 美国29个州报告了115例SARS疑似病例,无死亡病例
		10	◆ 美国CDC向暴露SARS的学生发布具体指导
		14	◆ 美国CDC发布了引起SARS全球流行的病毒的基因序列,这对SARS的治疗和预防工作十分重要;科学家和技术人员将一名SARS患者的咽拭子标本进行细胞培养,经过12天夜以继日的努力获得该结果
		22	◆ 美国CDC向前往加拿大安大略省多伦多的旅客发出健康警告
	5	6	◆ 过去24小时内美国没有新的疑似病例报告;20多天以来,除了旅客中的最初报告病例外,没有证据表明SARS在持续传播,这提示美国已成功控制疫情
		20	◆ 美国CDC取消了对多伦多的旅行警告,因为自最后一例报告病例出现症状之日起已超过30天(或3个SARS潜伏期)
		23	◆ 美国CDC恢复了对多伦多的旅行警告,因为加拿大卫生官员于5月22日报告了5例新的SARS疑似病例
	6	4	◆ 美国CDC取消了对新加坡的旅行警告,并将对香港的旅客通知从旅行咨询下调至旅行警告
	7	3	◆ 美国CDC取消了对中国大陆的旅行警告
		5	◆ WHO宣布全球SARS暴发得到控制
		10~15	◆ 美国CDC取消了对中国香港、中国台湾和加拿大多伦多的旅行警告
		17	◆ 美国CDC更新了SARS的病例定义,排除了发病21天后采集的血液标本检测阴性的病例,这使美国的病例数减少了一半
	12	31	◆ WHO收到了来自全球29个国家和地区的SARS报告,其中包括8096名SARS疑似病例和774名死亡病例 ◆ 美国有8例经实验室检测的感染病例,另有19名SARS疑似病例报告
2004	1	13	◆ 因在中国SARS暴发地区捕获的果子狸中分离出了SARS样病毒,美国CDC发布了"果子狸禁运通知",禁止进口果子狸
2012	10	5	◆ 国家特定生物制剂计划宣布SARS冠状病毒为特定生物制剂或毒素(定义为有可能对公众健康和安全构成严重威胁的细菌、病毒或毒素)

注:CDC,疾病控制预防中心;EOC,紧急行动中心;SARS,严重急性呼吸综合征;WHO,世界卫生组织。

对慢性传染病的控制措施同样具有挑战性,其成功实施可能需要几年或几十年。在贫穷地区几种持续流行的疾病证实了这一点,包括艾滋病和结核病,全球行动对于控制此类感染至关重要。

对于所有感染,无论疫情进展得快慢,以下措施是必不可少的:

◇ 用于检测新发感染和监督控制效果的本地、国家和全球监测系统(见第2章);

◇ 疾病控制系统;

◇ 包括现场流行病学和应用微生物学的应用研究方案;

◇ 可对突发事件作出迅速反应并能在较长时间控制疫情流行的基础设施。

早期临床反应和风险评估

医护人员往往是最先应对新病原体的潜在威胁的,这使他们直面严重疾病甚至死亡风险。在2014年西非埃博拉疫情的死亡者中,医护人员占了很大比例。[5]如果不能迅速掌握新病原体的传染性并采取系统的控制措施,感染可能在医疗机构内外传播,SARS和MERS都出现过院内传播。[6,8]因此,早期系统的风险评估对采取适当的流行应对措施和处理公众关切尤为重要。

初步患者评估包括首先向患者提供照顾和快速医疗护理,再询问患者的潜在危险因素、详细接触史和近期旅居史。对于新病原体,可能还没有制定出相应的病例定义。如果怀疑具有传染性,应立即采取行动,包括隔离患者并采取感染防控措施,同时进行详细的风险评估,应针对潜在威胁的初步风险评估制定当地的标准操作流程。采取此类框架流程进行评估的例子包括英国政府发布的危险病原体咨询委员会(Advisory Committee on Dangerous Pathogens,ACDP)关于病毒性出血热(viral hemorrhagic fevers,VHF)的风险评估指南和算法[9]以及欧洲疾病预防控制中心的快速风险评估工具。[10]

在资源充足的情况下,可尽早咨询当地传染病专家,如英国24小时输入性发热服务以及罕见和输入性病原体实验室的热线电话,可以就病原检测和临床管理提供进一步建议。在疑似人畜共患病的情况下,评估其传染给人类的风险尤为重要,英国的一种定性风险评估工具,可用于确定动物源性疾病人畜共患病传播风险的置信度。[11]一旦风险评估完成,并确定存在重大威胁,就需要告知公众。

告知公众

对自身暴露和感染风险的认知、自身和家属治疗的可及性以及当地为降低新病原体威胁所采取的措施,都将影响公众对感染的担忧。新发感染发生时,作为有组织的公共卫生突发事件应对的一部分,媒体在传递正确、最新的信息方面发挥着重要作用。

突发公共卫生事件管理

对可能导致疾病暴发或大流行的新病原体的公共卫生突发事件应对,通常需要迅速采取以下措施来控制传播:

◇ 发现问题:应用描述性流行病学、"软"情报收集、现有资料的复查、哨点监测(如有必要)和暴发调查等手段,包括微生物调查,见文本框6.2和第3章概述部分。

◇ 建立组织:包括应急操作中心,相关的指挥控制基础设施以及任务和职责分配,在突发情况下这可能是决定疾病控制成败的关键因素。

◇ 进行快速危害和健康风险评估:利用政府和非政府机构开发的工具对危害和风险进行快速评估,并对收集的信息进行分析,为后续行动提供参考。

◇ 建立用于持续监控的监测和应急信息系统:初期包括哨点监测和确定诊断的临床标准,一旦可行,需尽快建立实验室监测。

◇ 为医务人员和普通人群建立沟通机制:在新发感染的早期阶段传达的信息可能决定了人群的行为,并对预防医务人员之间的院内传播至关重要,提供的信息应包括预期情况,如何预防疾病和如何寻求治疗。

◇ 根据快速核查、监测和暴发病因学的结果制定干预措施:包括环境和职业健康,感染控制以及行为、医疗和其他措施。

◇ 针对特定易感人群、核心人群和其他传播驱动因素:对于许多暴发和流行的传播,其重点是特定的核心或易感人群,因此对于这些亚人群的疾病处置可能是控制疾病的关键。在这些群体得到管理之前,控制和消除暴发是不可能的。

◇ 控制暴发的同时制定恢复和重建计划:尽早制定恢复计划,这对于在人群中造成较高发病率和死亡率后才被发现的暴发或流行尤为重要。

◇ 建立应急响应评估系统,并吸取经验教训,预防未来的突发公共卫生事件。

文本框6.2 人畜共患病或新发感染暴发调查

◇ 发现问题;

◇ 进行快速健康需求评估;

◇ 明确信息需求;

◇ 鼓励信息收集方法(官员和医务人员访谈、快速调查、常规资料和口头尸检);

◇ 进行初步或描述性分析;

◇ 提出假设;

◇ 进一步收集数据,制定暴发控制措施;

◇ 进行分析性流行病学研究和持续监测(确定人畜共患或其他来源,并确定传播途径);

◇ 控制新发感染。

详见第3章。

 ## 国家或地区监测系统

国家或地区的新发感染监测系统是以官方公共卫生机构收集信息的分析和整合为基础的,如英国的公共卫生局和美国的CDC。数据通常由人医或兽医机构的合作伙伴和网络提供给卫生官员。

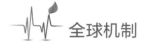 全球机制

在全球层面,有许多公认的系统有助于新发感染的检测。

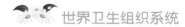 世界卫生组织系统

国际卫生条例(International Health Regulations,IHR)[12]是一套议定的政策,已签署该条例的世界卫生组织成员国必须履行相应义务。该条例包括一系列措施,在某些国家实施这些措施可能需要制定或修改立法。IHR自2007年开始实施,形成了一个框架,WHO在此框架下建立了国际咨询委员会。所有成员国都应促进全球伙伴关系;强化国家疾病预防、监测、控制和响应系统;改善旅行和交通运输公共卫生安全;支持WHO的全球预警和应对系统;确保特定风险的管理;维持权利、义务和程序;开展研究;监测措施的实施进展情况。WHO设立的全球疫情警报与反应网络(GOARN)可有效提供关于新发感染的全球情报。

预警和响应系统

预警和响应系统(Early Warning and Response System,EWRS)是欧盟建立的一种机制,可使成员国的公共卫生主管部门及时交流公共卫生事件信息,并采取公共卫生行动遏制欧盟的感染威胁。

监测新发疾病方案

监测新发疾病方案(Program for Monitoring Emerging Diseases,Pro-Med)是一个基于互联网的、能够在全球范围内迅速发布影响人类健康的传染病暴发和急性毒素暴露信息的系统。该系统不像GOARN和EWRS那么正式,而是作为国际传染病协会的一个项目运行。

国际旅游医学会全球监测网和欧洲旅行医学网络

国际旅游医学会全球监测网(GeoSentinel,http://www.istm.org/geosentinel)是一个用于监测旅行相关疾病发病率的全球通信和数据收集网络,它是由国际旅行医学会(International Society of travel Medicine,ISTM)和美国CDC于1995年发起的,是ISTM成员旅行/热带医学诊所的网络。国际旅游医学会全球监测网的理念是这些诊所地理位置优越,可识别旅客、移民和难民发病率的地理和时间趋势。

ISTM还发起了欧洲旅行医学网络(EuroTravNet;http://www.istm.org/eurotravnet),建立了热带医学和旅行医学的临床专家网络来支持旅行相关传染病,尤其是热带疾病的检测、验证、评估和交流。欧洲旅行医学网络的目标是建立、维护和强化一个由高素质专家组成的多学科网络,这些专家在其研究的疾病方面具备出色的能力,特别是在旅行建议、热带医学、归国旅客的临床诊断以及输入性感染的检测、识别和管理等领域。欧洲旅行医学网络的创始核心站点和成员均属于国际旅游医学会全球监测网。

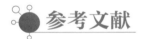 今后的优先事项

目前的做法是在出现新的病原体后才作出反应，这种方式需要被一种更加积极主动的系统所取代，该系统应包括疾病暴发预防、由资源充足的体系进行快速检测和响应，以及应对此类疫情的长期后果的复原力。Heymann等[13]描述了基于"OneHealth"方法的模型有助于该系统的实现，该模型依赖于地方、国家和国际专家间的合作来解决人类、动物和环境健康的问题。

对于新发和再发传染病威胁的响应需要在GOARN等现有体系的基础上制定全球计划，并基于IHR等现有协议，创建一个强大的研究、培训、监测和控制支持系统。该计划的基本内容是加强发展中国家的卫生系统，特别是那些由于战争或欠发达导致卫生系统薄弱的国家。尼日利亚和其他西非国家在2014年遏制埃博拉出血热暴发方面的对比说明了卫生基础设施和人力在控制新发传染病传播方面的重要性。

与"OneHealth"方法一致，新发传染病更为广泛的决定因素也亟待解决，包括抗生素耐药性、新发和再发感染的人畜共患病来源，以及影响病原体出现和传播的不断变化的环境和人口因素。

最后，发展应用研究基础设施，包括伦理管理委员会预先批准的通用协议、资助协议和国际严重急性呼吸系统和新发感染联盟等国际联盟的成立以及开放的全球临床试验，对于预防或控制下一次大流行至关重要。

（翻译：赵琳）

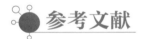 参考文献

［1］ Zaki AM, van Boheemen S, Bestebroer TM, Osterhaus ADME, Fouchier RAM (2012). Isolation of a novel coronavirus from a man with pneumonia in Saudi Arabia. N Engl J Med, 2012, 367, 1814-20.

［2］ Morse SS, Schluederberg A (1990). From the National Institute of Allergy and Infectious Diseases, the Fogarty International Center of the National Institutes of Health, and the Rockefeller University. Emerging viruses: the evolution of viruses and viral diseases. J Infect Dis, 162, 1-7.

［3］ Koenig KL, Schultz CH. The 2014 Ebola virus outbreak and other emerging infectious dis-eases. In: Koenig and Schultz's disaster medicine: comprehensive principles and practices, 2nd edn, p. 10. Available at: M http://www.acep.org/uploadedFiles/ACEP/practiceResources/ issuesByCategory/publichealth/The% 202014%20Ebola%20Virus%20Outbreak.pdf, Oct 21, 2014, (accessed 25 June 25 2015).

［4］ Morse SS (1995). Factors in the emergence of infectious diseases. Emerg Infect Dis, 1, 7-15.

［5］ WHO Ebola Response Team (2014). Ebola virus disease in West Africa—the first 9 months of the epidemic and forward projections. N Engl J Med, 371, 1481-95.

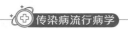

[6] Seto WH, Tsang D, Yung RWH, et al. (2003). Effectiveness of precautions against droplets and contact in prevention of nosocomial transmission of severe acute respiratory syndrome (SARS). Lancet, 361, 1519-20.

[7] Centers for Disease Control and Prevention (CDC). CDC SARS response timeline. CDC, Atlanta. Available at: M http://www.cdc.gov/about/history/sars/timeline.htm (accessed 18 February 2015).

[8] Assiri A, McGeer A, Perl TM, et al. (2013). Hospital outbreak of Middle East respiratory syndrome coronavirus. N Engl J Med, 369, 407-16.

[9] Public Health England, Department of Health (2014). Viral haemorrhagic fever: ACDP algo-rithm and guidance on management of patients. Public Health England and Department of Health, London. Available at: M https://www.gov.uk/government/publications/viral-haemorrhagic-fever-algorithm-and-guidance-on-management-of-patients (accessed 18 February 2015).

[10] European Centre for Disease Prevention and Control (ECDC) (2014). Rapid risk assess-ment: outbreak of Ebola virus disease in West Africa. ECDC, Stockholm. Available at: M http://www.ecdc.europa.eu/en/publications/Publications/Ebola-Sierra%20Leone- Liberia-Guinea-Nigeria-23-09-2014-rapid-risk-assessment.pdf (accessed 18 February 2015).

[11] Palmer S, Brown D, Morgan D(2005). Early qualitative risk assessment of the emerging zoonotic potential of animal diseases. BMJ, 331, 1256-60.

[12] World Health Assembly (2005). Revision of the International Health Regulations, WHA58.3. 2005. Available at: M http://apps.who.int/gb/ebwha/pdf_files/WHA58-REC1/english/ Resolutions.pdf (accessed 19 January 2015).

[13] Heymann DL, Dar OA (2014). Prevention is better than cure for emerging infectious dis-eases. BMJ, 348, g1499.

第7章　医院感染暴发调查

前言

　　医院和其他医疗保健相关感染是涉及患者安全的重要问题。近年来,此类感染的发病率和死亡率都有所增加,医疗保健相关感染的支出费用占医疗保健支出的很大一部分。且由于医务工作者在医疗环境中常暴露于被感染/被微生物定植的患者和微生物危害中,医疗保健相关感染对他们可能造成一定的职业危害。

　　对医疗保健相关感染负担的估计因研究的设计和地点不同而略有差异,但欧洲疾病预防控制中心利用全国和多中心调查结果计算出,急诊医院平均每日有7.1%的患者遭遇医疗保健相关感染。其他的章节中也讨论了这个话题,详见第3章、第9章、第10章和第21章。

　　在阅读本章之后,您将会对以下内容有更加清晰的了解:
　　◇ 医疗保健相关感染的动态过程;
　　◇ 如何预防院内感染;
　　◇ 医院感染暴发的类型;
　　◇ 明确医院感染的传播过程;
　　◇ 发生医院感染暴发时的管理手段。

医疗保健相关感染的动态过程

　　医疗保健相关感染的三种主要类型:
　　① 自体感染——从内源性感染危险源中获得;
　　② 交叉感染——从外源性感染危险源中获得;
　　③ 环境感染——从周围环境中获得。
　　以上三种医疗保健相关感染都可能导致暂时性的病例聚集现象,传染源/传播途径只能通过进一步的调查来确定,如本章后面讨论所示。

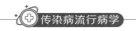

"感染循环过程"这一概念(图7.1)描述了在确定是否发生医疗保健相关感染时必须考虑的链的组成部分或相关因素。该场景设置从一个受感染的患者开始。循环中所涉及的一个或多个有机体将具有各种可能的来源(宿主),这取决于特定的微生物。这些可能的宿主中的一个或多个最终将被证明是本次医疗保健相关感染的起源(传染源)。例如,它可能是已经被致病微生物感染/定植的患者、受污染的医疗设备或药品,或由被感染/定植的医护人员或其他工作人员在未洗手时短暂携带。

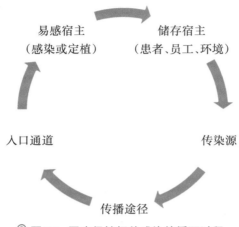

图7.1 医疗保健相关感染的循环过程

资料来源:Public Health England, General Information on Healthcare associated infections (HCAI), © Crown 2014, available from M http://webarchive. nationalarchives. gov. uk/20140722091854/http://www. hpa. org. uk/Topics/InfectiousDiseases/InfectionsAZ/HCAI/GeneralInformationOnHCAI/.

病原体需要一个确定的传播途径才能从传染源传播到患者身上。这通常是与工作人员被污染的手直接接触所致,但也可能是通过空气传播、摄入或接种(例如,通过针头或静脉内/尿道导管),这些入口通道就是微生物进入宿主的开口,可以是肠胃外途径(通过插入的管子,如中心静脉导管或导尿管)、通过黏膜或开放性伤口。随着这些致病微生物接触到患者,部分患者由于极端年龄和各种免疫抑制原因(例如,治疗性、先天性、肿瘤或慢性疾病所致)可能更容易被这些致病微生物定植和感染。

重要的是,新感染的患者可能成为这个感染环中致病微生物的宿主,从而促进了它们的后续传播。引起医疗保健相关感染的微生物通常是低毒病原体,不足25%的受影响患者会被感染。大多数受影响的患者只会被病原体定植但不会导致明显疾病感染或疾病表现,但是,他们也可能成为新的传染源感染其他患者。

预防院内感染

许多措施已被证明可防止院内感染的传播。一般来说,它们可细分为减少人际传播和减少环境传播的两类。

医院感染暴发的类型

医院感染暴发的流行病学特征通常比较简单,例如,耐甲氧西林金黄色葡萄球菌在患者之间的交叉感染可能是由工作人员手上短暂携菌引起的。另一个例子是,有报告称在几个不同医院的新生儿病房的出水口均出现了铜绿假单胞菌,进而引起了相应感染暴发。然而,这种暴发也可能复杂得多,随着时间的推移可能涉及几个不同的传染源,甚至涉及不同的菌株和/或微生物。这类疫情可能特别难以发现,更有可能在很长一段时间内因为没有表现出明显的类似病例聚集而被忽视,例如,由于结肠外科单位缺乏适当的抗生素预防而暴发的疾病。在这种情况下,术后会发生聚集性感染,在很长的一段时间内会牵涉许多不同的微生物和菌株。

明确医院感染的传播过程

确定医院获得性感染通常需要通过有效的监测流程。有效的监测需要在不同规模的观察中对可能发生的此类感染事件都予以关注,包括临床单位(通常是医院病房)、医院、地区和国家级层面等。暴发往往可通过当地监测,例如,通过分析临床标本来确定。通过收集和分析这些不同层次的数据,可以确定各种类型的传播,并且在一个连贯的监测方案内,各数据源之间的联系是相辅相成的。例如,疗养院的居民可能在医院感染耐甲氧西林金黄色葡萄球菌,但感染可能会在他们出院回到社区后才会出现明显症状。对于这些患者的社区监测数据进行区域分析,可初步警戒,并有助于确定医院是这起暴发事件的源头,如果没有以这种方式收集和分析数据,可能就会遗漏这一点。

使用标准的医疗保健相关感染的定义对于确保数据的可靠性来说至关重要,而且还可以确定感染是在医院获得的,在入院时并不存在或正处于潜伏期。疾病预防控制中心的国家医疗安全网络为特定类型的医疗保健相关感染提供了监测定义,这些定义在国际上被广泛使用。欧洲疾病预防控制中心也确定了一些定义。最近也有研究者对这两种定义来源进行了比较。

医院感染监测系统由几个部分组成,包括规划、实施、分析和反馈以及由监测结果推动的后续干预措施(表7.1)。监测系统的数据将从几个来源进行收集,如患者记录、电子健康记录、临床检查和微生物标本。

监测系统应保证时刻运行,以保证查明医院感染传播情况。

显示感染和微生物定植增加的监测数据可作为早期预警,提示需要采取行动防止疾病的进一步暴发(详见第2章)。金黄色葡萄球菌(包括耐甲氧西林金黄色葡萄球菌)和抗生素耐药生物体(如庆大霉素或碳青霉烯耐药生物体)应成为疫情监测活动的基础,并应向感染控制小组提供商定的警戒情景(文本框7.1)和警戒生物(表7.2)清单。信息通信技术人员应每天访问或致电受影响病房,讨论受影响个人的流行病学特征(时间、地点和人员)和临床表现。在某些情况下,普通感染的变化可以作为有用的替代标志物,以实时评估感染控制措施的效果。

表7.1 医院感染监测系统

监测步骤	内　　　容
计划	◆ 评估现有的专业知识、设施和资源 ◆ 根据当地情况确定具体的目标、范围和方法 ◆ 选择标准化的定义并编写监测方案
实施	◆ 收集临床数据 ◆ 进行其他调查 ◆ 实施监测并完成数据收集表格 ◆ 对哨点微生物进行持续的实验室监测
分析和反馈	◆ 分析数据并解释结果; ◆ 以最适当的方式进行结果反馈
措施	◆ 根据具体的监测结果确定适当和可行的干预措施和需要优先处理的项目 ◆ 重复监测活动,以评估干预措施的影响,并根据结果对其进行调整

资料来源:The burden of health care-associated infection worldwide. WHO, Geneva, Switzerland, © 2005, available from http://www.who.int/gpsc/country_work/burden_hcai/en/.

文本框7.1　可能导致医院感染暴发的建议"警戒情景"

◇ 食物中毒;

◇ 痢疾(阿米巴或细菌性);

◇ 不明原因发热;

◇ 严重软组织感染;

◇ 肺结核;

◇ 军团病;

◇ 水痘和带状疱疹;

◇ 麻疹;

◇ 流行性腮腺炎;

◇ 风疹;

◇ 百日咳;

◇ 猩红热;

◇ 疥疮;

◇ 脑膜炎;

◇ 脑膜炎球菌败血症;

◇ 病毒性肝炎;

◇ 新生儿眼炎；

◇ 副伤寒；

◇ 伤寒；

◇ 白喉；

◇ 小儿麻痹症；

◇ 病毒性出血热；

◇ 霍乱；

◇ 瘟疫。

资料来源：Hospital Infection Working Group, Hospital infection control, Department of Health, London, UK, © 1988, with permission from Public Health England.

📍 表7.2 可能导致医院感染暴发的建议"警戒生物"

生物类型	警 戒 生 物
细菌	◆ MRSA ◆ VISA 和 VRSA ◆ 对其他抗生素耐药的金黄色葡萄球菌，如糖肽类（GISA 和 GRSA）、庆大霉素和夫西地酸 ◆ 酿脓链球菌 ◆ 肺炎链球菌 ◆ 氨基糖苷和糖肽耐药肠球菌 ◆ 铜绿假单胞菌 ◆ 嗜麦芽链养单胞菌（嗜麦芽黄单胞菌） ◆ 庆大霉素耐药、广谱 β-内酰胺耐药和喹诺酮耐药革兰氏阴性杆菌 ◆ 其他耐多种抗生素革兰氏阴性杆菌 ◆ 艰难梭菌和/或检测出其毒素 ◆ 军团菌（包括血清学结果） ◆ VTEC（如大肠杆菌 O157） ◆ 沙门氏菌和志贺菌 ◆ 其他具有不寻常抗生素耐药性的细菌分离株（例如对氨苄西林和甲氧苄氨嘧啶耐药的流感嗜血杆菌）
病毒	◆ 轮状病毒 ◆ 呼吸道合胞体病毒 ◆ 甲型及乙型流感 ◆ 带状疱疹 ◆ 细小病毒 B19
真菌	◆ 在特殊医疗单位的念珠菌属和曲霉菌属

注：GISA，糖肽中间体金黄色葡萄球菌；GRSA，抗糖肽金黄色葡萄球菌；MRSA，耐甲氧西林金黄色葡萄球菌；VISA，万古霉素–中间型金黄色葡萄球菌；VRSA，耐万古霉素金黄色葡萄球菌；VTEC，产毒大肠杆菌菌株。

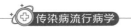

 医院感染暴发的管理

确定医院感染暴发是一个复杂的过程。一旦发现,应立即采取行动,尽可能及时地确定传染源和传播方式,以减少对他人造成的危险。还应采取控制措施,防止进一步传播。从疫情中吸取的教训和反思应尽可能传授给广大民众,以尽量降低此类疫情再次发生的可能性。

管理医院暴发所涉及的步骤遵循暴发调查的一般原则。以下描述了在医院环境中发生感染暴发时应考虑的具体问题和任务。

 队伍和人员

疑似感染暴发后应立即召集合适的卫生保健工作者组建疫情控制小组。这些人员应包括信息通信技术人员、感染控制相关的病房联络人员、临床主管和其他需要的人员,如药剂师和高级护士。该小组应就病例定义达成一致意见,并讨论已知的流行病学和持续传播(感染周期)的假设。

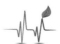 确定暴发是否存在

调查小组应立即评估确认疫情相关数据。排除虚假暴发(即无法得到其他监测或临床数据证实的实验室病例的增加)可以避免费用高昂和耗时的调查。这种虚假暴发可能是实验室样品处理过程中的控制不佳导致了交叉污染。在排除假性疫情后,应实施适当的初步预防和控制措施,特别是在遇到严重感染或感染高度耐药微生物的情况下。控制措施可能包括隔离已知病例(例如,将受感染/定植程度相似的患者以及与其接触的护理人员一起或单独隔离)、加强手卫生和其他感染控制。

在整个过程中,医院医护人员和感染控制人员之间的有效沟通至关重要,这应包括疫情控制小组的定期会议,并向商议确定参与此次事件的工作人员分发简要报告,例如受影响病区和高级管理委员会的工作人员。注意与媒体妥善沟通且在必要时应有暴发调查相关人员代表参加媒体发布会。

 确定病例

应积极开展工作,以主动识别与暴发相关的病例。可以查询相关医疗记录,应该进一步调查其他有感染风险的人和表现出感染迹象或症状的人,以确定他们是否为病例。

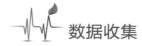

数据收集

调查人员应收集和分析更多的数据,以比较暴发之前和暴发期间的感染率,因为这些数据将有助于确认暴发是否已经发生。应同时进行流行病学研究,研究设计的选择将取决于现有数据的类型和其他考虑因素,如时间限制和人力资源(详见第4章)。描述性流行病学、编制线性表和绘制流行曲线是任何暴发调查中常见的第一步。可靠的时间、地点和人员数据对于所有类型的研究都是至关重要的。在时间和资源允许的情况下,可以进行病例对照或队列研究。应该使用医院信息技术系统或其他临床记录来确定可能的再入院和从其他医疗机构转移的患者。可能需要额外的调查来探索其他暴发假设,如空气、环境和设备的污染,工作人员的监测也可以提供一定线索。还应调查医院系统(如人员、程序、设备和培训)的变化,以确定暴发的潜在原因。

微生物相关数据

在暴发调查中我们也需要微生物学相关数据。然而,对于患者住院时间很短的病房来说,这可能是一个难题。在这种情况下,临床感染可能没有发生在病房中,导致可能缺失识别需要警戒的微生物/情景的能力。因此,当患者进入医院环境和/或出院后,有必要开始系统地进行筛查。出院后监测系统包括多种策略,包括致电患者或全科医生,并与临床样本已送往的其他微生物实验室联系。

应具体讨论使用微生物分型数据来确定院内传播的具体类型。分子分型可用于检验因果关系假设,特别在能够结合良好的流行病学数据时。更多的细节可以在第9章和第10章中找到。

不断调整预防/控制措施

对防控措施的有效性进行前瞻性审查至关重要。随着时间的推移,疫情似乎可以得到良好控制,但新病例可能在任何时候出现,因此需要继续保持警惕。疫情暴发的动态也可能随时发生变化,因此在整个防控过程中也需要像在暴发开始时一样仔细审查相关流行病学数据。相关人员需要继续考虑对预防和控制措施(如筛查、隔离措施、手卫生、设备使用包、用消毒剂消毒患者、设备消毒和额外的病房清洁)进行复核。在证据和时间都有限的情况下,可以使用循证指南。感染/定植的复发可能是由于在最初入院期间"感染"但未被发现的患者再次入院。医院系统在标记受影响或暴露的患者后可以识别再次入院的患者,从而可以实施筛查。

评估和交流

一旦暴发得到控制并结束,参与暴发管理的工作人员应参加汇报会议,在会议期间讨论

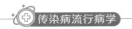

和报告本次暴发防控中所吸取的教训。应最后确定为防止未来可能的暴发而正在进行的任务,并应编写和适当分发报告,以便其他人从这一情况中吸取经验。

(翻译:刘珏)

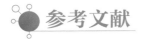 **参考文献**

[1] World Health Organization (WHO). The burden of health care-associated infection worldwide. WHO, Geneva. Available at: M http://www.who.int/gpsc/country_work/burden_hcai/ en/ (accessed 3 February 2015).

[2] European Centre for Disease Prevention and Control (2008). Annual epidemiological report on communicable diseases in Europe 2008. Report on the state of communicable diseases in the EU and EEA/EFTA countries. European Centre for Disease Prevention and Control, Stockholm. Available at: M http://www.ecdc.europa.eu/en/publications/publications/0812_sur_annual_epidemiological_report_2008.pdf (accessed 3 February 2015).

[3] BBC News Northern Ireland (2012). Pseudomonas found in more hospital taps. Available at: M http://www.bbc.co.uk/news/uk-northern-ireland-16953163 (accessed 3 February 2015).

[4] Health Protection Scotland (2009). Guidance on local healthcare associated infection (HAI) surveillance programmes and producing a local surveillance programme. Health Protection Scotland, Glasgow. Available at: M http://www.hps.scot.nhs.uk/haiic/ic/publicationsdetail. aspx?id=42506 (accessed 3 February 2015).

[5] Horan TC, Andrus M, Dudeck MA (2008). CDC/NHSN surveillance definition of health care-associated infection and criteria for specific types of infections in the acute care setting. Am J Infect Control, 36, 309-32.

[6] Suetens C, Savey A, Labeeuw J, Morales I, HELICS-ICU (2002). The ICU-HELICS pro-gramme: towards European surveillance of hospital-acquired infections in intensive care units. Euro Surveill, 7, 127-8.

[7] Hansen S, Sohr D, Geffers C, et al. (2012). Concordance between European and US case definitions of healthcare-associated infections. Antimicrob Resist Infect Control, 1, 28.

[8] Public Health England (2014). Healthcare associated infections (HCAI): guidance, data and analysis. Public Health England, London. Available at: M https://www.gov.uk/government/ collections/healthcare-associated-infections-hcai-guidance-data-and-analysis (accessed 3 February 2015).

[9] Palmer S, Jansen A, Leitmeyer K, Murdoch H, Forland F (2013). Evidence-based medicine applied to the control of communicable disease incidents when evidence is scarce and the time is limited. Euro Surveill, 18, 20507.

第8章 临床流行病学

临床流行病学定义

临床流行病学涉及应用流行病学和统计方法来解决临床医学中遇到的问题。临床流行病学的研究范围是由临床医生的工作类型(如预防、诊断和治疗)和征求临床建议的人群(如患者和疾病风险人群)所决定的。随着医疗保健的发展,除了对患者提供三级预防外,还提供一级和二级预防,此外用于为此类临床活动提供信息的流行病学证据也在不断发展。

本章探讨了与这一临床活动范围相关的流行病学概念:感染风险评估、诊断(测量测试性能、优化诊断、多种测试算法)、预后和治疗。

感染风险评估

临床医生可能被要求在出现任何疾病迹象之前就对个人的感染风险进行评估,以便就预防行动提出建议。这可能包括:

◇ 在可能暴露于某种感染之前。例如,旅行者在旅行前寻求建议,在这种情况下目的是评估一个人与感染源接触的风险,并且评估暴露前干预的潜在益处。

◇ 在特定的潜在感染接触后。例如,卫生保健工作者在工伤后寻求建议,在这种情况下,评估的目的是量化特定事件造成的感染风险,并评估暴露后干预的潜在益处。

对于任何传染病的传播,易感者必须与传染源进行有效接触(充分接触足以使传播发生)。临床干预措施依赖于对这些因素的评估、考虑感染对个人的临床严重性以及对干预的有效性、可用性和风险性的了解。

个人的敏感性信息可以从其医疗和疫苗接种史中获得,对于某些疾病则可以从历史监测数据中推断出来。在某些情况下,特别是在免疫可能性很高和/或干预措施很少或副作用风险很大的情况下(例如,评估孕妇在接触麻疹后接受正常免疫球蛋白治疗的情况),可能需要对免疫力进行直接的实验室评估。

暴露前干预的必要性可能与特定的传染源有关。例如,对已知伴侣为艾滋病病毒阳性的艾滋病病毒阴性个人,可建议进行接触前抗逆转录病毒预防。接触后干预可以为确定可疑的感染源提供指导,例如,在人被动物咬伤后直接观察动物的狂犬病迹象。在缺乏关于传染源传染性的具体资料以及考虑潜在暴露风险时,通常使用当地的人群、兽医和环境监测数据来估计传染源可能的传染性。

有效接触的定义因传染病而异,传染源与易感接触者之间接触传播的概率来源于观察性研究。对于独立接触者,详细的特征可以预测传播风险。例如,通过被动物咬伤后伤口的深度和程度可以预测狂犬病传播的风险。

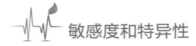

测量测试性能

诊断是通过临床评估来确定疾病的性质。诊断试验包括帮助确定诊断的任何类型的临床测量。诊断检查包括所有旨在缩小鉴别诊断范围的临床评估,包括患者病史、体格检查和实验室检查的特征。

敏感度和特异性

与最准确的参考方法(金标准)相比,诊断试验的有效性是指它能在多大程度上对患有和未患有该疾病的个体进行正确分类。金标准的概念说明,即使是最好的措施,也不一定能对有无疾病进行完全准确的分类。诊断试验的有效性有两个组成部分:灵敏度和特异性(表8.1)。检测的灵敏度是对正确识别患病人群能力的一种衡量,而特异性是对正确识别未患病人群能力的一种衡量。

对大多数检测来说,提高诊断方法的灵敏度的结果是假阳性率的增加(从而降低特异性)。同样,增加特异性通常会导致假阴性率的增高。考虑到灵敏度和特异性之间的权衡,两者的相对重要性应反映试验的预期临床目的。如果检测是用来排除疾病患者的,那么可能会以牺牲特异性为代价而优先考虑灵敏度,例如,在筛查血液制品中的HCV或排除疟疾为发热原因。

阳性预测值和阴性预测值

虽然灵敏度和特异性反映了检测已知疾病状况的表现,但临床决策需要了解检测结果(阳性或阴性)能够在多大程度上准确地表明个别患者的疾病是否存在。一项检测的阳性预测值(PPV)是检测结果呈阳性的人实际患有该疾病的概率,而阴性预测值(NPV)是指检测结果呈阴性的人未患有该疾病的概率(表8.2)。PPV受假阳性数量的影响,影响原因是检测的特异性和被检测的未患病人数。同样,NPV取决于检测的灵敏度和检测人群中患病人数。因此,预测值取决于人群中疾病的流行率以及检测的灵敏度和特异性。

表8.1　灵敏度和特异性的计算

诊断测试结果	疾病状况（金标准）		
	患病	未患病	合计
阳性	TP(a)	FP(b)	$a+b$
阴性	FN(c)	TN(d)	$c+d$
合计	$a+c$	$b+d$	$a+b+c+d$

◆ 真阳性：患者患病且检测呈阳性

◆ 阴性（TN）：患者没有患病,检测呈阴性

◆ 假阳性（FP）：患者没有患病,但检测呈阳性

◆ 假阴性（FN）：患者患有该病,但检测呈阴性

◆ 灵敏度：患病和检测呈阳性的人的比例：$a/(a+c)$

◆ 特异性：无疾病和检测呈阴性的人的比例：$d/(b+d)$

◆ 假阴性率：检测结果为阴性的患者比例：$c/(a+c)$或（1-灵敏度）

◆ 假阳性率：未患病但检测呈阳性的人的比例：$b/(b+d)$或（1-特异性）

◆ 示例

与金标准（显微镜）比较的新型疟疾快速诊断检测（RDT）

RDT结果	显微镜结果		
	阳性	阴性	共计
阳性	340	40	380
阴性	30	1230	1260
合计	370	1270	1640

◆ 快速试验灵敏度=340/370=91.9%

◆ 快速检测的特异性=1230/1270=96.9%

表8.2　预测值和似然比的计算

诊断测试结果	疾病状况（金标准）		
	患病	未患病	合计
阳性	TP(a)	FP(b)	$a+b$
阴性	FN(c)	TN(d)	$c+d$
合计	$a+c$	$b+d$	

◆ 疾病预测概率：疾病流行率：$(a+c)/(a+b+c+d)$

◆ PPV（或阳性检测的预测值）：如果检测呈阳性,真正患病的概率：$a/(a+b)$

◆ NPV（或阴性检测的预测值）：检测为阴性时真正无疾病的概率：$d/(c+d)$

◆ 阳性似然比（LR+）：检测后疾病的比值（已知阳性结果）与检测前疾病的比值：灵敏度/（1-特异性）

◆ 阴性似然比（LR−）：测试后疾病的比值（给定一个阴性结果）与测试前疾病的比值之比：（1-灵敏度）/特异性

疾病流行率对PPV和NPV的影响表明,在疾病流行率可能有很大差异的地方,将研究结果应用于临床应用时需要谨慎。对于流行或季节性模式伴有人口流行率大幅波动的传染病,系统诊断性能可能特别具有挑战性(表8.3)。

表8.3 工作示例:在疟疾传播水平高(a)和水平低(b)的季节,流行率对敏感性为91.9%、特异性为96.9%的快速疟疾检测的阳性预测值(PPV)和阴性预测值(NPV)的影响

(a) 疟疾传播水平高的季节

RDT结果	金标准		
	阳性	阴性	合计
阳性	340	40	380
阴性	30	1 230	1 260
合计	370	1 270	1 640

- 患病率=370/1640=22.6%
- PPV(RDT阳性)=340/380=89.5%
- NPV(RDT阴性)=1230/1260=97.6%
- LR+=0.919/(1−0.969)=29.6
- LR−=(1−0.919)/0.969=0.08

(b) 疟疾传播水平低的季节

RDT结果	金标准		
	阳性	阴性	合计
阳性	34	51	85
阴性	3	1 552	1 550
合计	37	1 603	1 640

- 患病率=37/1640=2.3%
- PPV(RDT阳性)=34/85=40.0%
- NPV(RDT阴性)=1230/1233=99.8%

 阳性和阴性试验的似然比

一个相关的临床问题是,"这项测试将会提供什么信息?"似然比(LRs)量化从阳性或阴性测试结果中获得信息增量。阳性似然比(LR+)是阳性检测结果后的疾病概率与前测疾病概率的比值即真阳性率和假阳性率的比值。同样,阴性似然比(LR−)是指测试阴性后的疾病概率与测试前的疾病概率之比。只要知道测试的灵敏度和特异性,这两种测量都可以计算。

L值可以根据自身情况进行解释;LR为1表示没有通过测试获得信息,LR+远大于1或LR−远小于1表示显著的预测值。或者,信息增益可以表示为给定阳性或阴性检测结果时,测试前疾病概率(即疾病流行率)与测试后疾病概率的差值。列线图是可以简化日常临床决策中的计算方法。

优化诊断

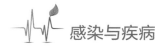 感染与疾病

可用于诊断传染病的生物医学技术的范围正在扩大,特别是快速分子诊断在临床上的应用不断增加。许多技术对于量化感染源有很高的敏感性和特异性,但在许多诊断方案中,仅有感染的存在并不能认定这就是临床疾病患病的原因。偶然感染的病原体(如金黄色葡萄球菌和脑膜炎奈瑟氏菌)和潜在的感染或能与人体共存的病原体(例如,部分免疫的人群中的结核分枝杆菌和恶性疟原虫)的定植和携带可能导致在一些由其他原因引起的疾病调查中被诊断为感染。

在这种情况下,检测感染的诊断有效性是对临床诊断有效性的高估。例如,用咽拭子采集和培养鉴定喉咙痛的儿童鼻咽中的链球菌可能被认可具有实用价值,但如果在巧合定植很常见的情况下使用的这种方法则特异性较差。PPV才是链球菌性扁桃体咽炎临床检测的权威依据。调整实验室检测对偶然携带[2]流行率的预测值或将歧视性临床信息纳入预测算法可能有助于优化此类临床诊断的策略。

 测试分界点的选择

许多临床指标和实验室指标不是相互独立的,而是分布在一系列数值上的(如体温、白细胞计数、艾滋病病毒抗体滴度)。受试者工作特性(ROC)曲线是从一系列测试中选择适当的二分法测试分界值的一种方法。

ROC曲线绘制了诊断测试的不同值或诊断算法的不同增量对(1-特异性)(即假阳性的比例)的敏感度。图8.1绘制了抗体检测在9个截止滴度(1~9点)时的表现。

ROC曲线可用于:
◇ 在诊断测试或算法值的范围内可视化灵敏度和特异性之间的权衡;
◇ 确定灵敏度和特异性最佳的诊断测试的值;
◇ 比较两个或多个测试对同一疾病的诊断性能;
◇ 比较一个测试在不同类型的个体(例如,不同的年龄组或感染阶段)中的诊断性能。

受试者工作特征曲线下的面积(AUC)能够准确地反映诊断试验的真实性(图8.2)。AUC的范围从1(正确分类所有案例的测试)到0(错误分类所有案例的测试),0.5表示这项测试没有任何歧视。不同测试的AUC值可以通过这种方法进行比较,并且AUC值越接近1的测试被认为灵敏度越高、假阳性率越低。

在将ROC曲线技术上的最佳分界点转化为临床应用时必须谨慎。该方法假定敏感度和特异性具有同等的临床相关性,即假阳性和假阴性分类的结果相同。情况往往并非如此,

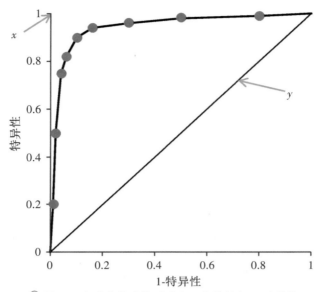

⚲ 图8.1 实验室化验的受试者工作特性(ROC)曲线

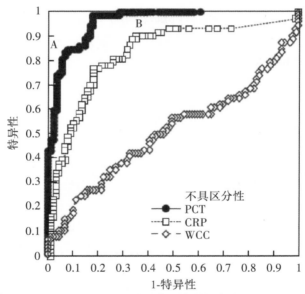

⚲ 图8.2 工作实例:儿科住院患者感染性休克的实验室预测因素

注:一项研究比较了入住重症监护室的儿童的降钙素原(PCT)、C反应蛋白(CRP)和白细胞计数(WCC)。ROC曲线显示了在报告的化验值范围内正确地对有和没有感染性休克(由随后的细菌学诊断)的儿童进行分类的措施的有效性。PCT在其值范围内(AUROC 0.96[95%可信区间0.93~0.99])比CRP[AUROC 0.83]对感染性休克更具区分性,而WCC对感染性休克不具区分性。PCT的灵敏度和特异度之间的最佳取值是20 ng/mL(灵敏度83%,特异度92%,A点)。然而,作者的结论是,适当的临床应用是作为一种最佳的检测方法来排除感染性休克(PCT>2 ng/mL,敏感性100%,特异性62%,B点)的。

资料来源:BMJ Publishing Group Limited from Hatherill M et al., Diagnostic markers of infection: comparison of procalcitonin with C reactive protein and leucocyte count, Archives of Disease in Children, Volume 81, pp. 417-21, © 1999, BMJ Publishing Group Ltd and the Royal College of Paediatrics and Child Health.

可能有明确的临床理由将诊断测试的灵敏度优先于特异性（例如在疾病严重的情况下），或者反之亦然（如在治疗具有相当大的风险的情况下）。

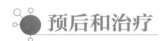

多种测试算法

优化诊断性能的另一种策略是组合测试。在使用相同条件的两个诊断测试的情况下，对净灵敏度和特异性的影响取决于对不一致结果的决策规则：

◇ 如果其中一项检测呈阳性，则结果为阳性：以增加假阳性的数量为代价获得灵敏度的净增加（特异性的净损失）。

◇ 如果两项检测都呈阳性，则结果为阳性：以增加假阴性的数量为代价，获得特异性的净收益（灵敏度净损失）。

复杂决策规则的总体敏感度、特异度和成本可以用相同的方式进行评估。相反，诊断算法可能在从额外测试中获得的信息方面得到了优化，这可能对临床决策者更有意义。在这种情况下，条件似然比被用来量化诊断算法内不同测试的序列所获得的信息，其中先前测试的测试后概率表示后续测试的测试前概率。

预后和治疗

疾病的预后和负担

任何疾病的预后都会受到患者特征和治疗方法的影响。对于感染，患者或宿主的结局受到一系列额外的相互关联的动态因素的影响（图8.3）。严重程度和结果可能因病原体亚型和与其他微生物混合感染的存在而有所不同，这在一定程度上是宿主周围种群的特征。宿主的免疫系统和病原体之间的相互作用因宿主与类似生物过去的相互作用或疫苗接种形式的模拟相互作用而改变。如果传染病在急性期并不致命，则传染病通常是自限性的，尽管并发症可能持续存在并在普通感染的疾病负担中占很大比例。[3]

少数感染可以避免获得性免疫，变成慢性感染或复发。慢性病可能是普遍的，如艾滋病病毒感染，或相对罕见，如新生儿期后获得性的乙肝。下面分别讨论影响预后的病原体、宿主和治疗因素，它们之间相互的关联性、生态或种群水平的影响以及个体影响如图8.3所示。

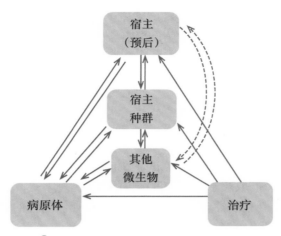

图8.3 影响个体患者预后的相关因素

 影响预后的致病因素

一些病原体是单形性的,临床诊断确定了一种非多样性的生物体,如麻疹,其临床结果不会因感染有机体的变化而变化。在其他感染中,能够很好地认识与稳定亚种变异有关的不同临床模式,例如,脑膜炎双球菌感染的不同血清组和不同类型的流感相关的不同临床症状[4]。可移动的遗传物质也可以影响预后,包括与抗生素耐药性有关的遗传物质,它可以在细菌物种内甚至在细菌物种之间转移[5]。随着病原体快速检测成本的降低以及大数据方法让使用常规数据跟踪大群体预后成为可能,基于病原体因素影响预后的证据可能迅速增加(见第10章)。微生物的快速进化将继续产生影响许多病原体程序治疗的新因素。

 影响预后的宿主因素

一些影响传染病结局的宿主因素都具有很好的特征。极端的年龄和潜在的疾病是许多感染预后差的有力预测因素,这主要是由于对感染无效的免疫反应。许多更具体的宿主因素-结果关联已经被量化了,例如,孕妇因流感而患严重疾病的风险增加了约4倍,而患有脑瘫和严重免疫抑制等神经系统疾病的人患病风险增加了40倍。

此外,一些影响预后的高度特异性和特征明确的免疫反应的改变包括抗肿瘤坏死因子(TNF)药物产生的免疫缺陷患者出现严重结核病的特殊风险,这类药物被越来越多地用于治疗类风湿性关节炎,但也会增加一些补体缺陷患者患脑膜炎球菌败血症的风险。影响预后的宿主因素并不总是与影响感染发生率的因素相关,例如,流感在非婴儿期的儿童中较为常见,但通常较轻。

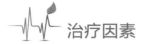 治疗因素

对于感染的治疗主要但不限于：

◇ 消除其中一个根本原因的治疗，即消除感染机体的存在；

◇ 可以减轻症状和减少并发症时，改变宿主的免疫反应；

◇ 对症和支持性治疗，直到宿主的免疫反应控制了潜在感染。

专门针对感染治疗的特点是：

◇ 对传染病的诊断可能导致针对其他人的干预措施，通常是密切接触者；

◇ 对治疗的临床反应可能影响未来潜在病例的风险和预后；

◇ 治疗效果可能受到其他人的治疗历史的不利影响，例如，当其他人对抗生素治疗产生抗药性时。

这些特征强调个体水平因素与生态和种群水平因素的相互作用。这对如何评估干预措施有影响。虽然医疗干预措施的许可是基于个人层面的收益和风险的，但间接收益的主要目的可能是针对传染病进行干预。例如，对3～4岁儿童进行百日咳复种接种，以防止与这些儿童接触的幼儿患病。此外，在有一些儿童接种了流感疫苗的偏远农村社区中，仍未接种疫苗的儿童的流感流行率低于无接种疫苗儿童的社区（3.1%对7.6%）[6]，在覆盖率高到足以达到这一效果时，这种间接效应（即群体免疫）是疫苗接种的一个关键好处。

（翻译：朱黛云）

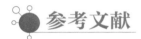 参考文献

[1] Fagan TJ (1975). Nomogram for Bayes theorem. N Engl J Med, 293, 257.

[2] Gunnarsson RK, Lanke J (2002). The predictive value of microbiologic tests if asymptomatic carriers are present. Stat Med, 21, 1773-85.

[3] Werber D, Hille K, Frank C, et al. (2013). Years of potential life lost for six major enteric pathogens, Germany, 2004-2008. Epidemiol Infect, 141, 961-8.

[4] Hayward AC, Fragaszy EB, Bermingham A, et al. (2014). Comparative community burden and severity of seasonal and pandemic influenza: results of the Flu Watch cohort study. Lancet Respir Med, 2, 445-54.

[5] Pontikis K, Karaiskos I, Bastani S, et al. (2014). Outcomes of critically ill intensive care unit patients treated with fosfomycin for infections due to pandrug-resistant and extensively drug-resistant carbapenemase-producing Gram-negative bacteria. Int J Antimicrob Agents, 43, 52-9.

[6] Loeb M, Russell ML, Moss L, et al. (2010). Effect of influenza vaccination of children on infec-tion rates in Hutterite communities: a randomized trial. JAMA, 303, 943-50.

第9章 公共卫生微生物学

公共卫生微生物学简介

公共卫生微生物学有助于在人群水平上识别和控制引起人类疾病的微生物。近几十年来技术革新的同时也随之带来了更精密的研究技术,这些技术方法可用于识别不同的病原体和区分同一物种的不同菌株(分型)。

本章将:

◇ 介绍目前在公共卫生领域用于控制和预防传染病的关键微生物学技术;

◇ 使用说明性的例子,描述这些技术的主要公共卫生应用;

◇ 讨论公共卫生微生物学实验室在疾病预防中的作用。

实验方法

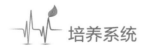 培养系统

细菌固体培养系统的发明者罗伯特·科赫曾经说过"纯净的培养是所有传染病研究的基础",因为它是分离和扩增微生物的基础。微生物在特定培养基上或在某些环境条件下生长的优势或不足可能有助于它们的鉴定,它们的形态学也有如此用途。

尽管现在有更灵敏的技术,但培养实验仍然是鉴定某些生物体的黄金标准,如百日咳杆菌和淋病奈瑟氏菌。然而,并非所有的生物体都能在常规琼脂培养基上生长,如支原体属,而且与普通菌群的竞争也可能影响其增殖量。这导致了含有特定生物营养素的选择性培养基的发展。对于某些生物体,如军团菌,可能需要添加防止细菌过度生长的抑制剂。液体培养系统包括自动血培养肉汤,其中细菌(如结核分枝杆菌)悬浮在营养培养基内,以产生增强性和更快速的细菌生长。传统上,细胞培养被用来繁殖病毒和筛选细菌(如艰难梭菌)产生

的毒素是否存在细胞病理学效应。尽管它们对于发现新出现的病原体、确定新的疾病机制和疫苗开发仍然至关重要,但它们昂贵且难以维持稳定。

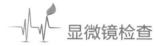 显微镜检查

显微镜观察根据微生物的形态或通过使用附着在彩色或其他标签上的生物体特异性探针来检测微生物,随后对其进行识别。Ziehl-Neelson 染色痰涂片镜检仍被广泛应用于结核分枝杆菌的诊断,但敏感性较差。常规使用荧光显微镜和金胺染色检测粪便中的隐孢子虫卵囊。技术上的进步,如扫描透射电子显微镜,其分辨率可至纳米级,甚至可以看到最小的病毒。

 血清学分型和其他免疫实验

对抗原的检测和宿主免疫系统对这些抗原的反应可用于微生物的鉴定和分型以及种群一级的免疫措施。人类对特定表面抗原产生的反应可用于微生物的分类,例如,在调查食源疫情暴发时进行血清分型。这需要大量熟练的人力资源,而且既耗时又昂贵,并且不是所有的分离物都能被分型(见第 11 章)。免疫细胞对被调查的微生物抗原产生的功能反应可作为以前接触过该生物体的标志(例如,用 IFN-γ 释放实验测量对结核分枝杆菌抗原产生反应的干扰素 γ(IFN-γ)的释放情况)。

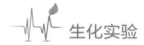 生化实验

生物化学实验,如氧化酶、尿素酶和凝固酶实验,是基于有关生物体的特定代谢特征来进行的。颜色的变化可以被赋值并转换成数字代码,以帮助识别。

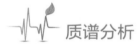 质谱分析

微生物在受到固定脉冲激光束的照射时,会产生独有的特征反应(或光谱模式),可以将这些反应输入数据库,以便对生物体进行准确和快速地分类,而不需要进行长时间的生化实验。在资金充裕的医院实验室中,质谱分析法(MS)应用得越来越多。基于全细胞细菌化学成分检查的 MS 新电离方法的发展,如电喷雾(ES)和基质辅助激光解吸/飞行时间质谱(MALDI-TOF MS),已经彻底改变了这一领域:只需要最少的样品准备和处理,该技术就可以应用于广泛的生物体,包括活跃和生化惰性物种。然而,MALDI-TOF MS 识别革兰氏阴性厌氧菌、志贺菌属、病毒群链球菌和嗜麦芽肿单胞菌等的准确度较低。

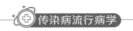

 药物敏感性实验

使用培养技术或与抗生素耐药性相关的已知遗传标记的测序的药物敏感性测试,对确定患者的适当治疗方案至关重要。

公共卫生实验室的作用

公共卫生实验室(PHL)的作用是通过提供及时准确的食品、水和环境微生物的流行病学监测数据来支持地方和国家公共卫生计划。公共卫生实验室可以通过监测计划确定传染病的流行趋势(见第2章),并分析公共卫生干预措施的有效性,因此是制定国家和区域卫生议程并确定优先次序的关键角色。

公共卫生应用程序

尽管分子诊断技术在微生物学中得到了广泛应用和推广,但传统的实验室检测仍然在公共卫生和疾病预防方面发挥着重要作用,特别是在资源有限的情况下更是如此。

 样品采集、标本选择以及检测的选择

对公共卫生环境中的微生物进行调查需要调查人员对采样和实验室技术有良好的了解和掌握。重要的是,要及时收集和处理正确类型的标本,以最大限度地提高诊断率。例如,嗜肺军团菌血清群Ⅰ最好采用尿液抗原检测方法,然而,当军团菌病是由其他血清型引起时,需要用祛痰或支气管肺泡灌洗液进行培养分型。在排除某些感染的诊断之前,可能需要多次采集标本。采集样本的时间也很重要,因为随着时间延长样本的质量可能会迅速下降,例如,检测淋病奈瑟氏菌的宫颈拭子可能需要在源头就直接铺板到培养基上,然后再运到实验室。

 明确与调查有关的关键实验室检测

虽然实验室中经常可以培养出具有致病性的病原体,但有些病原体很难生长(如伯内蒂柯克斯体),同时相应诊断将取决于能否在患者体内检测出抗体。在艰难梭状芽孢杆菌引起的感染中,诊断是基于对毒素的检测,但在暴发的情况下,诊断仍然需要通过培养分离出生物体来进行核糖核酸分型(使用限制性酶消化细菌核糖体基因的基因指纹)。培养仍然被认为是诊断大多数感染的金标准,因为它具有高度的特异性,能够确定抗生素的敏感性,并且能够进行关键的疫情调查分析,如血清分型(如针对沙门菌病)和分子亚型(如脉冲场凝胶电泳,PFGE)。

医院内感染和新发感染的监测

公共卫生微生物学在监测院内感染和新出现的感染方面有很大作用(见第6章和第7章)。自2001年4月起,英国医院被要求必须报告院内感染,如MRSA细菌病。控制新发感染,如MERS-CoV、埃博拉病毒和西尼罗河病毒,需要一个强大的公共卫生微生物学基础设施,以获得最新的分子诊断技术。

抗生素耐药性的监测

抗生素耐药性是世界范围内传染病发病率和死亡率上升的主要原因。世界上不同地区的抗生素耐药性流行程度不同,监测特定地区的新耐药菌株是公共卫生微生物学的一个重要作用。尽管抗生素敏感性测试多年来不断发展,但对于非参考实验室来说,说明新的耐药性概况仍然很困难。例如,碳青霉烯酶的产生不能从基于拐点的常规微生物学药敏方法中推断出来,因此在临床分离实验中出现对碳青霉烯类药物的敏感性下降时,应怀疑是产生碳青霉烯酶的肠杆菌科(CPE)引起的,并及时进行确认性实验。

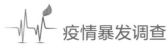
疫情暴发调查

疫情暴发的确认需要使用诊断性的微生物学方法,并根据先前的实验室数据进行快速评估,以查明当地流行病学的趋势和变化。事实上,在暴发环境中的病例定义必须有微生物学的参与(见第3章)。

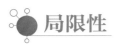
局限性

传统的微生物学技术,通常只需要相对较少的人员培训就能廉价实施,但缺乏现代显微镜、光谱和分子流行病学技术所具备的精密度,而且进度通常要慢得多(见第9章)。随着流行病学检测技术成本的下降以及灵敏度和特异性的提高,加之可从样本中获得的更大量信息,将会推动该技术兴起,并在国家层面的质量控制方面带来好的机遇。

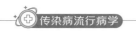

展望未来

MALDI-TOF MS在作为现代微生物实验室的诊断工具上显示出巨大的潜力。最近的研究已经证明了它在直接识别阳性血培养的分离株方面的潜在适用性,从而将周转时间从24~48小时减少到1小时以内。这意味着可以向败血病患者提供及时和合适的抗生素建议,从而改善患者的治疗效果。

聚合酶链式反应-电喷雾质谱(PCR-ESI MS)已被证明可以提高基于PCR的血培养直接鉴定生物体的灵敏度。该技术使用电子喷雾(ES)来分析PCR扩增片段的核苷酸组成。这种方法可以检测出传统血培养系统可能遗漏的重要病原体,包括需氧革兰氏阴性菌和金黄色葡萄球菌。与MALDI-TOF MS相比,PCR-ESI MS使用起来更复杂,运行成本也高得多,而且在目前的形式下需要高度熟练的操作人员,所以不可能在短期内大规模引入常规实验室。

现代诊断实验室的要求推动了从人工铺板生物体、读板和解释结果的方法转向实验室自动化。随着我们从琼脂平板转向微芯片,WGS和微阵列可能是未来现代微生物学实验室的新诊断工具。

结论

公共卫生对病原体鉴定的实践中微生物技术非常重要,这一过程也有助于临床诊断和管理。尽管常规微生物学实验室将继续采用依赖于漫长的培养和血清学技术的常规微生物学方法,但随着更快速的基于分子的技术成为诊断和预防感染的首选工具,情况正在发生变化。

(翻译:贾娜)

延伸阅读

Burnham CD (2013). Automation and emerging technology in clinical microbiology, an issue of Clinics in Laboratory Medicine. Elsevier, St Louis.

Christner M, Trusch M, Rohde H, et al. (2014). Rapid MALDI-TOF mass spectrometry strain typing during a large outbreak of Shiga-toxigenic Escherichia coli. PLoS One, 9, e101924.

Collins CH, Lyne PM, Grange JM, Falkinham JO Ⅲ (2004). Collins and Lyne's microbiological meth-ods, 8th edn. Hodder Arnold, London.

Dingle TC, Butler-Wu SM (2013). MALDI-TOF mass spectrometry for microorganism identifi-cation. Clin Lab Med, 33, 589-609.

Frank C, Milde-Busch A, Werber G (2014). Results of surveillance for infections with Shiga toxin-producing Escherichia coli (STEC) of serotype O104:H4 after the large outbreak in Germany, July to December 2011. Euro Surveill, 19, 20760.

Johnson AP, Davies J, Guy R, et al. (2012). Mandatory surveillance of methicillin-resistant Staphylococcus aureus (MRSA) bacteraemia in England: the first 10 years. J Antimicrob Chemother, 67, 802-9.

Murray PR, Baron JE, Jorgensen JH, Pfaller MA, Yolken RH(2003). Manual of clinical microbiology, 8th edn. ASM Press, Washington, DC.

Nichols GL, Richardson JF, Sheppard SK, Lane C (2012). Campylobacter epidemiology: a descrip-tive study reviewing 1 million cases in England and Wales between 1989 and 2011. BMJ, 2, e001179.

第10章 分子流行病学

分子流行病学的介绍

传染病分子流行病学利用传染病病原体的分子分型方法,研究人群中疾病、健康状况的分布、动态及其决定因素。

以下核心概念是我们理解传染病分子流行病学的基础:

◇ 具有相似分子分型特征的病原体间可能具有关联性;

◇ 型别之间的相似程度可以用来推断它们之间的相关性或者它们自最近共同祖先代数(时间)。

分子分型数据与其他数据集联系起来,为研究传染病传播事件提供了强有力的手段。

本章将:

◇ 总结目前可用的工具和技术;

◇ 介绍分子流行病学在公共卫生中的作用;

◇ 解释与分子流行病学有关的局限和偏倚;

◇ 讨论使用分子流行病学数据时应考虑的法律法规、伦理道德等其他因素。

技术

"组学"领域如今发展非常迅速,包括基因组学、转录组学、蛋白质组学和代谢组学。组学技术促进了分子流行病学的发展,可以用来研究微生物及其基因组的结构、功能和动态的相互作用:

基因组学是研究生物体全基因组的学科,包括脱氧核糖核苷酸(DNA)、核糖核苷酸(RNA)或两者的组合。基因组学是一个不断发展的领域,特别是自使用下一代测序(NGS)技术的廉价的全基因组测序(WGS)出现以来,其方法可以分为四大类:

◇ 直接比较DNA/RNA序列：DNA或RNA的全基因组测序可用于鉴定单核苷酸多态性（SNPs）。例如，使用多位点序列分型（MLST）的16S核糖体RNA（rRNA）测序（例如，用于厌氧革兰氏阴性杆菌的物种特异性鉴定）可以区分产生志贺氏毒素的痢疾杆菌（*Shigella*）和大肠埃希菌（*Escherichia coli*）。

◇ 测量通过PCR扩增的标记的核苷酸病原体特异性遗传靶点的累积量。

◇ 使用凝胶电泳检查经限制性酶切位点切割的DNA产物大小或PCR扩增产物的大小（例如，分枝杆菌散布重复单位可变数目串联重复分型（MIRU-VNTR），其中DNA片段大小与结核分枝杆菌的重复次数有关）以及识别限制性片段长度多态性（RFLP）（对志贺菌属具有部分辨别性）。

◇ 杂交，使用已知的单链核酸识别序列（探针）附着到一个基质上，然后将这些探针暴露给微生物基因组的单链片段，并测量它们之间的结合情况（例如，通过DNA微阵列或"基因芯片"）。

转录组学研究基因组转录产生的全部转录物的种类、结构和功能，研究细胞内全部信使核糖核酸（mRNA）、转移核糖核酸（tRNA）、核糖体核糖核酸（rRNA）等转录产物的表达。

蛋白质组学阐明生物体各种生物基因组在细胞中表达的全部蛋白质的表达模式及功能模式，包括鉴定蛋白质的表达、存在方式（修饰形式）、结构、功能和相互作用等。

代谢组学系统研究特定细胞过程所产生的独特的化学指纹、生物样品（如细胞、组织、器官或生物体）中所有小分子代谢物谱。在多细胞生物体中，转录组、蛋白质组和代谢组在细胞类型之间可能存在很大差异。

许多重要因素推动了分子流行病学的创新和"组学"技术的发展。由于扩增技术提高了分辨率和通量，因此可以更快地采集数据，从而为患者护理和公共卫生防控提供了更多的信息。新兴技术以可重复的、流行病学上一致的和具有较好成本效益的方式提高了信息分辨率和通量，不仅获得了更多的高质量数据，而且比传统技术更容易实现自动化和标准化。

工具

生物信息学被用来管理大量的数据以及分析分子流行病学数据。生物信息学可用于鉴定病原体菌株之间或病例分离的菌株与参考菌株之间的遗传相似性或变异的区域以及序列注释（例如，在计算机上识别基因组中具有特殊功能的区域）。系统发育（进化关系）可以用树状图（图10.1）来直观地表示系统发育树。此外，其他"组学"衍生的数据可以比较在不同环境条件下的基因表达模式。

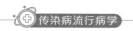
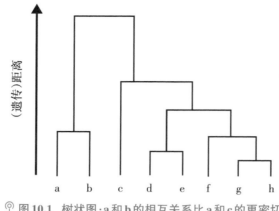

⚲ 图10.1 树状图：a和b的相互关系比a和c的更密切

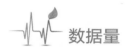

分析上的挑战

全基因组测序和其他高通量实验室技术正在从根本上改变公共卫生和临床微生物学的实践。尽管这些技术提供了前所未有的分辨率、速度和全面性，但是它们的应用和协调也带来了一些重要的新挑战：

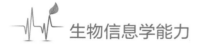

数据量

原始基因组数据集通常包含数百万甚至数十亿的短序列读取，未压缩的文件大小为数GB量级或更高。这表明原始基因组数据量比传统的分子流行病学显著增加，需要仔细考虑如何更好地利用、传输、分析、管理和存储大量的序列数据和其他相关数据。高速网络、peta规模的存储、高性能计算、虚拟化和云计算对于微生物基因组数据的分析和管理越来越重要。

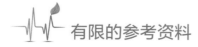

生物信息学能力

专业的生物信息学能力对于及时分析和解释复杂的基因组数据集至关重要，许多分析需要专业的生物信息学基础设施和工作人员。

有限的参考资料

对于许多病原微生物来说，公开数据中只存在少量的高质量参考基因组、邻近的参考序列、常见的共生生物和环境污染物。如果没有适当的分类学和系统发育学背景，新序列的相关特征可能难以识别。目前正在进行的一些项目对重要病原体,包括罕见和代表性不足的物种开展测序,如"十万基因组计划"和美国疾病控制中心的"先进分子检测计划"。

数据标准和解释标准

制定达成共识的数据标准和标准化分析方法对于信息共享、疫情发现、调查和应对至关重要。例如,在基于SNP的菌株分型中,参考序列的差异、算法和运行参数的选择,以及识别信息量极少的基因组的流程,都会对结果的解释产生重大影响。同样,聚类的推算通常需要标准化的解释标准,生物体基线多样性和菌株分型的动态信息,以及对分离株流行病学背景的透彻了解(例如,分离株之间2个SNPs差异是否具有显著性?)。

其他需要考虑的因素

生物标志物的选择

在考虑所选标记物是否具有适当的分子钟(文本框10.1)时,需要考虑与公共卫生问题相符的因素。例如,评估病例是否在短期内通过本地传播链产生,通常需要一个比长时间尺度菌株地理性迁移研究更具区分性的标记。确保所选择的方法不会错误地忽略高度分歧的菌株也很重要。

文本框10.1 分子钟

"分子钟"一词是指特定分子标记物(而不是特定病原体或整个基因组)的核酸序列进化的基本速率。序列变异来自突变和重组,并且高度依赖于病原体和检测的标记物。

如果其中一个菌株比其他被调查的菌株更难检测或分析,那么生物体分离难易程度的差异可能导致信息偏倚(非差异性错误分类)。

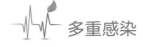

一种菌株可能会将我们接收到的"信号"压倒,导致其他菌株的代表性不足。现代WGS技术因可以同时检测多个序列,所以可以考虑到这种异质性。

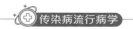

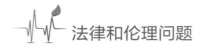 法律和伦理问题

研究过程中可能会出现法律和伦理问题,特别是在调查感染的直接传播时更是如此。在全球案例法中,刑事起诉一直伴随着性病的传播,包括HIV、乙型肝炎病毒(HBV)和Ⅱ型疱疹病毒(HSV)。分子分型数据更易于被用于证伪,而不是证明传播,如果没有相关的流行病学数据,这种数据就没有什么价值。

公共卫生方面的应用

分子流行病学在公共卫生方面的应用正在迅速扩大,目前可分为以下几类:

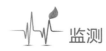 监测

分子技术用于监测特定病原体菌株在区域、国家和国际层面的传播,为干预工作提供信息。例如,世卫组织的全球流感监测和反应系统(GISRS)进行持续监测和病毒鉴定,以了解当前和预测未来流行的流感毒株,并为关于全球流感疫苗抗原组成的决策提供信息。

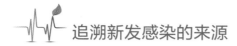 追溯新发感染的来源

分子分型可用于识别和追踪新感染的来源。对中东呼吸综合征患者的呼吸道样本进行的测序提供了第一手证据,表明这是一种类似于蝙蝠冠状病毒的β冠状病毒,并帮助公共卫生专家了解伦敦的一名患者感染的病毒与沙特阿拉伯指示病例的病毒株非常相似。

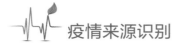 疫情来源识别

通过分子分析,可以获得关于疫情来源的宝贵的公共卫生信息,可以对菌种进行比较,并对最可能的来源进行流行病学假设测试。这些病原体包括食源性病原体(如产生志贺毒素的大肠杆菌)、气源性病原体(如结核分枝杆菌)、环境病原体(如嗜肺军团菌)和生物恐怖主义威胁的病原(如2001年美国的炭疽袭击)。研究者使用WGS确定了一名无症状的医护人员是英国一个特殊护理婴儿病房中暴发的MRSA的来源,这个案例提供了利用基因组数据为公共卫生决策提供信息的范例。文本框10.2提供了另一个使用WGS进行疫情调查的案例。

文本框10.2　全基因组在疫情调查中的应用

将传统的病例流行病学数据与生物数据(如来自WGS的数据)联系起来,可以提供一种非常强大的方式来了解人群中的感染传播情况。

一个案例来自加拿大,在2006—2008年不列颠哥伦比亚省的一个社区通过病例搜索和接触者追踪发现了41例结核病(TB)。

利用基本的流行病学数据,研究人员未能识别出疫情源自哪位患者,但通过社会网络,对病例进行结构化访谈,确定了疫情的可能来源。分离株的RFLPs和MRU-VNTR的分型是相同的,这似乎证实了疫情的克隆性,但没有提供足够的证据来确定传播事件的时间顺序。然而,WGS(比较204个菌株的SNP)意外地发现了两个独立的结核分枝杆菌谱系,这与是两个而不是一个同时暴发的疫情的现实相一致。此外,基因组数据表明,菌株的变异发生在疫情暴发之前,这意味着外部因素促使已经存在于人群中的两个菌株迅速传播。

回顾流行病学数据,研究人员发现结核分枝杆菌感染与使用快克可卡因之间存在密切关联。使用有关症状出现时间和社交互动的访谈数据以及可用于排除人们感染不同菌株的传播的分子数据,从人群中识别出来了"超级传播者"。

在这个例子中,来自全基因组测序的数据表明,早期关于此次疫情中的所有传播事件都是相互关联的假设是不正确的。暴发是由两种不同的菌株引起的——由社区内的关键人物驱动——并与吸毒有关。流行病学数据和分子数据都不能单独做出这些推论,但这些数据共同提供了明确的公共卫生证据。

绘制时间和地点的传播图

基因组方法已被用于绘制特定病原体系的传播图。在美国,对淋病奈瑟菌分离物的测序表明,抗生素敏感性降低的菌株在男男性行为者(MSM)的性网络中传播。同样,霍乱弧菌"El tor"菌株的全球传播已被绘制成3次可能相互独立的流行,包括几次跨洲的传播。

理解致病机制

从更广泛的科学意义来说,分子技术也有助于提高我们对病原体毒性的分子基础的认识。包括研究药物敏感性降低的原因(只有40%~50%的丙型肝炎病毒(HCV)基因1型患者在使用聚乙二醇干扰素α-2b和利巴韦林治疗时有疗效),对新药的耐药性(HIV)的快速出现、疫苗逃脱突变(流感病毒漂移/转移)以及活疫苗(减毒萨宾脊髓灰质炎活疫苗)的反突变的原因。

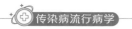

 结论

自20世纪90年代第一个病原体基因组发表以来,每个碱基对的基因组测序成本已下降为原来的亿分之一。GenomeQuest首席执行官理查德·雷斯尼克(Richard Resnick)将此作了个比喻:"在那个年代,你(用测序花掉的钱)加满汽车油箱,然后等待20年,能够开车往返木星……两次!"这是一项颠覆性技术,在探索病原体与其宿主之间的相互作用方面具有巨大潜力。尽管基因组学和其他"组学"尚未完全融入日常公共卫生实践中,但分子技术似乎将越来越多地应用于解决实际的公共卫生问题和实践中。

进行基因组学和其他"组学"工作的主要困难之一是处理获得的大量数据。为此,生物信息学家、统计学家和流行病学家的跨学科团队需要与微生物学家和基础科学家合作,以理解这些数据。公共卫生从业者应准备好利用这些数据,同时保持对其解释的批判性观点。

(翻译:杨崇广)

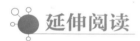 延伸阅读

Attwood T, Parry-Smith DJ (1999). Introduction to bioinformatics. Prentice-Hall, Harlow.

Chalmers J (2002). The criminalization of HIV transmission. Sex Transm Infect, 78, 448-51.

Dodds C, Weatherburn P, Hickson F, Keogh P, Nutland W (2005). Grievous harm? Use of the Offences Against the Person Act 1861 for sexual transmission of HIV. Sigma Research, London. Available at: M http://tiny.cc/bvmlfx (accessed 27 January 2015).

Eurosurveillance (2013). Special edition: Middle East respiratory syndrome coronavirus (MERS-CoV). European Centre for Disease Prevention and Control, Stockholm.

Field N, Cohen T, Struelens MJ, et al. (2014). Strengthening the Reporting of Molecular Epidemiology for Infectious Diseases (STROME-ID): an extension of the STROBEstatement. Lancet Infect Dis, 14, 341-52.

Gardy JL, Johnston JC, Ho Sui SJ, et al. (2011). Whole-genome sequencing and social-network analysis of a tuberculosis outbreak. N Engl J Med, 364, 730-9.

Grad YH, Kirkcaldy RD, Trees D, et al. (2014). Genomic epidemiology of Neisseria gonorrhoeae with reduced susceptibility to cefixime in the USA: a retrospective observational study. Lancet Infect Dis, 14, 220-6.

Köser CU, Holden MT, Ellington MJ, et al. (2012). Rapid whole-genome sequencing for investiga-tion of a neonatal MRSA outbreak. N Engl J Med, 366, 2267-75.

Orengo CA, Thornton JM, Jones DT (2002). Bioinformatics: genes, proteins and computers. Bios Scientific Publishers, Oxford.

Roetzer A, Diel R, Kohl TA, et al. (2013). Whole genome sequencing versus traditional geno-typing for investigation of a Mycobacterium tuberculosis outbreak: a longitudinal molecular epidemiological study. PLoS Med,

10, e1001387.

Tsai CS(2002). Introduction to computational biochemistry. John Wiley & Sons, New York.

van Belkum A, Tassios PT, Dijkshoorn L, et al. (2007). Guidelines for the validation and application of typing methods for use in bacterial epidemiology. Clin Microbiol Infect, 13(Suppl 3):1-46.

Westhead DR, Parish JH, Twyman RM (2002). Instant notes in bioinformatics. BIOSScientific Publishers, Oxford.

World Health Organization (2014). Recommended composition of influenza virus vaccines for use in the 2014—2015 northern hemisphere influenza season. World Health Organization, Geneva. Available at: M http://www.who.int/influenza/vaccines/virus/recommenda-tions/2014_15_north/en/ (accessed 23 May 2014).

第11章 免疫流行病学

● 免疫流行病学导言

在暴露于感染源后,宿主的免疫系统能保护其免受感染和疾病。对人群免疫状况的研究提供了有关以往流行病负担以及感染和疾病风险因素的重要信息,以帮助预测未来流行病和大流行病的风险和性质。

● 免疫流行病学的定义

免疫流行病学的定义是对具有代表性的或特定的人群的血液样本和其他体液进行系统的收集和检测,使用免疫学分析来表征暴露于感染或疫苗后的人群的免疫反应,以评估健康结果的分布和决定因素。

● 免疫流行病学的应用

免疫流行病学可应用于四个广泛交叉的领域:
◇ 监测并提供人群中疾病发病率和流行率的数据;
◇ 监测并提供关于人群一级免疫的数据,作为部署和评估免疫方案的基础;
◇ 作为调查危险因素和新出现的传染病发生的流行病学工具;
◇ 作为治疗/疫苗反应的替代标记或生物标记。
使用免疫流行病学的基本原则是测量宿主免疫系统对感染和疾病做出反应和适应时的变化。因此,在免疫流行病学领域,了解免疫系统和表征免疫系统的实验室工具是必不可少的。

免疫系统

免疫系统大致分为固有免疫系统和适应性免疫系统。固有免疫系统是抵御任何病原体的第一道屏障，并且很少以血清流行病学为目的进行检测。对病原体作出更特异反应的适应性免疫系统大致分为细胞免疫应答和体液免疫应答。

细胞免疫应答主要由T细胞介导，T细胞大致有两种类型：CD8+T细胞，即细胞毒性T细胞以及CD4+辅助T细胞，为免疫系统的不同免疫反应提供帮助。细胞免疫应答的诱导对细胞内寄生虫、病毒和细菌（如疟原虫、HIV和结核分枝杆菌）尤其重要，而T细胞通过分泌不同的称为细胞因子的蛋白质来发挥其功能，如白介素类和干扰素。例如，T细胞对结核分枝杆菌抗原的反应可以通过测量T细胞分泌细胞因子IFN-γ（干扰素-γ释放试验）的能力来确定。T细胞在B细胞介导的免疫中也发挥着重要作用。

适应性免疫系统的体液免疫应答由抗体所介导，抗体是由B细胞产生和分泌的免疫球蛋白（Ig）分子。5种不同类型的人类免疫球蛋白（IgA，IgM，IgG，IgD和IgE）各自有不同的功能。体液免疫在应对细胞外细菌感染（如嗜血杆菌和脑膜炎双球菌脑膜炎）以及病毒感染（如脊髓灰质炎和乙肝）时尤为重要。

抗原是一种蛋白质或病原体的部分成分，可特异性地被免疫系统的组成部分例如T细胞或B细胞受体或抗体所识别。

感染后免疫反应

免疫流行病学通过测量免疫系统的不同组成部分，确定感染的不同临床病理阶段，来评估人群水平的疾病风险。因此，了解宿主对不同病原体感染的免疫反应对于可靠地使用和解释免疫流行病学数据是必要的。

适应性免疫的一个关键特征是"免疫记忆"。这指的是T和B细胞在再次接触病原体时做出更迅速、更有效反应的能力。感染后，清除病原体的早期效应反应随之而来的是免疫记忆的发展。在感染的急性期，效应性T细胞首先与短效的IgM抗体一起被诱导，然后是延迟诱导长效的IgG抗体。当病原体从体内清除时，病原体特有的、长寿的记忆T细胞和B细胞就会形成，并在人的一生中保持下去。

因此，开发和选择适当的检测方法来测量和表征免疫反应，对于提供有关个体感染状态的信息是重要的。例如，当前或近期的感染通常通过测量IgM抗体来诊断，而IgG抗体水平通常反映个人先前感染和个人对病原体的累积免疫反应。临床上轻微或无症状的亚临床感染只能通过使用免疫学测试来诊断。因此，血清流行病学可以揭示当前和过去人群感染（临床和亚临床）的总负担（表11.1）。

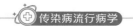

表 11.1 免疫流行病学人类生物材料来源

来　　源	优　　点	缺　　点
来自对目标人群的调查	◆ 最佳方法,尽可能地选择有代表性的人群 ◆ 评估感染发生率 ◆ 评估对疾病的免疫力,以指导疫苗政策或更新 ◆ 收集人口统计信息以识别风险因素	◆ 昂贵 ◆ 需要大量人力
来自献血项目的献血者(匿名血液样本)	◆ 采样方便 ◆ 大量样本可用于筛查 ◆ 用于筛选并监测对特定病毒的免疫力或估计病毒是否存在暴发的可能	◆ 获得估计感染患病率而非发生率 ◆ 不能代表人群的年龄和性别结构 ◆ 没有疫苗接种史,限制了对感染负担估计
不同群体的入职和定期检查:军队、工业和医护人员	◆ 对同一群体的个体重复调查可以估计该群体的发病率 ◆ 成本效率高 ◆ 方便,因为该群体需要定期进行体检 ◆ 有较好的临床记录可供参考	◆ 不能代表整个人口 ◆ 这类群体可能暴露于特定感染风险中(例如医护人员和流感)
医院和公共卫生实验室:病理学和微生物学实验室以及产前诊所	◆ 抽样方便 ◆ 涉及的群体可能是已知的,可以估计发病率 ◆ 可以链接到相关临床信息	◆ 目标人群未知 ◆ 存在医院偏倚,不能代表潜在的人群

免疫学检测方法

　　免疫学检测技术通过检测病原体特异性的抗体或 T 细胞,反映感染或接种疫苗后免疫系统的应答过程。这些检测技术基于病原体特异性抗体或 T 细胞,抗体定量的检测技术测定抗体在生物样品中与特定抗原结合的能力(例如,酶联免疫吸附测定法(ELISA)或防止病原体或抗原引起的反应的能力(如血凝抑制或微中和测定法);T 细胞免疫学检测技术测定 T 细胞响应抗原或病原体分泌细胞因子的能力(例如酶联免疫斑点(ELISpot))。图 11.1 所示为 ELISA 和 ELISpot 的示意图,这两种检测方法常分别用于测量抗体和 T 细胞;表 11.2 列出了一些使用这些免疫学测定技术的代表性实例。

抗原包被孔

 血清样品中的特异性抗体与抗原结合

 酶联抗体与特异性抗体结合

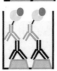 添加底物,通过酶将底物转化为有色产物。颜色形成的强度与特异性抗体的量成正比

 孔底部包被的膜用于捕获抗体

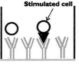 抗原刺激的细胞分泌细胞因子,细胞因子被膜抗体捕获

 酶联抗体与分泌的细胞因子结合

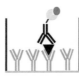 添加底物,底物被酶转化为色斑。每个斑点反映1个分泌细胞因子的抗原特异性细胞

图11.1 ELISA 和 ELISpot 的示意图

表11.2 不同分析方法的代表性实例

疾 病	病 原 体	分析方法	读 数	用 途
细菌感染				
结核	结核分枝杆菌	ELISpot ELISA	T细胞释放 IFN-γ	人群中潜在结核病感染率的估计[1]
脑膜炎	脑膜炎奈瑟菌	血清杀菌抗体测定	补体介导的特异性抗体裂解	接种疫苗后对不同菌株免疫的患病率估计[2]
百日咳	百日咳杆菌	间接 EIA	百日咳毒素 IgG 抗体	新发和过去流行的百日咳杆菌感染的感染率的估计[3]
病毒感染				
流行性感冒	流行性感冒	血凝抑制试验	中和病毒感染的抗体	估计一个季节的流感发病率,并估计季节和长期趋势[4]
肝炎	乙型肝炎	ELISA	抗HBsAg的IgG抗体	估计人群中乙型肝炎感染的患病率[5]
水痘/带状疱疹	水痘–带状疱疹	ELISA	IgG 抗体	估计针对疫苗接种的发病率和高危年龄组[6]
德国麻疹	风疹	乳胶凝集试验	IgM 或者 IgG 抗体	风疹感染或免疫的血清学诊断[7]
寄生虫和其他感染				
新孢子虫病	新孢子虫	抑制 ELISA	IgG 抗体	调查从犬类到人类的人畜共患病传播[8]

注:EIA,酶免疫测定;ELISA,酶联免疫吸附试验;ELISpot,酶联免疫斑点;HBsAg,乙型肝炎病毒表面抗原; IFN-γ,干扰素 γ;IgG,免疫球蛋白 G;IgM,免疫球蛋白 M;TB,结核病。

资料来源:Zwerling 等的数据,2012[1];Trotter CL 等,2012[2];Cherry JD 等,2004[3];Hardelid P 等,2010[4];Caley M 等,2012[5];Vyse AJ 等,2004[6];Giraudon I 等,2012[7]和 mcCann 等 2008[8]。

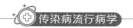

免疫学数据的分析

免疫学分析的读数通常与遇到的流行病学数据不同,它们的呈现方式和分析方法也不同。生物样品中的抗体数量通常以标准化后的抗体滴度或浓度来表示(例如,滴度为 1/32 或 10 mIU/mL)。滴度是抗体能产生标准的免疫反应的最大稀释度。平均群体水平的抗体数量用几何平均数表示。

相反,ELISpot 试验得到的 T 细胞数据以斑点形成数目/百万细胞(SFCs/百万)的形式表示,并遵循泊松分布。最近,人们正在使用新的免疫生物标志物来测量针对同一病原体的各种不同免疫参数。免疫生物标志物的使用及其分析在数据分析中提出了不同的考虑因素。

对免疫学数据的分析应考虑以下相关问题。

 ## 免疫学数据的结构

血清流行病学中使用的大多数免疫学数据不是正态分布的,因此不能满足常规统计检验的数据假设。因此,应转换数据以满足正态分布的假设,或者应使用适用于已识别分布的参数方法或非参数方法。

 ## 再现性

这是指使用相同测试和样品的分析结果的变化。血清流行病学数据的分析必须考虑分析结果随时间变化的变异程度和影响这种变异的因素。

 ## 标准化和可重复性

这是指不同实验室或不同研究中检测结果的差异,通常是由不同实验室的检测方案和方法差异造成的。各国和公共卫生中心的标准化对于比较血清流行病学数据变得非常重要。欧洲血清流行病学网络(ESEN2)是一项旨在协调和统一欧洲对各种疫苗可预防感染的免疫血清学监测的倡议。[9]

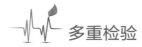 ## 多重检验

多重检验的问题是,研究人员对同一数据集中测量的不同免疫参数进行多重统计检验。这导致了统计上显著性关联偶然发生的可能性,而非真实的生物学关系的反映。随着新的

检测方法和技术的发展,越来越多的不同免疫参数被加入检测序列,这个问题的重要性日益突出。

 区分过去和现在的感染

根据检测的抗体类型,抗体在感染后的持久性和感染后免疫标志物的维持可用于评估当前和过去的感染和疾病负担。以乙型肝炎为例,慢性乙型肝炎感染是通过测量血清中乙型肝炎病毒表面抗原(HBsAg)的水平来评估的,因为它持续时间长,且慢性乙肝感染时HbsAg丢失的可能性低,而既往乙型肝炎感染通常是通过测量针对HBsAg和乙型肝炎核心抗原(HBc)的IgG抗体来评估的。

 免疫流行病学的公共卫生应用和血清学研究的研究设计

 评估感染流行率

传统上,基于病例的监测计划用于估计人群中的疾病负担。通过测量人群中病原体特异性免疫反应,特别是血清抗体,可以估计过去或当前感染的流行率,称为血清抗体阳性率。与基于病例的流行率相比,血清抗体阳性率数据反映了临床和亚临床感染。血清抗体阳性率研究特别有助于识别有感染风险的人群,而不是那些有临床疾病风险的人群。用于估计血清抗体阳性率的最常见的研究设计是横断面研究(见第4章),但横断面研究设计不能评估感染发生率。

血清抗体阳性率研究在公共卫生领域的应用包括:

◇ 对人群或特定风险群体(如孕妇)疾病负担的评估:例如,通过对人口统计和健康调查收集的血清进行HIV检测,估计美国的HIV血清抗体阳性率。

◇ 提供免疫力年龄分布和有感染风险人群的有价值数据:例如,在EB病毒和登革热病毒流行的环境中,95%的人群在5岁时EB病毒的抗体呈阳性,说明针对EB病毒的抗体可在生命早期产生,然而大多数儿童在10岁时才会产生针对登革热病毒的抗体,这表明人群对感染和疾病的易感性以及暴露的机会存在差异。[10-11]

◇ 血清抗体阳性率研究还可以识别高危人群和疾病的传播方式:例如,对人类T淋巴细胞病毒1型(HTLV-1)的血清抗体阳性率研究发现HTLV-1抗体在成年人中呈高流行率,这意味着性传播的可能性,而梅毒检测呈阳性的人中HTLV-1抗体的高流行率又进一步证实了这一推测。[12]

◇ 各国之间的比较:横断面血清流行率研究的方便性和简易性使各国能够对大量有代表性的人群进行研究。例如,对22个发展中国家国家调查的HIV血清抗体阳性率的比较显示,不同国家之间存在相当大的差异。[13]然而,在各国之间进行比较时,必须注意检测方法的标准化和不同国家人口的代表性。

评估感染发病率

对于引起高比例无症状或亚临床感染而引发疾病传播的病原体(如流感、结核)和潜伏期较长的疾病感染(如艾滋病病毒),估计感染发生率尤为重要。有两种方法广泛地应用于评估近期感染。血清抗体阳转——通常定义为感染前后或感染早期病程中病原体特异性抗体增加4倍——可用于估计感染的血清抗体发生率。检测感染后近期升高的IgM抗体也可用于估计某些感染的发病率。

估计感染发病率最有效的研究设计是前瞻性队列(见第4章),使用个体感染前后收集的样本。前瞻性队列研究在估计血清抗体发生率方面的优势见文本框11.1。

文本框11.1　队列研究的优势

◇ 提供研究开始免疫水平;
◇ 分别估计感染和临床疾病的发生率;
◇ 确定再感染并计算再感染率;
◇ 计算有症状和无症状感染的比例;
◇ 确定人群中感染和疾病的临床谱;
◇ 识别与感染和疾病风险相关的危险因素和免疫相关因素;
◇ 了解宿主对感染的反应。

重复横断面调查提供了估计发病率的另一种方法。在确定的人群(不一定是相同个体)中反复进行的横断面调查中血清抗体阳性率的变化提供了发病率的测量。这些研究很方便,经常被公共卫生机构用来评估引入免疫规划后感染的长期趋势或疾病负担的变化。

血清发病率研究在公共卫生方面的应用实例包括:

◇ 分别估计感染和临床疾病的发生率:例如,以人口为基础的大型队列研究,如阿姆斯特丹艾滋病病毒队列研究,提供了关于艾滋病病毒阴性人群中艾滋病病毒感染发病率和艾滋病病毒相关疾病发病率的关键数据。[14]

◇ 确定感染的危险因素:前瞻性血清学研究有助于确定巨细胞病毒和风疹的风险,它们可能通过孕妇导致新生儿先天性疾病。[7,15]

◇ 估计亚临床/无症状感染:血清学队列研究设计是唯一可以估计亚临床/无症状感染比例的方法。例如,英国一项前瞻性队列研究发现,50%的流感感染是无症状的。[16]

◇ 评估再感染率:在长期随访的个体中,血清抗体阳转表明初次感染和重复血清转换,提供对相同病原体再感染率的估计。[17]

◇ 长期趋势:血清学队列研究和重复横断面血清调查能够提供病毒感染发生率的长期趋势数据。

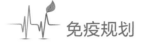 免疫规划

血清流行病学数据对于确定免疫规划的必要性以及评价这类规划至关重要。这些数据可用于确定感染负担和风险群体,这对于决定免疫规划的成本效益和目标群体至关重要。例如,英国进行了估计麻疹-腮腺炎-风疹(MMR)抗体基线流行率的研究,以便为1988年引入MMR疫苗提供信息依据。[18]1991年麻疹、腮腺炎和风疹抗体的血清流行病学数据显示,7~14岁儿童的血清流行率很低,这导致1994年11月对所有5~16岁儿童实施了一项免疫计划[18]。

引入疫苗后,血清流行病学是监测疫苗接种规划影响的其他监测方法的重要辅助手段。这通常是通过测量引入疫苗后人群中血清阳性率或临床疾病的降低来估计的。横断面血清调查也可用于估计人群中的疫苗覆盖率。血清流行病学工具也可用来衡量疫苗效力。真正预测感染或疾病发展风险的免疫反应被称为保护相关反应(见第12章),尽管并非所有由疫苗诱导的免疫反应都具有保护性或与保护性相关。在免疫方案中,这种与保护相关的东西经常被用来代替预防感染和疾病的保护。[19]这是特别有用的,因为它避免使用临床终点来估计疫苗的效力。例如,通过血凝抑制试验测定的抗体滴度>1:40与预防流感感染有关。采用血清流行病学研究来衡量接种疫苗后出现这种抗体滴度的个体比例,以此作为疫苗效力的替代指标。

 确定新病原体来源

当新的病原体在人群中出现时,测量为常规监测收集的生物样本中的免疫反应通常用于确定感染风险。例如,在中东呼吸综合征冠状病毒暴发前2年收集的血清中抗体的血清阳性率显示,单峰骆驼的患病率很高,但在人类中没有,这表明该病毒可能是从骆驼传播给人类的。[20]

未来发展

免疫学和分子生物学的革命性进展为深入分析体液和细胞免疫系统提供了可能。这些技术包括使用基因表达特征与转录组学技术,可同时测量多个基因的多重逆转录聚合酶链反应(RT-PCR)和多重ELISA。尽管这些技术仍需大规模应用于常规监测,但用于研究宿主-病原体相互作用的技术和检测方法正在迅速扩大。免疫学的其他进步还体现在使用不同的生物样本评估机体的免疫状态,例如,唾液和鼻拭子,这种样本的侵入性比血液样本小。检测不同的生物样本有其自身的安排考虑,需要根据检测的免疫系统成分来选择合适的免疫分析方法。这些新检测方法的出现将影响免疫流行病学的未来。与此同时,随着更多的

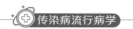

免疫标记物被开发和识别,将需要开发新的方法来处理分析大数据时出现虚假关联和偏倚的可能性。

(翻译:陈耀庆)

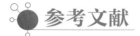参考文献

[1]　Zwerling A, van den Hof S, Scholten J, Cobelens F, Menzies D, Pai M(2012). Interferon-gamma release assays for tuberculosis screening of healthcare workers: a systematic review. Thorax, 67, 62-70.

[2]　Trotter CL, Findlow H, Borrow R (2012). Seroprevalence of serum bactericidal antibodies against group W135 and Ymeningococci in England in 2009. Clin Vaccine Immunol, 19, 219-22.

[3]　Cherry JD, Chang SJ, Klein D, et al. (2004). Prevalence of antibody to Bordetella pertussis antigens in serum specimens obtained from 1793 adolescents and adults. Clin Infect Dis, 39, 1715-18.

[4]　Hardelid P, Andrews NJ, Hoschler K, et al. (2010). Assessment of baseline age-specific anti-body prevalence and incidence of infection to novel influenza A/H1N1 2009. Health Technol Assess, 14, 115-92.

[5]　Caley M, Fowler T, Greatrex S, Wood A (2012). Differences in hepatitis B infection rate between ethnic groups in antenatal women in Birmingham, United Kingdom, May 2004 to December 2008. Euro Surveill, 17, pii: 20228.

[6]　Vyse AJ, Gay NJ, Hesketh LM, Morgan-Capner P, Miller E(2004). Seroprevalence of antibody to vari-cella zoster virus in England and Wales in children and young adults. Epidemiol Infect, 132, 1129-34.

[7]　Giraudon I, Forde J, Maguire H, Arnold J, Permalloo N(2009). Antenatal screening and prevalence of infection: surveillance in London, 2000-2007. Euro Surveill, 14, 8-12.

[8]　McCann CM, Vyse AJ, Salmon RL, et al. (2008). Lack of serologic evidence of Neospora cani-num in humans, England. Emerg Infect Dis, 14, 978-80.

[9]　Levy-Bruhl D, Pebody R, Veldhuijzen I, Valenciano M, Osborne K (1998). ESEN: a compari-son of vaccination programmes. Part one: diphtheria. Euro Surveill, 3, 93-6.

[10]　Balmaseda A, Hammond SN, Tellez Y, et al. (2006). High seroprevalence of antibodies against dengue virus in a prospective study of schoolchildren in Managua, Nicaragua. Trop Med Int Health, 11, 935-42.

[11]　Dowd JB, Palermo T, Brite J, McDade TW, Aiello A (2013). Seroprevalence of Epstein-Barr virus infec-tion in U.S. children ages 6-19, 2003-2010. PLoS One, 8, e64921.

[12]　Riedel DA, Evans AS, Saxinger C, Blattner WA (1989). A historical study of human T lym-photropic vi-rus type I transmission in Barbados. J Infect Dis, 159, 603-9.

[13]　ICF International (2012). HIV prevalence estimates from the demographic and health surveys. ICF Inter-national, Calverton, MD.

[14]　Hendriks JC, Medley GF, Heisterkamp SH, et al. (1992). Short-term predictions of HIV prevalence and AIDS incidence. Epidemiol Infect, 109, 149-60.

[15]　Vyse AJ, Hesketh LM, Pebody RG (2009). The burden of infection with cytomegalovirus in England and Wales: how many women are infected in pregnancy? Epidemiol Infect, 137, 526-33.

[16]　Hayward AC, Fragaszy EB, Bermingham A, et al. (2014). Comparative community burden and severity of seasonal and pandemic influenza: results of the Flu Watch cohort study. Lancet Respir Med, 2,

445-54.

[17] Davies JR, Grilli EA, Smith AJ (1984). Influenza A: infection and reinfection. J Hyg (Lond), 92, 125-7.

[18] Vyse AJ, Gay NJ, White JM, et al. (2002). Evolution of surveillance of measles, mumps, and rubella in England and Wales: providing the platform for evidence-based vaccination policy. Epidemiol Rev, 24, 125-36.

[19] Plotkin SA (2010). Correlates of protection induced by vaccination. Clin Vaccine Immunol, 17, 1055-65.

[20] Aburizaiza AS, Mattes FM, Azhar EI, et al. (2014). Investigation of anti-middle East res-piratory syn-drome antibodies in blood donors and slaughterhouse workers in Jeddah and Makkah, Saudi Arabia, fall 2012. J Infect Dis, 209, 243-6.

第12章 疫苗评价:效力和不良事件

疫苗评价概况

对于传染性疾病的控制,疫苗通常是有效且最具经济效益比的预防手段。疫苗最常用于保护个体免受感染和疾病的危害,也可以降低疾病的传染性。在某些情况下,高覆盖率的疫苗可以有效减少传播,以至于未接种疫苗的个体也间接受到了保护。

疫苗在获得使用许可之前,必须经历复杂的监管过程,其中包括一项或多项Ⅲ期随机对照试验来估计其效力(见第5章)。在获得许可并在开始常规使用后,观察性研究(见第4章)可进一步调查该疫苗在不同接种时间、不同血清型病原体或不同年龄段接种人群中的效力。

由于疫苗接种的有效预防,使得多种传染病变得愈发稀少,公众关注的焦点可能会转向与疫苗接种相关的罕见不良事件。由于在设计临床试验时选取的样本量主要为了满足计算疫苗效力所需,因此只有相对常见和快速出现的不良事件才会在上市前被发现;罕见或需要较长时间才出现的不良反应往往只有在疫苗常规使用后才能被发现。疫苗监测系统和观察性研究是快速且严格地评估疑似不良事件的关键,对于维护公众对疫苗的信心也至关重要。

本章介绍了有关评估疫苗效力(VE)和不良事件的方法论问题,关于专业术语,有以下两点说明:

◇ 没有疫苗能够提供完全的保护,因此有必要将"接种"(接种抗原)和"免疫"(诱导出有效的保护性免疫)区分开来。

◇ 临床试验旨在测量最大的保护效力,其估计的保护力通常高于常规使用中的保护力。有些人使用"效力"(efficacy)一词描述在临床试验中得到的疫苗保护力,而用"效果"(effectiveness)一词描述在真实世界中监测到的常规疫苗的保护力;在本章中,我们对效力、效果和保护力这三个专业术语暂不作区分。

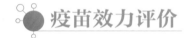

疫苗效力评价

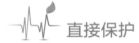

直接保护

疫苗的直接保护是疫苗的生物学效应对接种者的保护。

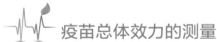

疫苗总体效力的测量

疫苗效力(vaccine efficacy,VE)表示为在接种者中归因于疫苗接种的疾病发病率降低的百分比。它可以在随机对照试验、队列研究(包括暴发调查研究和家庭或接触者研究)、病例对照研究和病例群体研究中进行估算(文本框12.1)。

文本框12.1　疫苗效力在随机对照试验,队列研究,病例对照研究和病例群体研究中的估算方法

随机对照试验和队列研究:

$$VE = \frac{未接种者中的发病率 - 接种者中的发病率}{未接种者中的发病率} \times 100\%$$

病例对照研究:

$$VE = 1 - RR_{(v/u)} \times 100\% \quad 或 \quad 1 - OR_{(v/u)} \times 100\%$$

病例群体研究

$$VE = \frac{PPV - PCV}{PPV(1 - PCV)}$$

其中,OR 为比值比;PCV 为病例接种比例;PPV 为人群接种比例;$RR_{(v/u)}$为接种者相对未接种者的相对危险度。

◇ 在测量疫苗预防某种疾病发病率的队列研究和随机对照试验中,疫苗效力是通过比较已接种疫苗和未接种疫苗的人群疾病发病率来估算的。

◇ 在病例对照研究中,疫苗效力是基于接种人群(v)对于未接种人群(u)的疾病相对危险度$RR_{(v/u)}$来估计的。在病例对照研究中,一般使用相对危险度(relative risk,RR)(或在研究罕见疾病时使用比值比(odds ratio,OR 值)),因为在这类研究中的疾病发病率一般是未知的。

◇ 病例人群研究则通过比较病例中接种人群的比例与人群中接种人群的比例(疫苗覆盖率)来进行疫苗效力的估计。用以估计的人群必须与病例招募的来源人群相同,比如来自相同的年龄群和地域。病例群体研究又被称为"快速筛检"研究,这是一种快速和简化的方法,但无法控制混杂因素。如果病例群体研究估计的疫苗效力低于预期疫苗效力,则必须改用其他更好的试验设计方法。

疫苗在不同方面或对于不同结局的效力

疫苗提供的保护并不是一成不变的,其取决于接种方案(接种年龄、剂次、剂量间隔)、接种后过去的时间、特定结局(如特定血清型、严重病例和疾病部位)和位置情况(如在不同大洲和所预防病原体的暴露强度)等。在申请许可过程中将发现一些疫苗保护力的变化;其他变化可在常规接种时使用观察性研究来确定。

为了根据剂次、接种时间间隔和其他特征来估计疫苗效力,人们会根据某些重要特征的不同分别评估疫苗的效力。例如,某项病例对照研究用接种两剂轮状病毒疫苗的儿童和接种一剂轮状病毒疫苗的儿童与未接种疫苗的儿童分别进行对比,结果发现接种两剂轮状病毒疫苗的效力为76%,而仅接种一剂疫苗的效力为65%。

为了评估对于不同结局指标(如严重程度、不同血清型的病原体等)的疫苗效力,通常对每个结局指标分别进行分析。如上所述的轮状病毒疫苗的病例对照研究中,该疫苗对于轮状病毒基因型G1P的效力为89%,而对基因型G2P4的效力则为75%。

为了估计不同环境下的疫苗效力,必须在每种环境下分别进行研究。例如,在疫情暴发区或家庭接触环境中进行研究时,应以暴露在高感染风险的环境下的疫苗效力为准。

 对于非特定结局的疫苗效力

有时使用特定的终点(例如,实验室确认的肺炎链球菌性肺炎、轮状病毒腹泻和流感)来评估疫苗效果成本太高,若有可用的非特异性终点进行评估,则此类终点也可以作为所关注结局的替代指标(例如,以X射线确诊的肺炎代替实验室确认的肺炎链球菌性肺炎、以住院腹泻代替实验室确认的轮状病毒性腹泻或者以流感样症状(ILI)代替实验室确认的流感)。在这种情况下,估计的疫苗效力是通过观察到的对非特定结局的保护作用而得到的。

例如,在冈比亚开展的一项肺炎链球菌性肺炎疫苗试验中,利用X射线诊断的肺炎发病率而获得的疫苗效力为37%。从政策角度来看,这种通过非特定结局而估算疫苗效力是很有意义的,因为它可以反映疫苗接种后对非特定结局的疾病负担的影响(在本案例中,表明机体在接种该疫苗后其罹患X射线诊断肺炎的频率减少到了37%)。

针对非特定结局的疫苗的效力是会变化的,因为它取决于非特定结局中由特定病原体引起的比例,这类似于对特定结局的疫苗效力。在上述案例中,针对X射线确诊肺炎的37%保护效果,既包括了该疫苗对肺炎链球菌性肺炎的保护作用,也包括了对在该环境和年龄组中所有其他肺炎球菌导致肺炎的一部分的保护效力。

我们可以在一个样本亚组中进行针对这些非特定结局的研究,并通过估算其中由特定病原体引起的结局的比例来估计与该特定疾病相关的疫苗效力。

 免疫保护相关指标/替代指标及桥接研究

由于疫苗是通过免疫学机制提供保护的生物制剂,因此抗原特异性免疫反应可用于表示疫苗的保护作用。这类特异性免疫应答可称为疫苗保护性替代指标(当这些指标是疫苗与免疫保护之间的因果链的一部分时)或者免疫保护相关性指标(当这些指标仅是因果链的一个标记物,但不是因果链的一部分时)。免疫保护替代指标/相关指标最好是通过相关试验研究建立获得。

当已知具有免疫保护替代指标/相关指标时,便可以通过免疫学研究确定新疫苗的效力,而无需再开展疫苗保护效果的临床试验。例如,假设相关/替代指标是一种抗体,同时已明确可起到保护作用的抗体水平,则可用疫苗接种后抗体阳转率来代表疫苗效力。在这种情况下,可通过血清转换率研究作为临床桥接试验,用以比较新型疫苗/剂型/免疫程序与已在前期临床试验中验证过的原有疫苗的效力(有关血清流行病学的更多信息请参见第11章)。

 疫苗保护的模式:全/无保护与部分保护

疫苗通过不同方式实现保护可以得到相同的 VE 值。例如,假设有两种疫苗,第一种为 50% 的接种者提供完全保护,另外 50% 的接种个体完全没有保护;而第二种则将所有接种个体患病率降低一半。在这两种情况下,VE 值都为 50%(图12.1)。第一种模式被称为全或无保护,50% 的接种者受到完全保护;而另外的 50% 为"疫苗失败者",因为他们仍然像未接种个体那样对病原体易感。第二种模式称为部分保护或"不完全"保护(个体虽然接种了疫苗,其疾病症状可被显著减轻,但仍能将病原体传播给接触者),它为整体接种人群提供了一定程度的保护,因此其人群患病率降低了 50%。

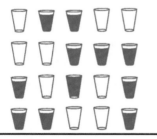 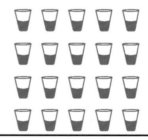

| 疫苗接种者有50%保护效力
全或无免疫模式 | 疫苗接种者有50%保护效力
"不完全"或部分免疫模式 |

图12.1　疫苗保护的两种模式:全或无和部分(或不完全)保护

注:玻璃杯表示接种疫苗的个体,全黑色玻璃杯代表得到完全保护的个体;白色玻璃杯代表没有
　被保护的个体,而半满的杯子代表有部分保护的个体。VE 代表疫苗效力。

资料来源:本图的转载承蒙 Laura C. Rodrigues 的允许。

在"全或无"模式中,那些保护相关指标(如果已知的话)可用于鉴定哪些接种者可获得免疫保护以及哪些接种者不会获得保护。在部分保护或"不完全"保护模型的疫苗接种中,因为没有人可获得完全保护,所以没有完全保护的免疫相关指标。

大多数疫苗的效力介于上述两种极端情况之间,也就是说一些接种者获得完全保护,一些接种者不会获得保护,另一些接种者则获得不同程度的部分保护。这在世界卫生组织出版物《疫苗诱导保护的相关因素:方法与启示》中有详细讨论。在疾病非常普遍的情况下,用于解释VE值的疫苗效应机制会随着接种时间不同而有不同的含义。

 ## 疫苗对疾病程度和传染性的保护效力

有些个体可以被感染并具有传染性而不发展成疾病,接种疫苗后其传染性可能会有所不同。疫苗的直接作用可能不限于保护个体免受感染或疾病的侵害,还可以降低接种疫苗的感染个体的传染性。例如,针对百日咳患者,接种过疫苗的病例比未接种过疫苗的病例具有更低的传染性;而且理论上甚至可以研制一种能够令疟疾感染者不再具备传染性的疫苗。

VE_s(其中s表示疾病易感性)通常表示标准效力测定或减少的疾病发生率,而VE_i(其中i表示传染性)则表示被接种个体的传染性下降程度,包括每次接触的传染机会降低(例如降低病毒或细菌载量)和缩短传染期的持续时间。VE_t表示疫苗在可以减少指示病例(又称初始病例)的传染性和接触者易感性情况下的保护效力最大值。家庭接触研究可很好地用于评估疫苗降低传染性的效力的试验设计,其主要方式为比较接种和未接种的指示病例在家庭接触环境中的二次被感染概率(SAR_s)(文本框12.2)。

文本框12.2　通过比较接种疫苗和未接种疫苗的指示病例家庭接触者的二次被感染概率(SAR_s)来估计其对传染性的保护效力

$$VE_s = (1 - SAR_{u\text{-}v}) / SAR_{u\text{-}u}$$
$$VE_i = (1 - SAR_{v\text{-}u}) / SAR_{u\text{-}u}$$
$$VE_t = (1 - SAR_{v\text{-}v}) / SAR_{u\text{-}u}$$

式中,$SAR_{u\text{-}u}$为未接种疫苗的指示病例接触者中的二次感染概率;$SAR_{u\text{-}v}$为未接种疫苗的指示病例接触者中的二次被感染概率;$SAR_{v\text{-}u}$为接种疫苗的指示病例接触者中的二次被感染概率;$SAR_{v\text{-}v}$为接种疫苗的指示病例接触者中的二次被感染概率;VE_i为疫苗接种所产生的减少传染性的效力;VE_s为疫苗减少疾病易感性的效力;VE_t为疫苗提供最大保护的效力。

对易感性和传染性的保护均可有效减少疾病传播。一种对降低传染性有效率为90%但对易感性有效率为0%的疫苗,与对降低传染性有效率为0%但对易感性有效率为90%的疫苗,在减少传播方面的作用是相同的。这两者都是测定直接保护效力的指标。

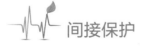 ## 间接保护

在评估免疫规划的效果时,将直接保护和间接保护进行区分是很有意义的。直接保护是指在个体接种疫苗后,不考虑任何群体效应的情况下所产生的生物学效应;而间接保护则是通过消除传染病病例的同时为接种者和未接种者提供的保护。

只有可人际传播的疾病,并且该疾病能够在疫苗接种的目标年龄人群中传播时才存在间接保护效应。这种保护效应的强度可因不同的疫苗覆盖率而发生变化。有些疫苗不会引

起间接保护,举两个例子:第一种是破伤风疫苗,因为人破伤风病例不会导致该疾病的传播;第二种是新生儿卡介苗接种,因为该疾病的传播主要由结核病成年患者进行传播,而传播时这些患者接种的新生儿卡介苗的效果已消失殆尽。

因此,疫苗对传播的总体影响由其直接效应和间接效应共同组成。

 间接保护效果的评估

基于个体和群体随机化组合的试验设计有助于从概念上对疫苗接种的直接保护效果、间接效果或同时两种效果进行测定。这类试验设计是将某些群体(例如村庄或学校)随机分配到下述三种选项中的一种(图12.2):

◇ 所有人都接种了疫苗的群体;

◇ 无人接种过疫苗的群体;

◇ 群体中的每个个体进行独立分配(人群中的每个人被分配到接种疫苗组或未接种疫苗组)。

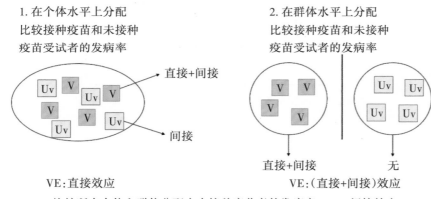

图 12.2　随机试验的分组

注:随机试验可分为3组:所有人员均接种疫苗;所有人员均未接种疫苗;群体中的个体被分配到接种疫苗组或未接种疫苗组;VE为疫苗效力。

资料来源:Laura C. Rodrigues(2014)。

假设该群体中的成员不会与其他群体成员发生混合,而且疾病传播主要是由试验中疫苗接种所对应的年龄段人员引起的:

◇ 直接保护效果是通过比较群体中分配到疫苗接种人群和未接种人群的感染率而测定的(由于二者都受到了间接保护);

◇ 间接保护效果会随疫苗接种覆盖率而发生变化,它通过比较对照群体(按照计划不接种疫苗)中未接种疫苗人群的疾病发生率与试验群体(按照计划需要接种疫苗)中未接种疫苗人群的疾病发生率而获得(因为这个人并未接种疫苗,所以他们只能受到间接保护);

◇ 总体保护(间接保护加上直接保护)是通过比较所有三种群体中接种疫苗和未接种疫苗个体的发病率来测定的。

在进行群体随机化试验时,有一种简化的模式可用于估算间接保护效果。通过测定那些原本被分配到全员接种但拒绝接种或未分配到可接种疫苗的个体的发病率,即可估算得到疫苗的间接保护效果(图12.3)。

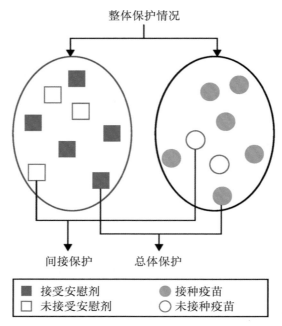

 图12.3 群体随机疫苗试验中评估疫苗诱导的群体保护效应

注:图中展示了两种假设性的群体,并确定了被纳入比较疫苗整体、总体和间接保护效果评估的个体。

资料来源:The Lancet Infectious Diseases, Volume 11, Issue 6, Clemens J. et al., New approaches to the assessment of vaccine herd protection in clinical trials, pp. 482-7, © 2011 Elsevier Ltd, with permission from Elsevier, M http://www.sciencedirect.com/science/journal/14733099.

项目评估和示范试验

疫苗接种计划的影响是指该计划对感染传播、与感染相关的发病率和死亡率的总体长期影响。

由于多种原因,疫苗接种计划的影响可能要在该计划推出多年后才会显现出来,包括:易感个体年龄分布的变化(例如,百日咳和流行性腮腺炎);疫苗接种推广一段时间后由于易感个体的积累而导致发病率的增加(例如,麻疹);由于可预防疫苗接种年龄段之外人群的疾病发生,间接保护效应可能比预期的要更强(例如,乙型流感嗜血杆菌);接种疫苗后,保护效果可能会随时间的推移而减弱(例如,卡介苗和百日咳);此外,病例年龄分布的变化还可能对疫苗效果造成复杂的影响(例如,先天性风疹综合征和水痘–带状疱疹感染)。虽然疫苗覆盖率和疫苗的直接和间接效应都是重要组成部分,但没有一成不变的"公式"用于评价疫苗的影响。

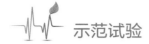 示范试验

在某种疫苗已获批使用但尚未开展常规接种的情况下,可以进行示范试验。这种试验不是为了评估该疫苗的保护作用,而是为了向决策者证明开展疫苗接种对疾病负担产生的短期影响。示范试验通常包含了对该疫苗接种的成本效益分析(见第17章)。由于该疫苗的效力已为人们所熟知,不必再特别关注其在临床方面的保护效应("临床平衡"),因此示范试验方案的设计者们提出了"公共卫生平衡"的概念。

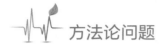 方法论问题

疫苗的有效性可以通过临床试验、队列研究、病例对照研究和病例群体研究进行评价。关于这些研究设计已在第4章中进行了更详细的阐述。

在研究疫苗效力时,有些方法论问题尤为关键:

◇ 需要对病例进行更加严格和具体的定义:也就是说,在评价疫苗效力的研究中应针对一种明确的结局。举例来说,在疾病严重的病例(比如轮状病毒腹泻的住院患者)中评估得到的疫苗保护效率,不能轻易推广到社区中的轮状病毒腹泻轻症患者中去。

◇ 时间问题:岁数小于应接种年龄段的人不应被包括在疫苗效力研究中。在配对病例对照研究中,作为疫苗接种对照组人群的年龄段应该与所研究疾病的发病年龄段(称为"指示年龄")相同。许多疫苗只有在被感染前接种才能发挥作用,因此在研究此类疫苗效力时应首先排除那些已被感染的人员。大多数疫苗需要一段时间(至少1~2周)才能产生保护作用,因此,对于潜伏期短的疾病,也要排除在最后一针疫苗接种后2周内发生的病例。

疫苗安全性评价

当一种具有保护作用的疫苗在人群中实现高覆盖率后,该疫苗所预防的疾病就会变得愈发罕见,而公众们的关注点将会从疾病本身转向由疫苗引起的或担心疫苗可能引起的一些不良事件上。

疫苗接种后相对常见的短时间内不良反应通常会在其审批流程中被检测出来。然而,有些不良反应可能因为诸多原因而被忽略,包括罕见性、疫苗接种和不良事件间的时间滞后性以及临床试验中未纳入人群中可能的较高发生率等。

很多疫苗是在婴幼儿时期接种的,而这个阶段的孩子可能会出现发育异常。而疫苗接种和发育异常的非因果性的暂时关联可能会引发人们的恐慌,进而对疫苗接种覆盖率产生巨大影响。例如,新闻媒体宣传了一篇麻腮风联合疫苗(MMR)与孤独症存在关联的文章(该文已被撤回并受到广泛批判),导致英国的麻疹疫苗接种率出现急剧下降;而只有再通过一系列研究证明这种关联性不存在后,疫苗的覆盖率才逐步回增(图12.4)。

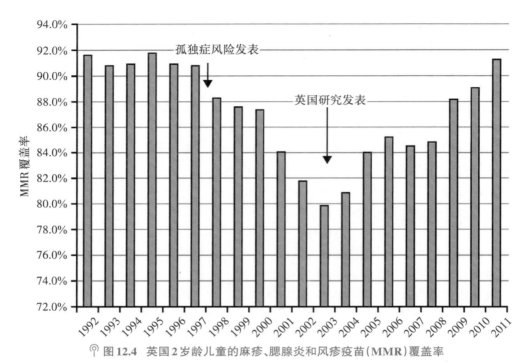

图 12.4 英国 2 岁龄儿童的麻疹、腮腺炎和风疹疫苗(MMR)覆盖率

资料来源:NHS Immunisation Statistics England 2013—14, Health and Social Care Information Centre, part of the Government Statistical Service, © 2014, Health and Social Care Information Centre with permission from Public Health England, available from M http://www.hscic.gov.uk/catalogue/PU B14949/nhs-immu-stat-eng-2013-14-rep.pdf.

为了维护公众对疫苗的信心,需要对任何被怀疑为不良反应的事件做出快速响应,并开展合理的流行病学研究,以确定这些不良事件是否与疫苗接种有关及其发生频率。

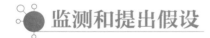 监测和提出假设

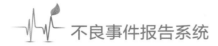 不良事件报告系统

为了监测疫苗和其他药物的安全性,人们建立了一套报告系统以供医疗专业人员、患者和公众及时获知疫苗或药物副作用的疑似事件。这些报告系统包括英国药品和医疗保健产品监管局(MHRA)运营的黄卡计划和美国疾病控制与预防中心(CDC)运营的疫苗不良事件报告系统(VAERS)。

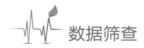 数据筛查

海量的电子数据可将个人的疫苗接种记录与其发病情况进行关联分析(例如,美国的疫

苗安全数据链计划),这增加了识别罕见不良事件的机会,但同时也引发了一些担忧,即不受管控的数据筛查可能会产生一些损害公众信心的虚假关联。

 对疑似不良事件的调查

为了确定一个假设的不良事件是否与疫苗接种有关,除了在审批监管过程中开展的临床研究,还可使用三种类型的观察性研究(病例对照研究、队列研究和病例系列分析)来测定两个指标,即比值比(OR)和归因风险(attributable risk,AR)。

评价指标如下:

在调查疫苗不良事件时,有两个指标是值得关注的:

◇ 比值比:确定不良事件与疫苗接种之间是否存在关联,并显示该风险的大小。

◇ 归因风险:用以评价在已接种人群中对可归因于疫苗的不良反应的发生频率。

通常将后者(归因风险)表示为在一定数量的接种者中产生不良反应的个体数量,并通过将感兴趣的不良事件的发生率在接种者中与(理想情况下)在人群(如果已知)中的发生率相减来计算(详见文本框12.3)。

其计算方法是将所关注的不良反应在疫苗接种人群中的发生率减去在普通人群(理想情况下是在未接种疫苗的人群,并且该数据是已知的)中的发生率。

文本框12.3　计算归因风险

队列研究和随机对照试验:

$$AR = 疫苗接种者的发生率 - 普通人群中的发生率$$

病例对照研究:

$$AR = \frac{r(RR-1)}{(RR-p+1)}$$

式中,AR为归因风险;p为人群中接种者的比例;r为总人群中疑似不良反应的率;RR为接种疫苗个体与未接种疫苗个体相比的相对风险。

 研究设计和方法学问题

队列研究、病例对照研究以及病例系列分析被用于调查疑似的不良事件。队列研究、病例对照研究以及自身对照的病例系列研究已在第4章阐述过。与不良事件研究特别相关的是大型的电子数据库,其中包含疫苗接种和假定不良事件的信息。可利用这些数据库开展上述三种类型的研究设计。

研究不良事件的一个特殊之处是,有些不良事件被假定只在接种后的一段时间内发生("风险期")。这有两个影响:

◇ 首先,在这种情形下,即使在接种覆盖率接近100%的人群中也可评估不良事件。因为虽然大多数受试者都接种了疫苗,但只有少数在接种后的风险期内会发生不良事件。如

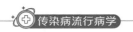

果这个数量高于预期,可以通过自身对照病例系列研究(见第4章)来确定假定事件是否是该疫苗的不良事件。

◇ 其次,应该开展探索风险期之外不良事件发生频率的观察性研究,否则不良事件的发生频率将被低估。

(翻译:孙彩军)

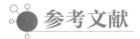 参考文献

[1] Ichihara MY, Rodrigues LC, Teles Santos CA, et al. (2014). Effectiveness of rotavirus vaccine against hospitalized rotavirus diarrhea: a case-control study. Vaccine, 32, 2740-7.

[2] Cutts FT, Zaman SM, Enwere G, et al. (1984). Efficacy of nine-valent pneumococcal conjugate vaccine against pneumonia and invasive pneumococcal disease in The Gambia: randomised, double-blind, placebo-controlled trial. Lancet, 365, 1139-46.

[3] World Health Organization (WHO) (2013). Correlates of vaccine-induced protection: methods and implications. WHO, Geneva. Available at: M http://www.who.int/immunization/docu-ments/WHO_IVB_13.01/en/ (accessed 28 January 2015).

[4] Smith PG, Rodrigues LC, Fine PEM (1984). Assessment of the protective efficacy of vaccines against common diseases using case-control and cohort studies. Int J Epidemiol, 13, 87-93.

[5] Halloran ME, Longini IM Jr, Struchiner CJ (1999). Design and interpretation of vaccine field studies. Epidemiol Rev, 21, 73-88.

[6] Clemens J, Shin S, Ali M (2011). New approaches to the assessment of vaccine herd protec-tion in clinical trials. Lancet Infect Dis, 11, 482-7.

[7] Smeeth L, Cook C, Fombonne E, et al. (2004). MMR vaccination and pervasive developmen-tal disorders: a case-control study. Lancet, 364, 963-9.

[8] Chen RT, DeStefano F, Davis RL, et al. (2000). The Vaccine Safety Datalink: immunization research in the health maintenance organizations in the USA. Bull World Health Organ, 78, 186-94.

[9] Farrington P, Pugh S, Colville A (1995). Anew method for active surveillance of adverse events from DP-Tand MMR vaccines. Lancet, 345, 567-9.

延伸阅读

Farrington CP (2004). Control without separate controls: evaluation of vaccine safety using case-only methods. Vaccine, 22(15-16), 2064-70.

Halloran ME, Longini IM Jr, Struchiner CJ (2009). Design and analysis of vaccine studies. Springer Verlag, New York.

Rodrigues LC, Smith PG (1999). Use of the case-control approach in vaccine evaluation: efficacy and adverse effects. Epidemiological Rev, 21, 56-72.

第13章　基本统计学方法

基本统计学方法介绍

统计学提供了一套可以从信息(数据)中得出结论的工具,这些信息收集自流行病学研究(见第4章)和监测系统(见第2章)。统计方法量化了由抽样和随机性所产生的数据中固有的不确定性。本章将讨论描述疾病传播和严重程度的统计学方法。

疾病传播

想要了解传染性疾病就要先了解疾病传播,包括传播的危险因素和强度。本章讨论了确定疾病传播相关特征的方法以及描述疾病传播速度的工具。

传播事件的关联性

流行病学研究,如病例对照、队列和家庭接触研究以及从其他监测源收集到的数据,可用于确定疾病获得相关因素。通常,这些研究的结局变量是一个二分类变量,表明疾病或病例对照的状态,并考虑可能与结果相关的环境、传染性个体、潜在暴露和/或易感个体特征。这些简单比较可使用基本的统计检验,如表13.1所示(更多详细信息,见本章的延伸阅读)。

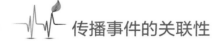 Logistic 回归模型

此外,还需要同时考虑多种因素对感染结果的影响。例如,初步分析可能表明,年龄与某一特定事件中的食源性疾病有关,但年轻人和老年人倾向于吃不同类型的食物,因此,年龄与疾病和主要暴露之间可能是独立相关的。这种替代解释的现象,被称为混淆。混淆可以在各种回归模型中得到控制,这些模型都有相同的基本模型:

$$\text{response} = \beta_0 + \beta_1 X_1 + \beta_2 X_2 + \cdots + \text{error}$$

在上面这个公式中,我们在允许了由抽样或未测量的协变量所导致的无法解释的误差的同时,采用线性关系评估了潜在的相关因素(X_i)和响应变量之间的关系。β_i描述了X_i和响应变量之间假定的线性关系的性质。在这些模型中,结果通常是感染状态的二分类指标。因此,上述等式中的响应变量需要被矫正成线性的。这一步涉及了logistic回归,它是通过使用概率的对数(称为logit)将二分类结局变量转换为连续型变量:

$$\text{logit}(p) = \log \frac{p}{1-p} = \beta_0 + \beta_1 X_1 + \beta_2 X_2 + \cdots + \text{error}$$

此处log表示自然对数。

表13.1 当结局变量是感染或病例对照的二分类指标时,其中可能涉及到的基本统计检验

危险因素	举 例	统计检验
分类变量(包括二分法)	◆ 疫苗接种状况; ◆ 性别; ◆ 家庭规模; ◆ 种族/民族	卡方检验
连续型变量	◆ 年龄; ◆ CD4计数	◆ t检验; ◆ Wilcoxon符号秩检验

β_i的指数可以被解释为OR,例如,只有一个0/1的协变量,模型可以表示为

$$\text{logit}(p) = \log \frac{p}{1-p} = \beta_0 + \beta_1 X_1$$

另一种表示形式是

$$\text{logit}(p) = \log \frac{p}{1-p} = \beta_0 + \beta_1$$

如果$X_1 = 1$,或者β_0,如果$X_1 = 0$,则OR的计算方法为

$$\text{OR} = \frac{\text{odds}(\text{当} X_1 = 1)}{\text{odds}(\text{当} X_1 = 0)}$$

$$= \frac{\exp\{\beta_0 + \beta_1\}}{\exp\{\beta_0\}} = \exp\{\beta_1\}$$

相关数据

在有关传播的研究中,使用彼此间有关联或相关的个体的信息并不罕见,但这违反了回归模型中采用的数据独立性的基本假设。家庭接触研究是一个常见的例子,研究收集了所有接触过传染性家庭成员(指示病例)的同一家庭成员的数据。通过假设最终感染疾病的家庭成员从索引病例中获得,进而对疾病的传播进行调查。同一家庭的成员有很多共同点,如遗传信息、行为习惯、暴露于同一指示案例等。因此,在一个五口之家中,假设他们能够提供5条各自独立的信息是不准确的,实际上,他们所提供的信息很可能存在一些重叠,这会导致有效样本量或信息量的减少。一项只有100人的家庭接触研究可能仅仅等同于

有90个独立个体的研究。如果假设数据是独立的,标准误差估计将太小,可能导致不准确的推论。

通常有两种技术用于解释相关数据:广义估计方程(generalized estimating equations,GEEs)和随机(或混合)效应模型。随机效应模型估计个体效应或条件效应,而GEE模型估计总体平均效应。这两种方法之间还存在着其他细微的差异,但两者都被广泛用于相关数据。Vittinghoff等人提供了一个完善的简介和概述[1],而Fitzmurice等人则对这些模型进行了全面的描述[2],有许多资源可用于在标准统计软件包中拟合这些模型。

再生数的估计

基本再生数是指当感染被引入完全易感人群时,一个特定的有传染性个体在传播链的下一个环节中将导致的病例数(见第1章)。现在,已经有了几种估计基本再生数的统计方法。下面将讨论其中三种方法,这三种方法只需要关于流行病曲线的信息,即每天(或其他适当的时间段,如几周)的新发病例数。这些方法需要满足以下几种典型假设:个体均匀混合,研究人群内无人口流入或流出以及对所有病例的完全观察。应注意,下文讨论的估计方法的修改放宽了这些假设。

一种基本的估计基本再生数方法源于分支过程理论,该理论最初是为了确定一个家系灭绝的概率而发展起来的。这个方法要求将病例呈指数增长期间的流行曲线的数据划分成不同的“代”。换句话说,初始病例是第一次观察到的病例数(或一代),第二代是被初始病例感染的病例数,第三代是被第二代病例感染的人数。如果M_i表示第i代的个体数,并且公式中使用的“代”仅指指数增长期间的个体数,则基本再生数的估计可以表述为下式:

$$R_0 = \frac{\sum M_i}{\sum M_{i-1}}$$

数据可以通过估计序列间隔(感染者和感染者对在出现症状之间的时间)的平均值被粗略地聚为代。暴发具有连续间隔很长,长度变化不大的特点,因此可以清楚地观察到代,上述方法很适合应用在暴发的最初的阶段。

Wallinga[3]的方法需要估计序列间隔。根据序列间隔和完整的流行病曲线可以估计出再生数。其中$N_t = \{N_1, N_2, \cdots, N_T\}$,$N_i$为总天数为$T$的疫情中第$i$天的新病例数,估计暴发状态下每天的有效再生数为

$$R_t = \sum_i p_{ij}$$

其中,p_{ij}是病例i被病例j感染的相对概率,可以通过估计序列间隔分布来计算。疫情暴发初期呈指数级增长,此时得到的有效再生数的平均值可以作为基本再生数的估计数来使用。

White[4]提供了另一种估计R_0的方法,这种方法通过使用疫情呈指数增长阶段的流行病曲线数据来估计基本再生数R_0。如果序列间隔已知,则估计值为

$$\hat{R}_0 = \frac{\sum_{t=1}^{t^*} N_t}{\sum_{t=1}^{t^*} \sum_{j=1}^{\min(k,t)} q_j N_{t-j}}$$

其中,q_j为长度为j的序列间隔的概率,t^*为疫情暴发呈指数增长期间的长度。怀特和帕加

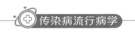

诺进一步解释了在序列间隔未知,只有流行曲线数据的情况下,如何估计序列间隔。[4] "EpiEstim"R包已经被开发出来以实现这些方法以及其他方法。

间隔估计

除了与更大的疾病易感性和由感染者引起的继发性病例的平均病例数这两个相关的因素外,估算连续病例之间的时间也很重要,包括多种类型的间隔(见第1章):

系列间隔(serial interval):从一代病例发病到二代病例发病的时间间隔。

代际间隔(generation interval):从一代病例感染到二代病例感染的时间间隔。

潜伏期(incubation period):从感染到出现症状的时间间隔。

潜隐期(latent period):从感染到具有传染性的时间间隔。

系列间隔相较于其他间隔而言,具有完全可观测的优点,因为其他间隔需要使用到感染的准确时间,而这往往是很难被观测到的。

了解这些时间间隔对于了解疫情暴发的速度至关重要。例如,流感的平均系列间隔为2~3天,而SARS的系列间隔为8~10天,这就是SARS大流行比流感大流行更容易控制的一个因素。显然,这些时间间隔的单个值可能存在很大的变异性,因此,通常将这些时间间隔视为其可能达到的值的分布,而不是对平均值的单一数字估计。

估计这些时间间隔并不简单。例如,估计系列间隔可能涉及跟踪有单一感染指示病例的家庭中的个人,并观察家庭成员生病时的序列间隔。假设系列间隔的最佳估计值是这些观察间隔的平均值可能很容易,但对这些数据的标准偏差(SD)的估计将导致系列间隔有一种变化感。但是,这种方法未能估计系列间隔的潜在变化,也忽略了观测数据中的一些重要问题。

待估计间隔的分布可以采取一种更常用的方式来描述,即通过一个参数分布来表示该间隔,如对数正态分布、伽马分布或韦布尔分布。这些分布由两个参数来描述,并且只假定为正值。与观察到的时间间隔相似,它们在分布图像上往往是倾斜的。参数分布的估计可以用矩量法得到,观测间隔的均值和标准差被设置成与描述它们的参数的均值和标准差的估计值等同。例如,对数正态分布由参数μ和σ来表示,其平均值为

$$\exp\left(\mu + \frac{\alpha^2}{2}\right)$$

方差为

$$(\exp(\sigma^2) - 1)\exp(2\mu + \sigma^2)$$

将观测数据的均值和方差设为上述的量,意味着可以得到参数μ和σ的估计值,并且系列间隔的分布可以用对数正态分布的估计参数来描述。图13.1展示了2009年H1N1流感大流行期间的实际系列间隔数据,其中包含了使用该方法对三种参数分布的估计。

然而,这种估算方法忽略了三个重要的考虑因素。首先,对系列间隔的观测通常是离散的,而不是连续的,是以天而非其他更精确的时间度量为单位来估计这些间隔的。但这却常是我们能做到的最精确的时间度量,因为我们不知道一个人生病或者是被感染的瞬间。所

描述的参数分布是连续的,因此必须对估计方法进行一些调整,以避免估计间隔内的偏差,Donnelly等人描述了一种估计2003年SARS暴发期间系列间隔的方法。[5]

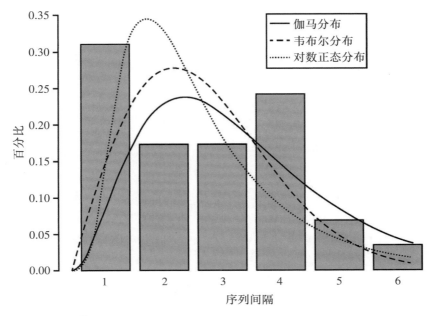

图13.1 2009年H1N1流感大流行期间的序列间隔

注:数据包含了3种参数分布的估计数。

资料来源:数据源自Archer BN等人在2012年在*PLos One*上发表的南非第一波甲型流感(H1N1)pdm09病毒的繁殖数量和序列间隔的文章,这是一篇在知识共享署名许可条款下发布的开源文章,该条款允许在任何媒体上不受限制地使用、分发和复制该文章,但是,需要标注原始作者和来源。

其次,家庭接触研究中的感染者通常是在患病一段时间后登记的。这意味着,所有观察到的时间间隔都有一个下界,这种问题被称为截断。参数分布的估计可以使用Cowling等人描述的一种方法来调整截断。[6]

最后,发病点常采用家庭接触者的疾病检测得到阳性结果的时间。然而,感染和症状的出现发生都在阳性检测结果出现之前。一般而言,这导致了无法准确估计疾病发作情况的删失。处理删失观察值的方法也可以纳入估计过程中。[6]

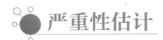 严重性估计

我们通常希望通过病死率(比例)(case fatality rate,CFR)和发病率(attack rate,AR)来估计某一特定疫情暴发和/或病原体的严重性。这些方法的基本公式相对简单,而且在理论上应该很容易实现(表13.2)。在一个可以确定整个暴露人群、所有病例和最终结果的小规模疫情中,这些率的计算都是非常简单的。例如,在一个可以列出所有参与者的一次性事件中,可以通过考虑患病人数除以吃过食物并可能接触过食物的总人数来估算AR。这个数量

可以进一步细分,以得到所摄入的每种食物的 AR。CFR 可以通过采用死亡人数除以患病总人数的方法来估计。上述方法在没有大量的需要个人采访和跟踪的情况下是可行的。

通常情况下,暴露于病原体的人数和被感染的人数常是未知的,因此计算这些通常更具挑战性。此外,对死亡原因的错误判断,可能会导致低估了死亡人数。一个常见的例子是流感,因为许多感染流感的人从未寻求过治疗,因此也没有被记录在案,死亡病例通常被记录为其他一些原因,这些原因中最常见的是肺炎。这就导致了这两个量的分子和分母的不确定性。

解决这一问题的一种方法是估算有症状的 CFR(sCFR)。顾名思义,这只考虑实际有症状个体,从而在计算中排除无症状个体。sCFR 的估计基于描述数据可能出现情况的金字塔,图13.2 展示了此金字塔的示例。这个金字塔可以产生针对特定疾病的报告和进展的变化。如果将从状态 i 发展到状态 j 的概率记为 $P(j/i)$,那么

$$\text{sCFR} = P\frac{d}{h} \times P\frac{h}{m} \times P\frac{m}{s}^{[7]}$$

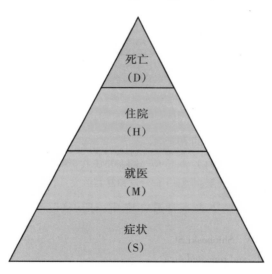

图13.2 金字塔阐明了处在症状(S)、就医(M)、住院(H)和死亡(D)状态下患者的分布

这个计算的难点在于获得对这些概率的估计值。通常,可通过监测系统的信息来估计这些参数。例如,在 2009 年的 H1N1 大流行中,Presanis 等人[8]使用了从纽约和密尔沃基收集到的信息,这些信息来自于电话调查数据和采用复杂的贝叶斯算法的病例报告,来推断金字塔中各个状态的概率,并最终估计 sCFR。

其他方法

在处理传染病数据时,还有很多其他的统计方法也是很重要的,下面将简要描述其中的一些内容。

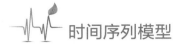 时间序列模型

监控数据通常是按时间顺序收集的。例如,美国疾病控制与预防中心收集了美国每周记录的肺炎和流感死亡人数,这些数据展示了时间顺序值之间的相关性和季节性的影响,例如,每年冬季流感活动都会达到峰值,时间序列模型是一组用于对此类数据进行建模的工具。[9]

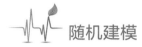 随机建模

第16章描述了对疾病传播和传播建模的确定性方法,其中包括了允许随机机会在传播中发挥作用的随机方法。[10]

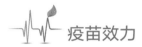 疫苗效力

第12章中讨论了疫苗效力,进一步统计学方法上的改进已被开发,其中许多由Halloran等人概述。[11]

(翻译:刘斯洋)

参考文献

[1]　Vittinghoff E, Glidden DV, Shioboski SC, McCulloch CE (2012). Regression methods in biosta-tistics: linear, logistic, survival, and repeated measures models, 2nd edn. Springer, New York.

[2]　Fitzmaurice GM, Laird NM, Ware JH(2011). Applied longitudinal analysis, 2nd edn. Wiley, Hoboken.

[3]　Wallinga J, Teunis P(2004). Differential epidemic curves for severe acute respiratory syn-drome reveal similar impacts of control measures. Am J Epidemiol, 160, 509-16.

[4]　White LF, Pagano M(2008). Alikelihood based methods for real-time estimation of the serial interval and reproductive number of an epidemic. Stat Med, 27, 2999-3016.

[5]　Donnelly CA, Finelli L, Cauchemez S, et al. (2011). Serial intervals and the temporal distribu-tion of secondary infections within households of 2009 pandemic influenza A(H1N1): impli-cations for influenza control recommendations. Clin Infect Dis, 52(Suppl 1), S123-30.

[6]　Cowling BJ, Fang VJ, Riley S, Malik Peiris JS, Leung GM(2009). Estimation of the serial inter-val of influenza. Epidemiology, 20, 344-7.

[7]　Pelat C, Ferguson NM, White PJ, et al. (2014). Optimizing the precision of case fatality ratio estimates under the surveillance pyramid approach, Am J Epidemiol, 180, 1036-46.

[8]　Presanis AM, De Angelis D, New York City Swine Flu Investigation Team, et al. (2009). The severity of pandemic H1N1 influenza in the United States, from April to July 2009: a Bayesian analysis. PloS Med,

6，e1000207.

[9]　Brockwell PJ，Davis RA（2010）. Introduction to times series and forecasting，2nd edn. Springer，New York.

[10]　Becker NG（1989）. Analysis of infectious disease data. Chapman & Hall/CRC Press，Boca Raton.

[11]　Halloran ME，Longini IM，Struchiner CJ（2009）. Design and analysis of vaccine studies. Springer，New York.

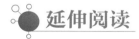

延伸阅读

Pagano M，Gauvreau K（2000）. Principles of biostatistics，2nd edn. Duxbury Press，Pacific Grove.

第14章　空间分子流行病学

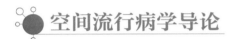

空间流行病学导论

　　卫生健康部门尚未正式使用疾病空间分布来指导实际工作。空间数据经常用于纯粹的描述性分析,并为资源分配和发展预期提供信息依据。然而,现在越来越多人开始使用严谨的空间和时空方法。

　　易感者和传染源(例如有传染性病例)的相对位置是大多数病原体传播的重要决定性因素,最近统计学和计算机技术的进步使此类空间现象的复杂分析成为可能,并进一步促进我们对传染病流行病学和控制的理解。

　　本章旨在介绍空间流行病学的关键概念,并引导读者获得更详细的信息来源。

空间数据

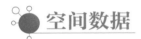

空间数据的类型

点模式数据

　　在一个特定区域内,事件的地理位置是一个空间点模式。这类数据经常被用来表示一种特定疾病的病例和非病例的位置。

面数据

　　当属性(与地点相关的非空间特征)被分配到区域中,而不是分配给点时,数据被称为面数据,例如,地方政府辖区和诊所服务区。

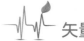 矢量和栅格数据

空间数据主要以下两种方式编码和呈现：

◇ 在基于矢量的系统中，每个组件都有一个精确的位置；组件（图14.1）可以包括：

• 点数据，例如，病例和对照组的住宅（空间点模式数据）；

• 线数据，例如，河流或道路；

• 多边形数据，例如，行政区域。

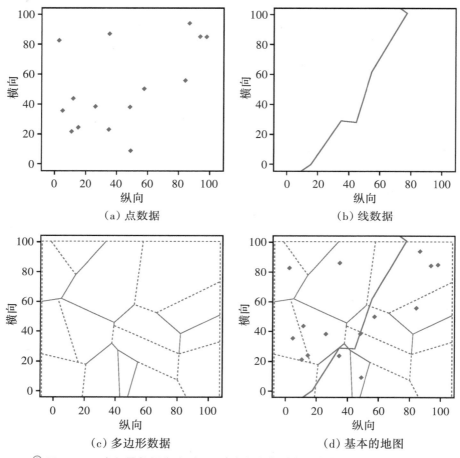

（a）点数据

（b）线数据

（c）多边形数据

（d）基本的地图

🔎 图14.1 三个矢量数据集分别显示点数据（a）、线数据（b）和多边形数据（c），
以上数据集（a）～（c）被组合成一个基本的地图（d）

◇ 在基于栅格的系统中，空间被划分为一个规则的单元网格。然后将属性，如平均降雨量或该网格中是否有某种疾病的病例，分配给每个单元。基于栅格的系统通常被用来表示环境测量值。

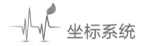 坐标系统

由于地球大体上呈球形,因此在平坦的表面上测绘位置需要进行细微的修改且存在各种坐标系,如世界大地测量系统1984(World Geodesic System 1984,WGS84)是全球定位系统(Global Positioning Systems,GPS)的标准。不同的坐标系适用于不同的地点或特定分析。

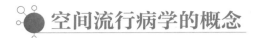 空间数据的可视化显示

点图是一种简单的点数据可视化手段,避免了与更复杂方法相关的许多陷阱。但是,更重要的是要考虑到对隐私的保护需求。此外,当点数据很密集时解释变得更加困难。

核密度平滑法(一种移动窗口法;参见→描述一阶效应)是解决这些问题的一个办法。

在分区统计图上,根据汇总测量值(如风险或比率)对区域赋予颜色。在只有面数据的情况下,或者为了保护隐私,会使用这种方法。但这种方法有很多弊端:

◇ 即使观测值很少,面积大的区域仍可能在视觉上占主导地位;

◇ 如果对观测数据进行不同的汇总,即采用不同的边界位置,则分区的外观会有很大变化;

◇ 在切点(如分位数划分还是均匀划分)和颜色的选择上将强调数据的某些特定方面;

◇ 区域内数据的不确定性、方差和分布不明显。

其中一些问题的解决方案与可修改区域单元问题的解决方案相同(见14.8.2小节可修改区域单元问题)。其他解决方案包括使用示意地图[1],各地区根据其提供的数据(例如根据人口)进行扩大或者缩小,但是这样会丢失尺度和比例。此外,还可以使用更复杂的方法。[2]

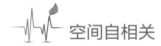 空间流行病学的概念

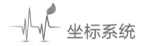 空间自相关

空间数据往往存在自相关性。这意味着空间上距离更近的观测属性,如家庭财富,往往比更远的观测对更具相似性。空间自相关也被称为空间依赖性。

因为许多统计技术假设观察值是独立的,所以使用这样的方法分析存在空间自相关的数据会高估精确度。

尽管比较少见,但空间数据也存在负的自相关,在这种情况下,更近的观测值更可能是

不同的。比如当存在资源的局部竞争时,就会出现这种情况。

一阶效应描述了总体趋势,而二阶效应是由空间自相关引起的局部效应。

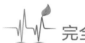 ## 完全空间随机性

在空间分析中,零假设通常为事件在空间位置随机分布,观察到的事件分布是事件随机分布的结果,这被称为完全空间随机性(complete spatial randomness,CSR)。

CSR可以用泊松过程来表示,用来表示的泊松过程的分布可以是均匀的也可以是不均匀的。二者都假定事件是独立的,但不同质泊松过程(inhomogeneous Poisson process,IPP)允许非恒定分布,这通常更符合现实情况,比如人口密度存在差异。

二阶效应可分为吸引和抑制两类,前者意味着聚类,后者意味着规律性,它们的存在都意味着CSR是不存在的。

在完全空间随机的情况下,可能会偶然观察到事件的聚集或呈现一定程度的规律性。二阶效应存在的关键区别在于,点的位置受到其他点的接近程度的影响,增加或减少了相邻事件的可能性。

 ## 生态学和还原论的谬误

在许多低收入国家,城市地区往往比农村地区更富裕,但结核病(Tuberculosis,TB)发病率却更高——在城市地区内,贫困人口的结核病发病率更高。这表明,在一个汇总层面上观察到的关联不一定在另一个层面上成立。如果需要在个体层面上得出结论,但只有面数据可用,在空间分析中就可能会出现问题。

在第4章中有描述生态学谬误的一个例子——还原论谬误——错误地假设在汇总的数据中也会观察到个体层面上观察到的相关性,于是在空间分析中会出现问题。

"热点"和异质性

空间异质性在许多传染病的流行病学中十分重要。例如,疟疾高强度传播的"热点"被认为是周边地区的发病率的驱动因素。[3]因此,在多种病原体的疾病控制项目中,空间流行病学正发挥着越来越重要的作用。[4]

空间分析技术

本节介绍了空间分析中使用的一些核心技术。

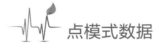

点模式数据

半方差图

在大多数空间分析中,存在一个关键问题:相距较近的观测值在多大程度上比相距较远的观测值更相似。半方差图(图14.2(a))将成对的观测点之间的距离与所有测量值的半方差绘制在一起,以此评估方差随距离变化的趋势。这种关系可以用来指导插值(详见插值法部分)。半方差图假定观测值的平稳性和各向同性,尽管它们可以被调整而放弃这些假设。

> 平稳性意味着关键统计属性不依赖于它们的确切位置,即平均值和方差模式在研究区域内是相同的,两点之间的相关性取决于它们的相对位置。
>
> 各向同性意味着两个位置之间的相关性只取决于它们之间的距离(而不是它们的相对方向)。

块金常数(Nugget)、变程(Range)和基台值(Sill)是半方差图的三个关键特征(图14.2(a))。块金常数是相对距离为零时的半方差,通常用于反映测量误差。变程是曲线变平缓时对应的点,超过该点就不存在空间自相关,它表明空间相关性的相对范围。基台值是变程所对应的半方差。

插值法

当空间数据不完整时,可使用插值法(基于相邻的观测数据)估计缺失值。插值法包括反距离加权法和克里格法。克里格法是一种假设在空间表面上的变异模式是相同的,并使用半方差函数模型来估计预测值的不确定性的插值法。

图14.2(a)显示了半变异函数,图14.2(b)显示了相关的空间点模式;半方差随距离增加而增大,提示存在空间自相关。图14.2(c)展示了使用克里格法绘制的发病率图。

在本章之后的部分,以模拟的西非霍乱疫情来说明所述的一些统计方法。该实例假设数据(包括位置数据)来自霍乱病例和具有代表性的对照。我们获得了一些(而非所有)村庄的霍乱发病率数据,因此可以利用插值法提示哪些村庄应优先开展主动病例发现工作。

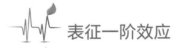

表征一阶效应

在模拟的霍乱暴发中,第一步是描述其空间分布。一阶效应通常使用核密度估计来描述,也可以通过在一组样方中记录事件的数量来描述。两者都描述了强度的空间变化。

> 强度是空间流行病学中用于表示密度的术语,即每平方米或每平方千米的疾病病例数。样方是大小相同的区域,通常是矩形。

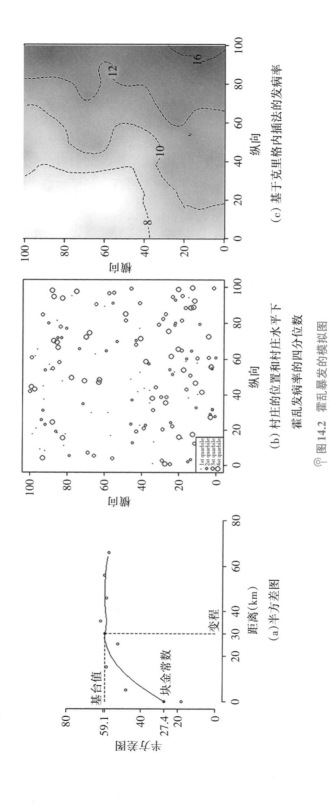

(a) 半方差图

(b) 村庄的位置和村庄水平下
霍乱发病率的四分位数

(c) 基于克里格里格内插法的发病率

图 14.2 霍乱暴发的模拟图

核密度平滑方法从点模式数据产生连续的栅格面,称为"分区统计图"。核平滑是显示一阶效应的常用方法(图14.3(d)~(f)),它要求使用者选择一种概率分布(例如正态或γ分布)和带宽——进行平滑的尺度。如果带宽太大,会丢失重要的变异;如果带宽太小,就无法在噪声中看到图案。概率分布的选择对估计结果的影响通常小于带宽的选择。

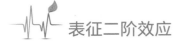

表征二阶效应

测量自相关

在模拟的霍乱暴发中,识别出病例的聚集表明可能存在一个局部的传染源,如受污染的水井。通过观察空间聚集类型和病例分布情况,可以获得具体的认识。图14.3中的点图显示了空间随机分布(a)、规则分布(b)和聚类分布(c)。我们可能会看到病例呈现聚集分布(图14.3(c)),而对照组呈现随机分布(图14.3(a))——这种情况是最合理的,因为我们不会期望看到像图14.3(b)那样规则的分布。

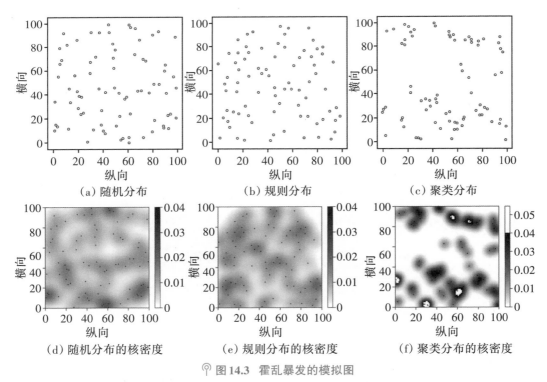

图 14.3 霍乱暴发的模拟图

注:点图(a)重现完全空间随机性(CSR)的同质泊松分布,(b)规则分布和(c)聚类分布。同样的分布,用核密度平滑法显示强度(d)、(e)和(f)。标尺代表每单位面积发生的事件数。

有时,很难区分一阶效应和成簇效应,因为高人口密度可能导致病例聚集。例如,Ripley's K函数统计了任一事件给定的距离内的事件发生数。成簇距离的信息有助于了解主要传播途径,距离短可能表明人-人传播。比较病例和对照的K函数是检验人口密度差异

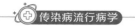

导致的假阳性"聚集"的一种方法。

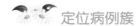 定位病例簇

阐明成簇的趋势是有意义的,但簇必须位于能够进行干预的位置。这可以使用核比率
(kernel ratios)[5]或空间扫描统计(spatial scanning statistics)来完成,如图14.4所示。

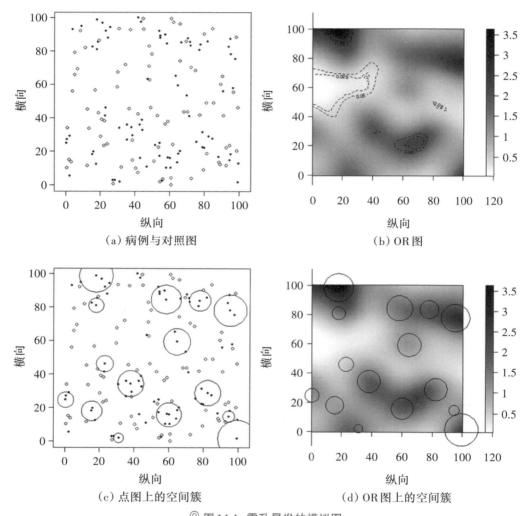

(a)病例与对照图

(b)OR图

(c)点图上的空间簇

(d)OR图上的空间簇

📍 图14.4 霍乱暴发的模拟图

注:显示了病例和对照(a)和(c)的点图和相应比值比(OR)图(b)和(d)。覆盖在顶部的是用核比率得到的p
值图(b)和在SaTScan使用Kulldorff空间扫描统计量识别的簇(c)和(d)。

可以通过计算比值比或风险比(OR或RR)来发现发病率较高的地区。它们比较了一个
共同带宽内核中的病例和非病例的数量。重标记测试也被用于空间扫描统计,它允许p值
被计算出来,然后通过生成大量替代的空间数据集来映射。在这些数据集中,位置保持不
变,但病例和对照的位置被重新随机分配,通过观察到相同效应或更极端效应的替代数据集

的比例来计算统计学显著性。

在图14.4(b)中,核比率估计发现西北角的三个大区域有高OR值,呈带状从北部向东北延伸,且在地图的中部有一个弯曲带。然而,几乎没有统计证据表明这种聚集高于期望概率。

空间扫描统计可以检测相对于整个空间的期望,是否存在更高或更低的事件数量。一些方法还可以检测在空间和时间两个维度上的聚集。这是一种精确识别存在过多病例的区域的方法,考虑到对照组的数量。在免费的SaTScan软件中可以计算Kulldorf空间扫描统计量[6],这个工具的一个局限性是它只能检测出圆形或椭圆形簇。如图14.4(c)和(d)所示,SaTScan检测到潜在簇,然而仍没有证据表明这些不是偶然的(即$p>0.05$)。

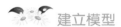 建立模型

到目前为止所提出的分析只考虑了地点。可以使用广义相加模型(GAM)[7]或其他回归方法,对已知的危险因素(经典的和空间的危险因素)进行多变量分析。

面数据

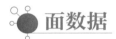 描述一阶效应

使用面数据,按诊所服务区划分霍乱病例数据有助于识别疾病风险更高或疾病负担更重的区域。标准化死亡率(SMR)的分区统计图通常用于此目的(图14.5)

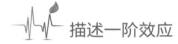 描述二阶效应

空间自相关也可在面数据中看出,表现为相邻区域比随机效应所期望的更加或者更少相似。

全局莫兰指数(Global Moran's I)工具可以检测空间相关性,但是要求用户为每个区域定义一系列邻近点。邻近点的定义可以基于毗连性或距离,具体取决于基于所研究环境的位置和生物学的知识所作的假设。

定义相邻点的方式会对SMR的估计值产生影响。在霍乱的例子中,图14.5展示了用泊松伽马模型计算的SMRs,然后展示了两种不同邻近点定义下使用局部贝叶斯估计的SMR计算值。选择不同的技术和邻近点定义会影响两个行政区将会被分配到哪个SMR类别。

我们也可以寻找区域数据的聚集现象。空间扫描统计方法可以应用多边形质点,为两个簇提供有力的证据(图14.6)($P<0.001$),局部莫兰指数检验也可用于同样的目的。

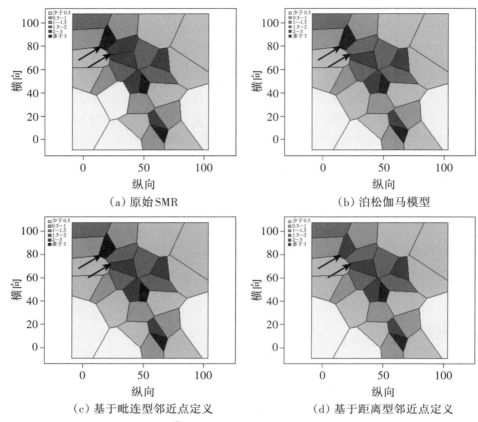

（a）原始SMR

（b）泊松伽马模型

（c）基于毗连型邻近点定义

（d）基于距离型邻近点定义

图 14.5　霍乱暴发的模拟图

注：用4种不同的方法计算出的分区统计图，地区的原始标准化死亡率（SMR）(a)，使用泊松伽马模型的估计值(b)以及两种不同的邻近点定义下使用局部经验贝叶斯估计法的估计值(c)和(d)。箭头表示使用不同定义时重新分类的区域。

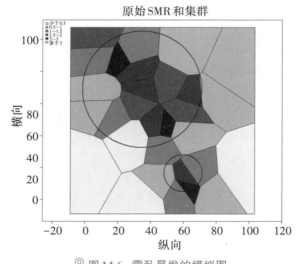

图 14.6　霍乱暴发的模拟图

注：在SaTScan中进行Kulldorff空间扫描统计法确定的区域原始标准化死亡率（SMR）和簇的分区统计图。

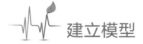 建立模型

对协变量的调整可以使用例如泊松伽马模型、泊松广义线性模型和同步或条件自回归模型,更详细的信息可在其他地方找到(文本框14.1)。

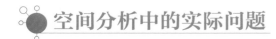

文本框14.1 对空间流行病学的批评

Rothman[10]对调查疾病的空间聚集的做法提出了强烈批评,他指出:

◇ 这种调查很少能发现以前未知的疾病病因;

◇ 定义基础人群往往会以现有病例为参考,这种现象被称为"得克萨斯神枪手"做法(比喻先开枪再画靶子);

◇ 成簇产生的关注度可能会带来大量偏倚,特别是在集群调查中使用访谈或问卷调查时;

Rothman认为,地理位置只是像性别或年龄那样的一种属性,单纯注意到某个特定地区疾病增加并不太有意义。他强调当病例定义明确,并且研究规模大,或者已确定的聚集区内的病例发生率大大高于背景水平时,对疾病聚集的调查更有可能提供信息。严格收集关于假定暴露的数据也十分重要。

资料来源:Rothman KJ, A sobering start for the cluster busters' conference, American Journal of Epidemiology, Volume 132, Supplement 1, pp.6-13, © 1990.

空间分析中的实际问题

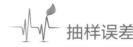 抽样误差

无论在空间还是非空间流行病学中,抽样误差都会影响结果。例如,被动监测到的疾病病例所生成的地图可能反映的是人们获取医疗保健服务的空间差异,而不是疾病的真实分布。

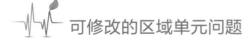 可修改的区域单元问题

处于组织管理原因或保护隐私原因,空间数据通常被聚合为区域单位,例如,人口普查区。边界位置的选择通常有些任意,不同的选择往往会得到不同的结果,因此建议避免数据聚合。但如果无法避免,应选择可行的最小单位,并且理想情况下应进行敏感性分析,以探讨不同边界划分方式的影响。

尺度

理想情况下,我们希望在广阔区域内以精细的尺度进行测量,但通常这并不现实。最佳的选择需要考虑多种因素,包括风险因素的分布、疾病的生物学特性以及传播网络的范围。

如果传播网络较大,或者在整个研究区域内潜在的感兴趣的暴露因素变化不大,选择一个精细的尺度可能会遗漏重要的模式。如果选择的尺度过粗,则可能会忽略良好的空间异质性。

在时间和空间中定位个人

在研究传染病的空间流行病学时,个体位置的选择至关重要。例如,如果传播发生在工作场所,却将个人定位到家中的分析将错过重要的信息。对于潜伏期较长的疾病,将个体定位到发病之前所处的位置可能是更合适的。

移动电话记录研究以及成本迅速下降的GPS跟踪设备研究等新兴学科,使更复杂的空间分析成为可能,除了点位置,还可以观察人们的空间网络或"动态环境"。

边缘效应和不均匀性

空间本身就存在内在的异质性,因此疾病病例和基础人群的分布不太可能是一致的。居住在湖边的居民——就像居住在研究区边缘的人一样——并非每个方位都有邻居。

这些所谓的"边缘效应"给许多空间分析技术带来了问题,在某些情况下,统计方法可以用来处理这些问题。这些问题有时可以通过收集边缘区域的数据来避免,但只是使用这些数据来评估相邻区域,而不将其纳入主要分析。

空间分析中的实际问题

表14.1 空间统计工具框

工 具	数据类型	展示类型	结　　果
描述性目的/映射	点数据	点图	AR
	面数据	分区统计图	SMR,假设存在邻近效应或不考虑邻近效应或采用不同的模型(泊松、泊松伽马等)
插值法	点数据	半方差函数克里金插值法	分解和汇总技术多元区域插值技术
一阶效应	点数据	强度估计	核平滑参数估计
	面数据	分区统计图	AR SMR,假设是否有邻近效应

续表

工 具	数据类型	展示类型	结　　果
二阶效应	点数据	一般聚类/规律性的趋势	K函数 K函数差 G函数
		局部聚类	核比率 Kulldorff空间扫描统计 SpODT
	面数据	自相关研究	Moran's I
		聚类	SaTScan Local Moran's I
模型	点数据		GAM 距离衰减效应的 Logistic 回归
	面数据		泊松伽马 泊松广义线性模型 SAR CAR

注:AR,自回归;CAR,条件自回归;GAM,广义加性模型;SAR,同时自回归;SpODT,空间斜决策树。

工具和资源

以下汇总了用于空间统计的主要工具。

全球定位系统设备

价格低廉的 GPS 设备随处可见,可以用于测量 10 m 以内的位置。

空间数据来源

真正的分析性空间流行病学需要关注危险因素和结果的空间数据,随着大型地理定位数据集的日益普及,可能会更经常地使用。许多应用程序现在都可以在网上免费获得,比较好的来源包括:

◇ DIVA-GIS(地理信息系统),用于空间数据分析的免费程序;

◇ OpenStreetMap(公开地图);

◇ http://www.gis4biologists.info,价格低廉或免费的卫星图像来源程序;

◇ Gridded Population of the World (GPW)(世界网格化人口)项目,提供人口密度的网格

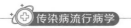

数据;

◇ WorldClim（全球气候数据库）和 National Center for Atmospheric Research Climate Data Guide（国家大气研究中心气候数据指南），提供气候数据。

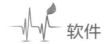 软件

许多专有软件包结合了映射和分析功能。ArcGIS 被广泛使用，其他强大的开源软件也提供类似的功能，包括 QGIS 和越来越多的 R 包。计算空间扫描统计数据的免费独立软件包包括 SaTScan 和 FleXScan。

（翻译：杨崇广）

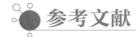 参考文献

[1] Worldmapper. Available at：M http://www.worldmapper.org（accessed 30 January 2015）.

[2] Openshaw S（1983）. The modifiable areal unit problem. Geo Books，Norwich.

[3] Bousema T，Griffin JT，Sauerwein RW，et al.（2012）. Hitting hotspots：spatial targeting of malaria for control and elimination. PLoS Med，9，e1001165.

[4] Woolhouse ME，Dye C，Etard JF，et al.（1997）. Heterogeneities in the transmission of infec-tious agents：implications for the design of control programs. Proc Natl Acad Sci U S A，94，338-42.

[5] Kelsall JE，Diggle PJ（1995）. Non-parametric estimation of spatial variation in relative risk. Stat Med，14，2335-42.

[6] Kulldorff M，Nagarwalla N（1995）. Spatial disease clusters：detection and inference. Stat Med，14，799-810.

[7] Wood SN（2006）. Generalized additive models：an introduction with R. CRC Press，Boca Raton.

[8] Anselin L（1995）. Local indicators of spatial association—LISA. Geogr Anal，27，93-115.

[9] Cameron AC，Trivedi PK（1998）. Regression analysis of count data. Cambridge University Press，Cambridge，p. 436.

[10] Rothman KJ（1990）. Asobering start for the cluster busters' conference. Am J Epidemiol，132（Supp1），6-13.

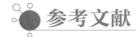 延伸阅读

Bivand RS，Pebesma E，Gómez-Rubio V（2013）. Applied spatial data analysis with R，2nd edn. Springer，New York.

Gatrell AC，Bailey TC，Diggle PJ，Rowlingson BS（1996）. Spatial point pattern analysis and its application in geographical epidemiology. Trans Inst Br Geogr；21，256.

Gelfand AE，Diggle PJ，Fuentes M，Guttorp P（2010）. Handbook of spatial statistics. CRC Press，Boca Raton.

第15章 接触研究

前言

　　许多病原体的传播需要已感染个体和易感个体之间的密切接触。传播所必需的接触（有效接触）的确切性质取决于病原体、宿主群体的特征（如洗手）和环境。量化人群中的相关社会接触有助于我们理解可能的传播模式，这种接触数据是公共卫生问题数学建模中的重要组成部分。

　　来自接触模式研究的资料提供了关于群体行为两个不同方面。首先，它突出了群体中个体行为的范围，例如，识别出异常高度社会活跃的个体。其次，它描述了群体亚群间相互作用的方式，如不同年龄群内和不同年龄群之间或高、低风险个体之间的相对接触率。许多应用程序利用了第二个方面，因此本章集中于能够量化子群体之间混合接触的研究（注意，此类研究通常也会提供关于个体之间差异的信息）。进行这些研究本身就具有挑战性，因为它们需要收集有关研究参与者和与参与者互动的个人信息。接触研究领域仍在发展中，并随着技术的改进和技术解决方案变得更好、更便宜和更容易接受，也发展得更加迅速。

　　本章简要概述了目前收集社会接触信息的一些方法以及在设计和开展接触模式相关研究时可能出现的一些问题。此外，本章还讨论了接触数据的用途以及该如何解释。

判断接触模式

　　衡量人类互动，特别是人类社交网络，在社会科学中有着悠久的历史。网络通常被用来作为一种视觉上吸引人的方式来显示群体内的互动。但是，接触研究不是一定要建立这类网络才能用。

　　流行病学关注的是与感染传播有一定关联的互动行为，如性伙伴关系、友谊和亲密接触。现将测量这些互动行为的方法总结如下。

性行为接触模式

通过网络调查和性伴告知活动,研究者发现了大量关于性接触模式的信息,可以通过这些活动寻找被诊断患有性传播疾病的人的当前和最近的性伴进行相应的筛查和治疗。这在无症状感染占比较高时十分有用,因为它可以识别以前未诊断的病例。如果能明确个人的姓名,良好的记录可以建立起性接触的网络。进一步的细节可以提供关于传播风险特别高的环境和/或活动的信息。性伴侣通报活动的优势在于特别擅长访问网络中感染集中的高风险部分(有时称为核心人群),因此是一种有用的疾病控制工具。但是,它对于生成关于整个人口的数据用处不大,因为这种活动的注意力一般集中在被感染的个人身上。

更常见的是,性接触信息一般可通过对普通人群的调查获得,调查者会向具有代表性的人口样本询问他们的性接触行为,例如,国家关于性的态度和生活方式的调查。特别值得注意的因素包括无保护性交的频率、伴侣关系的数量和变化频率、交换性伴的情况以及伴侣之间的年龄差异。

性接触行为十分敏感,所以那些研究者必须意识到参与者可能会对某些问题感到不快、不愿意回答或不愿意提供真实的答案。调查方法的一个重要进步是计算机辅助的自我访谈调查的发展,在这种调查中,参与者将全部或部分调查的数据直接输入计算机,这样就可以在没有调查员直接参与的情况下获得敏感信息。良好的调查设计和敏感的调查协议有助于减少无应答情况的发生。当研究的科学价值得到证明时,群众的应答率可能会更高。在相关参考文献中可以找到关于测量性行为所遭遇的挑战的更详细的讨论。

社会接触模式

与性接触相比,可能导致呼吸道感染(如流感或麻疹)传播的接触很难界定。几项研究将接触定义为至少3个词的面对面交谈,并伴随或不伴随身体接触。这种接触在多大程度上反映了疾病的传播机会是目前研究的主题,可能取决于被传播的生物本身。

接触模式的第一次大规模研究与呼吸道感染的传播有关(源自POLYMOD研究)。该研究通过预期的接触日记收集了8个欧洲国家的接触数据,参与者详细记录了一天中与他们有过接触的所有人的信息。参与者被要求估计他们遇到的人的年龄,从而量化不同年龄组之间的互动频率。关于接触的其他问题(持续时间、社会环境、是否有身体接触)可以估计接触的强度。这些日记的改编版本后来被用于其他几项研究,并进行了回顾性管理(例如,收集前一天接触的数据)。

接触模式的数据还可以通过询问参与者在典型的一天中的接触模式来收集,例如,他们平均一天或一周中会与多少人交谈。同样,记录与参与者大部分时间在一起的人员的调查问卷也可以用来描述社交网络。

最近,人们使用电子设备来测量接触模式,比如移动电话和电子标签,记录与其他携带类似设备的参与者的接近程度。这些设备测量的是空间接近度,而且还可以被设计成只记录面对面的交流,例如佩戴在身体前部。

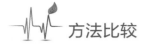 方法比较

接触研究与一般流行病学研究有着相同的误差来源,包括选择偏倚、应答率低、回忆偏倚等(详见第4章)。不同的数据收集方法也有各自的优点和缺点。测量接触模式的最佳应用场景可能取决于特定研究的目标和设置场合。目前还没有公认的金标准方法,也很少在同一场合下比较不同的研究方法。

接触日记可以收集参与者接触模式的详细信息,如接触者的年龄和性别、接触的地点和持续时间,从而可以通过比较不同类型的接触者来评估感染风险。对话接触数据已通过血清学数据进行验证,可以作为一个合理的感染风险替代指标。

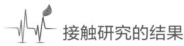 接触研究的结果

来自不同场合的接触研究一致地发现,大多数人遇到的是与自己年龄相仿的人,对于学龄儿童和工作的成年人来说尤其如此。此外,儿童与成人之间的互动高峰也较低,这反映了例如儿童与父母或儿童与祖父母之间的联系。与上学时相比周末报告的接触者人数往往比工作日少。接触者人数减少与学校假期有关,尤其是对儿童来说更是明显。尽管具体的模式因场合而异,但与学校、工作场所或社区相比,在家里发生的接触通常更加紧密(持续时间更长,更有可能涉及身体接触),更多细节可见本章延伸阅读。

 关键问题

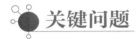 接触的定义

在任何接触研究中,至关重要的是对于接触的定义。理想情况下,我们希望明确地定义一种可以传播疾病的接触,并且量化这些(且只测量这些)接触。但在实践中,我们很少遇到这种情况。性接触行为比其他社会性接触更容易定义,但即便如此,不同性行为相关的风险也无法确切地说明。在考虑与呼吸道感染传播相关的接触时,研究者通常试图量化一些看似合理的替代指标,但是这样的处理将引入一些不相关的互动行为,而同时忽略一些相关的互动行为。

从实际意义上讲,我们必须将在完美世界中收集到的数据与利用现实可用方法可收集到的数据进行平衡,如果没有研究参与者能够回答实际,那么问一个流行病学上的完美问题就没有意义了。

基因测序技术的发展,结合接触者追踪和其他详细的流行病学调查,将有助于通过准确识别直接传播链来确定与特定感染的相关接触者(详见第1章和第9章)。为了确定这些接触者的性质,还需要了解不会导致疾病传播的互动行为,所以这个问题不能仅靠排序来解

决。另一种方法是开展研究,这使我们能够量化多种不同类型的接触(例如,持续 30 min 以上的身体接触和接触),并在模型中使用这一信息去匹配现有的流行病学数据(图 15.1)(详见第 16 章)。通过对不同定义的接触的拟合优度进行比较,可以获知哪种替代指标最适合了解该感染的信息。虽然这两种方法都有价值,但它们的缺点是不能保证其结论在不同人群或在不同时间段内是可以通用的。

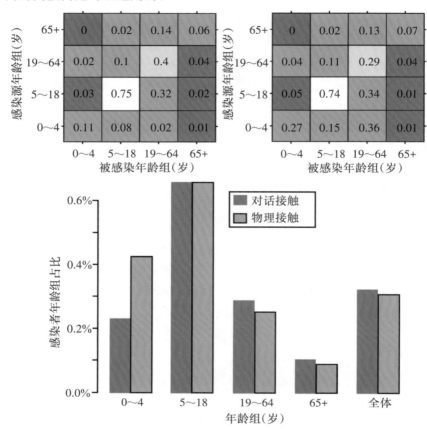

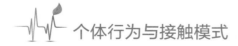 图 15.1 基于不同接触矩阵的四年龄组人口模型预测

注:虽然 R_0=1.5,但是使用了两种不同的接触矩阵:一种基于对话接触(左),另一种基于物理接触(右)。新一代矩阵的不同形状(显示了在疫情开始时每组中个体在每组中引起的每日感染数)导致了在人群中不同的感染分布。在这种情况下,使用对话接触的模型导致感染更多地向老年群体转移。不同群体的罹患率的信息将有助于确定对话或物理接触是否是这个群体中相关接触的更好代表。

资料来源:Eames K T D, et al., Measured dynamic social contact patterns explain the spread of H1N1v influenza, PLoS Computational Biology, Volume 8, Issue 3, e1002425, © 2012 Eames KT D et al.

个体行为与接触模式

如上所述,对群体中个体行为范围的研究虽然有用,但它们不能提供事件的全貌。全面了解感染的传播需要知道人群混合的信息(无论是在个人层面还是在群体层面)。高度社会活跃人群之间的传播模式与那些也和一般人群互动的社会活跃人群之间的传播模式非常不同。最有用的研究不仅要找出参与者的行为,还要找出他们与谁接触。然而,我们在实践中量化这些模式的能力是有限的。日记研究可以通过让参与者估计他们的接触者的年龄来衡量不同年龄组之间的混合模式,但这些估计的准确性却难以知晓。如果我们试图使用不太明显的变量,例如,社会活动水平或疫苗接种状况对个体进行分类,我们很可能会怀疑参与者准确报告其接触者信息的能力,从而怀疑他们提供更详细的传播模型的能力。

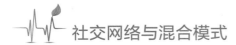

社交网络与混合模式

尽管方法可能相似,但衡量社交网络与衡量人口群体之间的混合模式有很大的不同。为了测量一个社交活动,需要调查这个目标群体中的所有个体,并且要求其接触者是可识别的。在日记研究中,这意味着受调查者必须知道并愿意报告他们遇到的人的名字。也可通过电子设备和网络对社交网络进行不记名的测量。

社交网络这个概念在疫情调查和性伴告知活动中具有重要的应用价值。然而,尽管建立社交网络看上去很有吸引力,但在相关人群中对网络进行了足够详细的测量,使之能直接应用于流行病模型的例子很少。接触随着时间推移而变化,这一事实可能意味着,一个经过测量的网络很快就会失去它在个人层面上的相关性,而它的有效性在于它所包含的关于群体间混合的信息,在这种情况下,我们可能会优先考虑更简单的研究(图15.2)

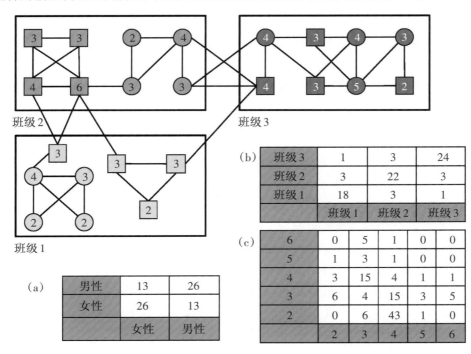

🎯 图15.2 假设三个学校班级的人口接触模式

注:使用接触日记收集的信息可以以多种不同的方式显示。例如,可以显示完整的联系网络或提取相关数据,量化(a)性别之间、(b)学校班级之间、(c)不同程度的个人之间的联系数量。节点的颜色表示学校班级;形状表示性别(男性,方形;女性,圆形),节点被标记为它们的程度(接触的数量)。也可以对其进行进一步分类,例如按性别和学校班级。

动态接触

正如量化与学校假期相关变化的研究所证明的那样,接触随着时间的推移而改变。更重要的是,接触行为在患病期间也可能会发生变化,但几乎所有的接触调查都是在没有疾病的情况下进行的。如果患者请假或辍学,或改变其社会活动,或如果健康的人避免与他们认为是患者的人交往,那么健康时期的接触行为在了解疾病流行模式方面的作用可能有限(特别是对于潜伏期比潜隐期短的感染,个体在出现症状后具有传染性)。对有症状的人的研究表明,他们的接触行为在接触人数和年龄分布方面都与他们健康时非常不同。

使用电子传感器的方法可能在量化动态接触方面占有一席之地。如果可以在让参与者负担很小的情况下测量接触,则可以进行长期研究。但是这对于需要自行完成的接触日记可能是不可行的。

接触数据的使用

接触研究的结果可立即适用于疫情调查(详见第3章)和关于传播模式的假设。此外,这些结果越来越多地用于描述传染病传播过程的数学模型。如第16章所述,这些模型需要假设群体中的个体如何相互接触。模型的目标可能包括非常详细的模拟接触模式,例如不同年龄组和性别之间或发生在不同地点的接触模式,这往往会产生比通过拟合发病率数据估计更多的未知参数。因此,需要实证数据来提供关于一般接触模式的假设以及这些模式如何因疾病或学校关闭等干预措施而改变。历史上,这些假设是基于非常有限的数据,但接触研究的发展已经开始缩小这一差距。因此,接触数据增加了关于接触者追踪、疫苗接种和社会距离等干预措施影响的数学模型预测的可信度。

接触研究的数据已被用于为传播模型提供信息,以解决与传染病政策有关的许多问题。例如,POLYMOD研究的数据已被用于评估将英国的季节性流感疫苗接种计划扩大到健康儿童(除了先前的目标临床风险群体和65岁以上人群)的影响的模型。2013年对疫苗方案进行了修改,纳入了健康儿童,利用接触研究提供了不同年龄组之间接触率的详细信息。来自NATSAL研究的接触数据已被纳入许多性传播感染模型,包括对英国国家衣原体筛查计划的评估,该计划的接触研究提供了有关行为亚群之间接触率和人群中不同性混合行为的流行情况的信息。事实上,在开发用于公共卫生的传播动态模型时,在有适当数据的情况下使用测量获得的接触模式是当今的普遍做法。

传播模型(详见第16章)也提供了一种方法来评估接触研究测量结果的准确性,即与传播相关的接触。如果在模型中使用触点数据,并且模型很好地拟合数据,这意味着测量的触点是传播机会的优秀替代。正如上文所讨论的,对数据进行拟合可以作为直接测量接触模式的重要补充,因为即使是设计得最好的接触研究也不太可能全面地测量流行病期间可能存在的那些接触。

结论

收集与感染传播有关的接触数据的研究是一个相对较新的进展,尤其是呼吸道感染,这些研究的实施和结果的解释也是具有挑战性的:

◇ 必须确定接触的合适定义(例如,对话或身体接触);

◇ 必须使用适当的方法(例如,自行完成日记或电子标签);

◇ 必须确定适当的细节(例如,个人行为的范围、年龄组之间的联系或完整的网络);

◇ 必须选择适当的研究人群(例如,学校、医院或一般人群);

◇ 必须考虑到一般的接触可能与感染传播过程中发生的接触不同。

尽管存在这些挑战,接触研究的数据正越来越多地用于为模型提供信息和决策指导。未来的研究将进一步阐明传播所必需的接触类型以及这些接触的频率如何随着疾病和干预措施而改变。

(翻译:刘珏)

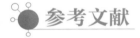 **参考文献**

[1] National Survey of Sexual Attitudes and Lifestyles (2014). The National Survey of Sexual Attitudes and Life-styles. Available at: M http://www.natsal.ac.uk (accessed 28 January 2015).

[2] Fenton KA, Johnson AM, McManus S, Erens B (2001). Measuring sexual behaviour: methodo-logical challenges in survey research. Sex Transm Infect, 77, 84-92.

[3] Cleland J, Boerma JT, Carael M, Weir SS (2004). Monitoring sexual behaviour in general populations: a synthesis of lessons of the past decade. Sex Transm Infect, 80(Suppl 2), ii1-7.

[4] Mossong J, Hens N, Jit M, et al. (2008). Social contacts and mixing patterns relevant to the spread of infectious diseases. PLoS Med, 5, e74.

延伸阅读

Adams EJ, Turner KME, Edmunds WJ (2007). The cost effectiveness of opportunistic chlamydia screening in England. Sex Transm Infect, 83, 267-75.

Baguelin M, Flasche S, Camacho A, et al. (2013). Assessing optimal target populations for influ-enza vaccination programmes: an evidence synthesis and modelling study. PLoS Med, 10, e1001527.

Cattuto C, Van den Broeck W, Barrat A, et al. (2010). Dynamics of person-to-person interac-tions from dis-

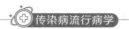

tributed RFID sensor networks. PLoS One, 5, e11596.

Eames KTD, Tilston NL, Brooks-Pollock E, Edmunds WJ (2012). Measured dynamic social con-tact patterns explain the spread of H1N1v influenza. PLoS Comp Biol, 8, e1002425.

Jolly AM, Wylie JL (2002). Gonorrhoea and chlamydia core groups and sexual networks in Manitoba. Sex Transm Infect, 78(Suppl 1), i145-51.

Melegaro A, Jit M, Gay N, Zagheni E, Edmunds WJ (2011). What types of contacts are important for the spread of infections?: using contact survey data to explore European mixing patterns. Epidemics, 3(3-4), 143-51.

Read JM, Edmunds WJ, Riley S, Lessler J, Cummings DA(2012). Close encounters of the infec-tious kind: methods to measure social mixing behaviour. Epidemiol Infect, 140, 2117-30.

Rothenberg RB, Potterat JJ, Woodhouse DE, Muth SQ, Darrow WW, Klovdahl AS (1998). Social network dynamics and HIV transmission. AIDS, 12, 1529-36.

Van Kerckhove K, Hens N, Edmunds WJ, Eames KT(2013). The impact of illness on social net-works: implications for transmission and control of influenza. Am J Epidemiol, 178, 1655-62.

Wallinga J, Teunis P, Kretzschmar M (2006). Using data on social contacts to estimate age-specific transmission parameters for respiratory-spread infectious agents. Am J Epidemiol, 164, 936-44.

Wasserman S, Faust K(1994). Social network analysis. Cambridge University Press, Cambridge.

第16章　传染病动力学模型

传染病动力学模型简介

为什么某些传染病不能在人群中进行有效传播,而某些传染病的发病率在消除前都保持有效增长?为什么某些传染病的流行呈现明显的周期性,而某些传染病的发病水平长期保持恒定?为什么干预措施会使得社区整体感染率下降,却依旧不能降低传染病的疾病负担呢?

本章将介绍传染病动力学模型这一工具,以便帮助我们更好地去理解病原体和宿主间是如何相互作用共同影响传染病流行的。与其他模型一样,传染病动力学模型是复杂系统的一种简化形式,但因其侧重于传染病传播过程的描述,故与统计模型依旧存在明显差别(见第13章)。传染病动力学模型定义了现阶段感染人群(或传播媒介/污染物)如何定量影响易感者的感染风险,因此,对于了解传染病流行特征和评估干预措施有效性(成本)是非常有价值的(见第17章)。

重要的是,所有模型不能以黑箱子的形式呈现,而是应准确描述其内部转移过程,以便对模型不熟悉者也可以评估模型中使用的初始假设、参数以及模型结构的合理性。

传染病动力学模型的使用

尽管传染病动力学模型用途广泛,但基本上可分为两类:

◇ 研究系统中各状态在自然状态和干预措施实施情景下的演变规律,以便为卫生政策制定或卫生经济学评估提供有效信息;

◇ 更好地了解系统本身特性。

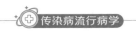

 基于动力学模型去探究不同干预措施下疾病的流行情况

人群感染率在没有干预措施场景下是否按照预期模式增长或下降？要防止传染病暴发，免疫人群需达到多少比例？当疫苗供应有限时，是否年长者或者学龄儿童应优先接种疫苗进而降低整体人群感染率？还有其他问题如在现有疾病控制策略下，传染病的患病率或疾病负担是否如预期般改变，也是可通过动力学模型来回答的。

 基于动力学模型去更深入了解系统本身特性

既往感染人群在面对再次感染时，能多大程度降低感染风险？疾病发病人数是如何受无症状感染人群比例影响的？疾病未来流行规模的不确定性是更依赖于易感者接触到病原体后进展为疾病的概率还是出现症状前传染性持续的时间？通过传染病动力学模型去拟合监测数据，可更准确描述传染病感染的自然过程，从操作性、性价比以及伦理上来看，都远胜其他方式。动力学模型还可以帮助我们重点关注系统中必须更深入理解的关键特征，从而提升未来预测的准确性并降低不确定性。

 ## 定义模型状态和状态转移

本章侧重于探究病原微生物在宿主间传播特征，且只针对能够在宿主内直接复制的微生物。要想研究别的微生物如寄生虫或者蚊媒病原体，则需其他特殊的考虑，可参考相关文献。[1]

在构建传染病动力学模型去研究微生物是如何在宿主间传播前，需先定义宿主状态（比如易感者、感染者或恢复者）以及不同状态的转移概率。

 设定人群状态

经历感染后，宿主是否迅速转变成感染者且具备感染性，或者还存在一段非常重要的潜伏期？宿主感染后是保持感染性还是变成恢复者且失去感染性？宿主成为恢复者后，是完全免疫还是暴露病原体后会再次发生感染？

传染病动力学模型的人群状态一般是根据疾病感染状态来设定的。比如，易感者-感染者-恢复者模型（SIR）将人群分为三种状态：易感者、感染者和恢复者。SIR模型主要适用于易感者接触病原后随即变成感染者且恢复者保持部分免疫力可以抵御自身再次感染。相反，易感者-暴露者-感染者-恢复者模型（SEIR）则适用于易感者接触病原后会存在一定的潜伏期，然后才会转变成感染者进而感染其他人群。若人群变成感染者后体内没有保护性抗体则转变成易感者，这种情况需采用易感者-感染者-易感者模型（SIS）；若病原体感染人群后会导致慢性感染,这种情况则需采用易感者-感染者模型(SI)。文本框16.1展示了部分经典模型框架及框架中各状态的演化过程(图16.1)。

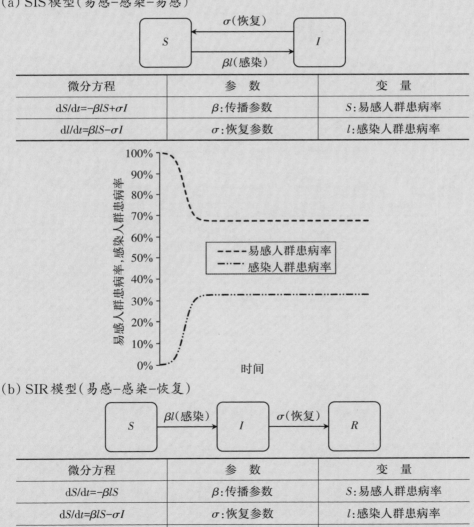

文本框16.1 经典动力学模型中结构设置、微分方程和示例中发病率变化轨迹

在此,我们提供了针对封闭人群(没有出生和死亡)的SIS,SIR和SEIR动力学模型,基于流程图来展示各状态转移过程并用微分方程加以描述。为简化模型,我们选择较为简单的形式来定义基本再生数R_0,且对其他动力学模型采用同样的方式进行设置。R_0是定义在完全易感的人群中一个感染者能够感染的平均人数,可由传播率(β)除以恢复率(σ)得到,即$R_0 = \beta/\sigma$;对于这类模型,感染力可计算为βI,也就是传播率乘以当前人群中感染者百分比。值得注意的是,因为I会随着时间改变,因此不同时刻模型中感染力也不同。

(a) SIS模型(易感-感染-易感)

微分方程	参 数	变 量
$dS/dt = -\beta lS + \sigma I$	β:传播参数	S:易感人群患病率
$dI/dt = \beta lS - \sigma I$	σ:恢复参数	l:感染人群患病率

- - - - 易感人群患病率
- · - · 感染人群患病率

(b) SIR模型(易感-感染-恢复)

微分方程	参 数	变 量
$dS/dt = -\beta lS$	β:传播参数	S:易感人群患病率
$dS/dt = \beta lS - \sigma I$	σ:恢复参数	l:感染人群患病率
$dR/dt = \sigma I$		R:康复个体患病率

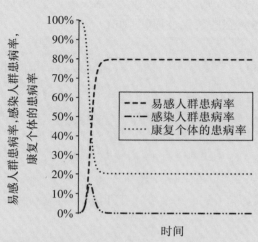

（c）SEIR 模型（易感−暴露−感染−恢复）

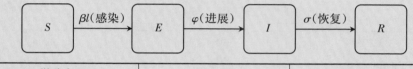

微分方程	参　　数	变　　量
dS/dt=−βlS	β：传播参数	S：易感人群患病率
dE/dt=βlS−φE	φ：进展参数	E：暴露潜伏个体的患病率
dl/dt=φE−σI	σ：恢复参数	l：感染人群患病率
dR/dt=σI		R：康复个体患病率

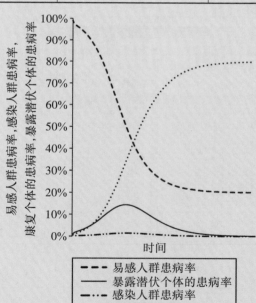

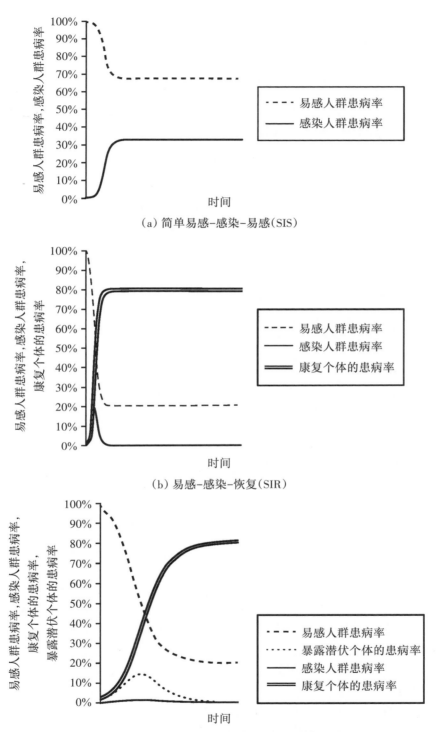

（a）简单易感–感染–易感（SIS）

（b）易感–感染–恢复（SIR）

（c）易感–暴露–感染–恢复（SEIR）模型中每个州随时间的人口百分比

图**16.1**　流行病轨迹示例确定了在封闭人群中

虽然了解病原体的自然史对于构建动力学模型十分重要,但是究竟需要在模型中纳入哪些疾病状态与模型所要解决的科学问题息息相关。例如,若研究目标是长时序条件下潜伏期较短的传染病,那么状态E(潜伏期)就可从SEIR模型中去除。但是,若是在较短时序条件下研究疾病的动态演化规律,那么删除潜伏期状态可能就是不合理的。

 确定模型中各状态间的转换规则

在确定了动力学模型各状态后,就需要进一步明确各状态间的转换规则。例如,在SIR模型中,宿主如何进入和退出这些状态。

例如,在某些动力学模型中,一个固定的参数(这个参数定义了从感染状态到恢复状态的速率)即可定义宿主在感染者转变成恢复者的转移。相反地,从易感者状态到感染者状态的转换会更复杂,因为易感者在单位时间内被感染的风险取决于当前感染人群(或传播媒介/污染物)的比例,且这个比例通常是随时间变化的。

建立传播动力学模型

目前有两种不同的方法可用来定义传播模型中各状态含义和状态间转移规则,且这两类方法在宿主人群的展现形式上有所不同,下文将介绍各方法的特性和局限性。

 根据健康状态划分宿主人群的模型

大多数传播动力学模型根据宿主的健康状态将人群划分为不同的类群(例如,易感者、感染者和恢复者),因此,在不同时刻,模型模拟的是不同健康状态中各人群的比例,而不是模拟个体的健康状态变化。这些模型通常被称为“仓室”模型,因为种群被划分为代表共享感染状态的聚集群体的仓室(文本框16.1)。

仓室模型可由一系列差分方程(离散时间)或者微分方程(连续时间)来表示。这些方程包括一系列参数和变量,其中变量记录每个仓室人群不同时刻的人数,而参数则用来定义一个健康状态到另一个健康状态转移的人均速率,且除了感染力外,通常是不随时间变化的。

在人群水平,从一个状态转移到另一个状态的人群数目是由人均转移速率(参数)和在此过程中的人群数量(变量)决定的,且不同时刻转移速率不同,则更多是由不同状态的人群数量(变量)决定,而非参数决定。

值得注意的是,动力学模型中的感染力是可变的,即可随着目前感染人数的改变而改变。更确切地说,新发感染人数是由当前感染人群、易感人数以及传播率决定的,而传播率则定义了人群中个体接触率和每个易感者接触感染者后被传染的概率。

仓室模型的一个重要的特性是它们可以在数学上被解析。通过这些简单、易于分析的仓室模型可加深对传染病的动态规律和控制效果的认识(文本框16.2)。当然,需要进行数值分析的更复杂的动力学模型在加深对传染病流行规律的了解上也发挥了重要作用。仓室模型另一关键特性是,因其是由一系列数学方程构建而成的且不同状态代表了不同类人群,所以它很容易被用于交流,易被其他人复制或修改应用。

文本框16.2　简单流行病动力学:基于模型的理解

对于一个感染后会终身免疫的急性病原体,如麻疹病毒,一个简单的易感者-感染者-恢复者(SIR)结构足以捕捉到动力学模型中关键的动态行为。在这里,我们基于SIR模型的动态行为可得出两个基本观点。第一个观点是从一个没有出生或死亡的封闭人口模型中产生的。

$$dS/dt = -\beta IS$$
$$dI/dt = \beta IS - \sigma I$$
$$dR/dt = \sigma I$$

为什么传染病会消退?

当基础再生数(β/σ)>1时,传染病就会流行;随着传染病在人群不断扩散,易感人群会逐渐减少。易感人群的减少对传播的影响可通过跟踪有效再生数($R_{effective}$,也称为即时再生数,其考虑了目前易感人群的比例)来量化,其中,$R_{effective} = (\beta/\sigma) \times [S/(S+I+R)]$,若其值低于1时,流行病就会消退。

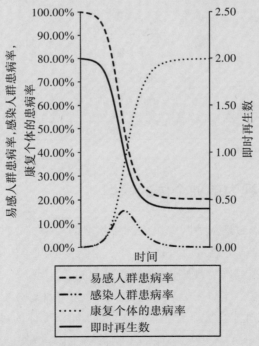

为什么我们能在人群中观察到一些免疫性疾病的波动?

对于某些病原体,由于其传播能力具有明显的季节性(即某些病原体在每年特定时间更容易传播),我们可能会观察到此类传染病呈现长期反复流行的趋势。即使传染病没有

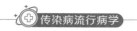

明显季节性,若流行期间易感人群被耗竭,而新出生的人群又可以补充成易感者,此时传染病也会反复出现。或因易感人群的补充(如人口迁入),有效再生数会增加到1以上,此时传染病又会流行,使感染人数再次扩大。我们对表中的SIR模型进行了调整,纳入出生和死亡,并将人均出生率和死亡率设定为相同值(μ),从而使得人口规模保持不变,因为模型中的感染不会导致死亡。

$$\mathrm{d}S/\mathrm{d}t = \mu(S + I + R) - \beta IS - \mu S$$
$$\mathrm{d}I/\mathrm{d}t = \beta IS - \sigma I - \mu I$$
$$\mathrm{d}R/\mathrm{d}t = \sigma I - \mu R$$

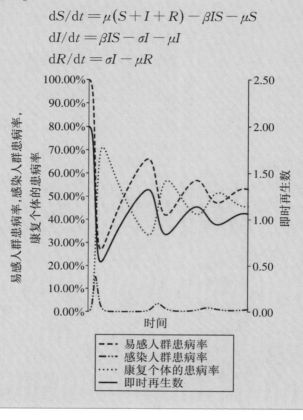

将宿主人群视为单独个体的模型

基于个体的模型(IBMs)是一种跟踪个人健康状况的模型。这些模型可通过报告一段时间内处于不同健康状态的宿主数量或者比例,产生与仓室模型类似的输出结果。

IBMs在编程语言中被编码为规则,并可以在计算机上实现。

鉴于这些模型是跟踪个体宿主健康状态之间的转换,因此对于需要追踪每个宿主时间上的个体历史问题,它们可能会优于仓室模型。例如,如果个体的具体接触模式对所研究的问题很重要(见第15章),或者需要记录连续可变的宿主因素,就可能需要使用IBMs。IBMs可有效地追踪个体状态的转变,但其是以分析的可操作性为代价的,而且与仓室模型相比,通常会导致模型的透明度和可读性降低。另外,这种方法对计算资源的要求也很高,可能也会限制其使用范围。

模型中的确定性和随机性

模型可以是"确定性的"或"随机性的"。确定性模型省略了随机性的影响,因此在参数值不变的情况下对模型的重复模拟的结果是相同的,而随机性模型即使在参数没有改变的情况下,重复模拟时同一状态也会出现差异。对于在大型宿主种群中反复流行的病原体的长期趋势预测问题,确定性模型通常能提供足够的理解。然而,考虑到数学模型的随机行为对研究罕见传染病的动态(例如,当病原体首次被引入社区时,当耐药菌株通过基因变化首次出现并最初只存在于一个宿主中时以及当病原体处于局部根除的边缘时)和宿主群体规模受到限制时(例如,在模拟HAIs传播时)非常重要。

仓室模型和IBMs的确定性和随机性都可以实现,但事实上,几乎所有的IBMs都是随机性的,因为在IBMs框架内对转换规则进行编程时,随机性的特点会被自然纳入。

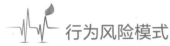 增加复杂性:考虑宿主的异质性

为了解决更困难的问题,模型通常需要加入额外的复杂性,来反映宿主之间的重要异质性。

 宿主的年龄和性别

当疾病自然史在不同年龄或性别之间存在差异(如疾病自然史因性别而异或发病率与感染年龄有关(文本框16.3),以及接触模式在不同年龄或性别的宿主之间存在差异时,可使用具有年龄或性别结构的传播动力学模型(见第15章)。

行为风险模式

对于特定类型的传播,宿主行为对个体暴露风险有巨大的影响。例如,对于性传播疾病(STIs)和明确定义的风险行为(如静脉注射毒品)的感染,基于行为风险因素,同一社区的个体宿主之间的感染风险可以相差几个数量级。因此,这些病原体模型需要考虑不同宿主群体风险不同或明确模拟人群中个体的相关接触模式来纳入这种行为的异质性。

文本框16.3　年龄结构模型

对于某些传染病,与疾病相关的发病率与感染年龄有关。例如,风疹病毒在感染年轻个体时几乎不会发病,但当它感染受孕期女性时,她的胎儿可能会出现毁灭性的畸形(先天性风疹综合征,congenital rubella syndrome,CRS)。在风疹感染性较强的地区,平均感染年

龄远低于生育年龄,因此预计 CRS 的病例较少。然而,如果通过覆盖面不足的疫苗接种使得感染性降低但没有消除,那么平均感染年龄可能增加到危险年龄的范围,CRS 的病例数可能会激增。建模文献预测了这种由于疫苗接种覆盖面不足带来的反作用。[2-3]不幸的是,这些预测在十多年后的希腊成为现实,不严格的疫苗策略导致风疹感染年龄提高,同时CRS 病例数量急剧增加。[4]

模型校准和敏感性/不确定性分析

一旦建立了模型,就必须确定控制健康状态间转移规则的参数值,并且通常需要对模型进行校准,使其行为符合特定传染病情景下的观察数据。那么我们可以从哪些数据来源来估计模型参数值并校准流行病行为呢?

确定模型参数值

观察性研究和试验性研究提供了最常见的数据来源,从这些数据中可以估算出决定感染自然史的参数。但使用这些数据来源对基本参数进行推断还要面临着许多挑战。例如,由于很难确定一个暴露个体感染病原体的时间,所以确定从感染到具有传染性的进展速度可能是一个挑战。对于有治疗方法的疾病,估计未经治疗的疾病平均传染期的研究是不符合伦理的,所以往往依靠在有治疗方法前收集的数据进行研究。尽管这些数据可能存在,但它们与不同时间或不同环境下的传染期的相关性可能有限。此外,这些自然史参数值在宿主之间往往有很大的异质性,了解异质性对病原体动态行为的重要性是目前研究的一个重要领域。

最难直接测量的模型参数是传播参数,前面定义为感染者与易感者接触后的感染概率与人群中个体间接触率的乘积。在大多数模型研究中,这个参数必须通过拟合模型与社区中的疾病负担的现有数据来估计。

确定反映时序疾病负担的流行病学观测数据

报告社区疾病负担随时间变化的数据包括横断面来源(如血清流行率调查)和时间序列来源(如报告数据、发病率、流行率和疾病趋势)。通过这些类型的数据,可以根据观察到的或估计的疾病负担趋势来校准模型,如感染、疾病、死亡率、病例通报和住院治疗等数据。

在使用这些数据校准模型时,重要的是要考虑这些可观察的测量所表述的潜在疾病趋势可能与实际疾病趋势存在偏差,因此可能影响模型拟合的有效性。例如,如果患者寻求治疗的概率或医生报告或通报发生额外病例的概率在流行过程中发生变化,那么通报数据可能是实际发病率趋势的不可靠的度量指标。

在选择哪些流行病监测数据用于校准模型时,也可能存在潜在的偏差。如果只识别出大规模暴发的新型病原体(规模较小的、没能成功传播的零星暴发更难识别),基于这些数据来进行模型拟合将系统地高估再生数,这是衡量病原体传播效率的关键指标。

 ## 灵敏度和不确定性分析

许多方法可以校准模型使其符合现有疾病流行趋势。尽管这些方法的技术细节超出了本章的范围,但这些方法的目的是在给定可信值(或值的范围)的信息下,使得模型轨迹和观测轨迹之间的差异最小化。

参数值与模型行为之间的关系至少可以用两种方法来研究:

◇ 进行灵敏度分析,基于与基线值不同的单个或多个参数来评估模型表现。这样就可以评估和比较特定参数变化对模型的影响。通过识别影响模型输出最灵敏的参数,可以深入了解这些参数在确定流行病轨迹中所起的作用。

◇ 进行不确定性分析,在输入参数的合理或可信范围内,对模型的输出进行评估。不确定性分析提供了对结果可变性的理解,这些结果的可变性可能来源于不同估计参数精度(或缺乏精度)模型。通过识别导致模型不确定性的参数,可以确定未来研究的优先次序,即通过提高相关参数估计的精度,可以减少模型行为的不确定性,并更好地为公共卫生政策提供信息。

传播动力学模型提供见解的例子

在这里列举几个最简单模型的例子,它们也可以很好解释一些现象,以此来说明传播动力学模型可能提供见解。

 ## 疫苗接种覆盖率和群体免疫

群体免疫的定义是,当群体中包含足够数量的免疫个体时,可以为非免疫个体提供保护(见第12章)。从机制的角度来看,免疫个体的存在有效地"阻断"了病原体的传播,从而阻止了可能导致流行病蔓延的病原体持续传播。

简单的模型揭示了形成群体免疫所要求的具有免疫力的人口比例。有效再生数($R_{effective}$)是人群中单个感染个体的预期继发感染数(见第1章和第13章)。免疫个体的存在限制了传播。如果在种群中没有免疫个体,$R_{effective}$等于基本再生数R_0。在个体均匀混合的假设下,一般关系为$R_{effective}=R_0×(1-$免疫人群的比例$)$。这一关系的代数运算解释如下:当免疫人口的比例超过数量$1-1/R_0$时,则预估不会发生传染病流行。因此,将$1-1/R_0$定义了防止传染病流行而需要的免疫人群的临界值。例如,当$R_0=3$时,则至少三分之二的人口具有免疫力,才能防止传染病的传播。对于死亡率较高的病原体,则必须扩大免疫人群的比例以预防此类流行病;需要指出的是,如果疫苗的保护性不是100%有效(见第12章),想要通过向足够多的人提供疫苗以实现群体免疫可能是行不通的。

感染的可控性和无症状病例的传播作用

基于最简单的动力学模型预测结果可知,如果病原体的$R_{effective}$降低到小于1,该病原体终将从宿主中消失。直接传播的病原体的$R_{effective}$和R_0的计算简单地取决于感染的持续时间。在呈指数增长的流行病中,对于在其他方面相同的病原体,具有两倍感染时间的病原体在相同时间内预计会导致两倍的继发性病例。

因此,通过降低平均感染持续时间进而降低$R_{effective}$使其低于临界阈值,可有效控制新发病原体的流行。从实际角度出发,可通过治疗或隔离的手段减少感染持续时间,从而将具有传染性的个体有效地从人群中移除,进而就能阻止进一步接触易感者。然而,在大多数情况下,仅当症状先于或同步于传染性的出现,才能更早地识别这些传染性病例(见第1章)。如果传染性先于症状出现(或无症状感染具有传染性),就像许多重要病原体一样,以缩短潜在传播平均持续时间为目标的干预措施,其可行性和有效程度也会随之降低。

通过简单的模型可以了解到,无症状病例引起的传播使得我们试图通过更早地检测有症状病例来控制传播变得难以实现。基于Fraser等的研究可知[5],如果θ等于出现症状前的传播比例,则当$\theta > 1/R_0$时,通过早期识别有症状的个体来控制疫情是不可行的。这一理解源于如下事实,即在能够立即发现并消除有症状病例的乐观假设下,R_0可以减少到$\theta \times R_0$,而当该乘积小于1时,流行病的传播会受到阻碍。代数运算表明,当$\theta > 1/R_0$时,若不采取其他公共卫生措施,则不可能使有效再生数低于1。

未来的发展方向

纳入能够反映宿主和病原体种群结构及动态行为的新数据源,可进一步优化传播动力学模型的结构和参数估计,并扩展模型可解决的问题范围。

测量个体位置的新技术,例如,个体配备GPS跟踪器和带有传感器的移动电话,可用于测量社区中个人之间的距离和接触频率,进而更详细地监测人群接触网络。这些工具对病原体传播特征的研究越来越重要,因此,对宿主接触模式的详细描述对于解释现有的流行病学模式或预测未来的疾病轨迹非常重要。

用于查明病原体的分子流行病学工具提高了我们分析感染宿主间传播关系的能力,因此,我们可以推断哪些疾病事件可能通过传播存在关联。这些数据已被广泛地用于传染病动力学模型的构建和参数化。病原体全基因组测序(whole genome sequencing, WGS)技术的迅速发展,大大提高了这类方法的分辨率,并为阐明和确定个体间的传播方向以及为解决聚集性病例中的传播链问题提供了新的思路。在传播动力学建模领域,目前该领域发展主要集中于利用越来越多的基因组数据来开发新的模型,特别是基于个体的模型,这是一个新的机遇和挑战。

拓展现有方法和开发新方法,为模型结构的选择提供了新的信息(即须纳入哪些健康状态以及确定不同状态间的转移规则),并帮助我们了解模型结构的不确定性以及对模型结果不确定性的影响,预计将在未来的建模研究中发挥更大的作用。

 结论

传播动力学模型是一个强大的工具,经过适当的开发和分析,可为解释病原体在宿主群体中的复杂传播规律提供重要见解。这些模型具象化地明确了宿主间及病原体与宿主间的关系以及在复杂系统中可被简化或完全忽略的细节。传染病动力学建模的目标,是科学决定何种状态可以从模型中移除,以便更好地观察动态系统的演变规律,并预测其在外界扰动下在不同时间点是如何变化的。

与此同时,动力学模型构建的依据,往往是基于对疾病自然史或宿主人口行为的不完全理解,甚至可能是错误的理解。在最好的情况下,这种不确定性将在模型中明确,并通过灵敏度和不确定性分析纳入其中。然而,在其他情况下,对动力学系统理解的缺陷可能没有被认识到,可能导致模型的实用性被削弱。传播动力学模型的一个特点是,它需要明确识别模型或代码中的关键假设,因此在进行模型结果交流中,研究者必须强调这些关键假设。

传播动力学建模是一门年轻而迅速成熟的学科。传播动力学模型越来越多地与经济学分析联系在一起(见第17章),并用于指导政策制定,帮助研究设计和分析。随着建模方法不断改进,加之计算能力不断提升以及用于模型校准的多源数据集不断丰富,我们会更深入理解动力学模型的特定优势和面临的挑战,并促使这些工具继续加深对流行病学的理解。

（翻译:杜向军、曾金铎、史佳懿）

参考文献

[1] Anderson RM, May RM (1991). Infectious diseases of humans: dynamics and control. Oxford University Press, Oxford.

[2] Knox EG(1980). Strategy for rubella vaccination. Int J Epidemiol, 9, 13-23.

[3] Anderson RM, May RM (1983). Vaccination against rubella and measles: quantitative investi-gations of different policies. J Hyg (Lond), 90, 259-325.

[4] Panagiotopoulos T, Antoniadou I, Valassi-Adam E (1999). Increase in congenital rubella occurrence after immunisation in Greece: retrospective survey and systematic review. BMJ, 319, 1462-7.

[5] Fraser C, Riley S, Anderson RM, Ferguson NM (2004). Factors that make an infectious dis-ease outbreak controllable. Proc Natl Acad Sci U S A, 101, 6146-51.

第17章　关于传染病干预措施的经济分析

什么是卫生经济学?

　　医疗资源是稀缺的,如资金、员工时间和医院床位的供应有限,不足以满足所有可能的医疗需求。特定使用任何医疗资源都不可避免地涉及舍弃这些资源的其他可能用途。假设一个国家的医疗卫生预算是固定的,那么选择使用一部分预算购买疫苗意味着用来建造医院或购买药品的预算就会减少。如果从更广泛的财政预算来讲,用于接种疫苗的预算甚至能用来建造学校或机场;如果医疗服务通过社会或私人保险提供资金,决定补贴疫苗接种将导致其他补贴的资金减少或收取更高的投保费用。这些决策在资源匮乏的环境中最为明显,但即使在高收入国家,决策和权衡也是不可避免的。由于传染病支出通常从一般医疗保健预算中分配,因此有关传染病干预措施资源分配的决策通常遵循与其他医疗保健决策相同的广泛原则,但考虑到传染病独特性的特殊考虑除外(见第1章和第16章)。[1-2]

　　卫生经济学是为了更好地利用稀缺的资源,而不一定是为了省钱。由于供需不平衡,某种优先权的设定(或定量配给)过程是十分必要的。从历史上看,已经开发和使用了各种机制:从临时性的非明确标准,到自由市场(通过支付意愿来定量配给),再到等待名单(通过等待意愿来定量配给)。另一种方法是通过确定资源分配的技术过程作出这些决定,这种分配将最大限度地利用一些明确的标准,例如,人口的总体健康状况或健康状况的分布,而帮助作出此类决策的一个重要工具是卫生经济评估。

卫生经济评估

　　经济评估是对两个或多个方案的成本和收益进行比较,根据特定标准找到实现最佳结果的选项,其目的可能是利用固定数量的资源使人群的健康状况最大化。自20世纪90年代以来,医疗领域的经济评估,尤其是针对传染病的经济评估迅速增多[1],现在经济评估在许多传染病相关的决策中发挥着关键作用。例如,考虑成本效果是英国疫苗接种和免疫联合委员会(JCVI)在提出建议时的法定义务[3];世卫组织(WHO)和全球疫苗免疫联盟(GAVI)等捐助组织也建议在实施卫生干预措施前考虑成本效益;经济模型为艾滋病病毒治疗等传染病干预措施提供了国际准则。[4]反过来,国际财团也为这类干预措施的经济模型的发展制定了准则。[5-6]

医疗保健中使用了几种类型的经济学评估。[7]成本效益分析估计了干预措施的增量成本与增量健康效应的比率——增量成本效益比(ICER)。需要注意的是,成本和健康效应都是计算的增量,也就是将它们与医疗保健资源的替代用途进行比较。例如,增加一项干预措施和继续使用当前的护理方案进行比较;疫苗接种或筛查等预防性干预可能会因干预而产生增量成本,但也可能因减少患病需要花费的治疗费用而节约总体成本。

在理想情况下,成本应使用成分法来衡量,该方法涉及计算投入单位(例如,药物、员工工作时间或占用的医院床位数),并将其乘以每项投入的单位成本(或价值)。健康效应可以通过各种方式来衡量,例如,预防疾病发作次数、住院次数或预防的死亡人次,第4章讨论了估计这些结果的方法。然而,这些测量方法在不同的疾病中缺乏可比性,因为疾病的持续时间和严重程度会因疾病特征而不同,获得的生命年比避免的死亡更有参考价值。此外,疾病负担的一个主要组成部分可能是发病率,而不是死亡率。

当需要进行跨疾病比较时,最实用的方法是经济评估。例如,流感导致的住院和死亡主要发生在幼儿和老年人中,宫颈癌导致的死亡主要发生在中年妇女中,假设有一笔预算可以用于资助流感疫苗接种或宫颈癌筛查,则需要进行经济评估,在预防这两种疾病之间进行权衡。使用与卫生相关的生活质量的通用测量指标是方法之一,如质量调整寿命年(QALY)或残疾调整寿命年(DALY),这些指标旨在反映因卫生状况不佳而损失的生命年数和生活质量,因此,最大限度地提高QALY的目的是"延长寿命和提高生命质量"。成本效用分析是一种特殊的成本效益分析,其中分母是通用的生活质量衡量标准,如QALY。

QALY的计算方法是将某人在某一特定健康状态下所处的时间与该状态相关的生活质量的权重相乘。这个权重通常介于1(完全健康)和0(死亡)之间,更严重的疾病状态与较低的权重有关。目前已经开发了各种评估技术和调查工具来获得不同卫生状态的权重。[8]DALY与QALY类似,疾病状态被赋予0和1之间的权重。不同的是,最佳状态(无残疾)的权重为0,而死亡的权重为1。因此,一个有益的干预措施可以说是获得了QALY,但避免了DALY。

DALY被国际组织广泛使用,如世界卫生组织和卫生计量与评估研究所[9],而QALY主要在高收入国家使用。计算健康成本时需要根据通货膨胀进行调整,即应指定具体年份以及货币(例如"2011年美元"),但与疾病相关的DALY或QALY通常不会随时间变化。

成本效果分析可以用来进行更广泛的比较和分析,在这种分析中,不同选择的所有后果(成本和效果)都被转化为货币单位,其目的是将用于卫生的资源分配方案与其他用途进行比较。难点在于将健康转化为等价的货币的方法上的挑战,同时也存在伦理上的争议性。

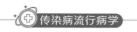

经济评估中规范性考虑

在进行经济评估时,有些考虑是基于价值判断,而不是基于经验结论,这些被称为规范性考虑。

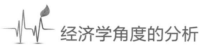 经济学角度的分析

医疗服务提供者或支付者的视角只考虑医疗卫生部门所产生的成本,不管是国家、保险机构、还是私人部门。更广泛的社会视角考虑的是其他成本,如患者及其家属为获得医疗服务而支付的旅费以及因生病而失去工作的成本。这一视角可以对诸如季节性流感等疾病的经济学评估结果产生很大的影响,这些疾病通常是自限性疾病,但会导致工作缺勤。在某些情况下,自付的医疗费用和损失的收入可能是灾难性的,以至于家庭陷入债务危机,甚至不得不出售他们的资产。[10]

然而,即使是社会视角,如果只考虑患者的医疗和生产力成本,也可能存在很多限制。假设一个人生病对更广泛的宏观经济(商品、服务和就业的供给和需求)几乎没有影响,但实际上传染病在发生流行病甚至大流行的时候,如霍乱和流感,会对宏观经济造成巨大的破坏。[11]

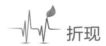 折现

一般而言,人们更愿意更早地获得收益,而更晚地支付成本或承受损失,经济学家将这种价值随时间的变化称为折现。在分析过程中,通过将干预的增量成本和收益在未来每年以固定比例减少从而体现对于折现的考虑。英国国家健康和保健医学研究所(NICE)建议每年将成本和收益都折现3.5%,世界卫生组织采用3%的折现率。[9]例如,荷兰对成本采用4%的折现率,对收益采用1.5%的折现率。

在对预防性干预措施进行评估时,折现尤其重要,因为这些措施的成本是在效果出现前几年甚至几十年才承担的。HBV和HPV的疫苗接种和筛查是由于折现而导致的成本效果低的两个例子。一些经济学家推荐了"慢折现"或"双曲折现",即折现率随着时间的推移而降低,这样,未来几十年后的成本和收益就不会被严重削弱。[2]

 研究时限分析

这是考虑干预措施的成本和效果的影响时间段。对于非传染性疾病,患者的终生时限通常是一个没有争议的时间范围,因为对患者的任何干预措施都不可能产生持续到患者生命结束之后的影响。然而对于传染病,干预措施的间接后果(如持续的传播链)可能超过患

者的寿命。事实上,水痘和带状疱疹疫苗接种的成本效果受到了最初的疫苗接种后一个世纪的影响。[12]全球根除的潜在价值(这是传染病特有的概念),带来了无限期的经济利益,例如,人类的天花和牛瘟,因此疫苗接种具有巨大的价值。

然而,当必须在相互竞争的卫生政策之间合理分配资源时,重要的是不要高估这些收益。除非使用有限的时间范围和/或非零的贴现率,否则根除一种疾病的卫生政策的收益总是大于任何不能根除疾病的卫生政策的收益。

分析方法

经济评估可以作为临床试验的一部分,将经济结果(成本和患者报告的生活质量指标)与临床结果结合起来(见第5章)。然而,试验通常是为了测量个人而不是群体的效果,诸如群体免疫力(见第12章)、血清类型替换和抗生素耐药性的传播等的效果,只能通过特殊的设计,如家庭或整群随机试验来获取,这将增加成本并限制外部有效性。

此外,传染病干预措施,如疫苗接种和筛查,在其效果显现之前往往有很长的滞后性。尽管试验可以测量相关事件的前兆或替代标志物,如感染标志物或宫颈癌前病变,但这些干预措施需要能"转化"为社会福利和经济效果。

另一种方法是使用数学模型来推断传染病干预的成本和结果。传统的卫生经济评估工具包含多种模型,如决策树和马尔科夫模型[13],模型考虑了代表疾病自然史和干预效果的事件和卫生状态(图17.1)。决策树和马尔科夫模型都是"静态"模型,它假定一个人获得感染的风险与同一人群中其他人的状态无关,然而传播动力学效应意味着在感染过程中存在干预,不仅影响到接受干预的人,而且还可能通过间接人群层面("羊群"效应)(见第12章和第16章)影响其他可能通过此人感染的人。当预防的病例不具有传染性且与传播无关时,例如人类的破伤风(见第12章),那么就不涉及传播动力学效应。

人口层面的影响可能是传染病干预措施效果的主要组成部分。在这些影响的实证中,针对肺炎链球菌的儿童疫苗接种降低了老年人疾病的发病率。[14]然而,间接影响也可能是有害的,对某些病原体来说发生类型替换并导致感染年龄的增加,与更糟糕的结果相关(见第12章)。

尽管这些间接的人口因素的影响很重要,但是经常会不适当地将静态模型用于模拟传染病干预,例如,绝大多数儿童流感和肺炎球菌结合疫苗接种的经济学评价使用的是静态模型。[15-16]传播动力学模型存在很大限制的其中一个原因是它们在专业知识、计算能力和数据方面有更高的要求,这类模型不仅需要获得疾病的大致成本和与健康相关的效用的影响,还需要关注传播事件在人群中发生的方式等信息。由于几乎不可能直接观察到这些事件,所以模型必须获得与传染病在人群中传播有关的接触数据以及感染标志物(如抗体)和疾病之间的关系,还需要复杂的计算和统计技术,以从这些间接标志物的数据中估计参数。

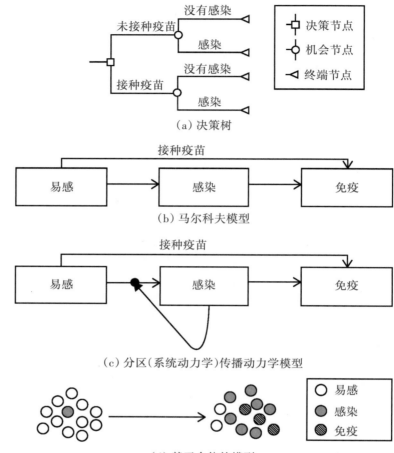

（a）决策树

（b）马尔科夫模型

（c）分区（系统动力学）传播动力学模型

（d）基于个体的模型

图17.1 4种表示感染的传播和接种疫苗效果模型

注：(a) 决策树：一个群体进入树中，在决策节点(基于是否接种疫苗等决策)和机会节点(基于是否发生感染等偶然事件)处划分流，直到到达代表最终结果的终端节点。注意：时间没有在决策树模型中明确表示。

(b) 马尔科夫模型：一个群体处于一系列的健康状态，并且随着时间的推移，群体以参数决定的概率在不同健康状态之间转移，使健康分布随时间发生变化。

(c) 分区（系统动力学）传播动力学模型：在结构上与马尔科夫模型相似，关键的区别在于人均感染率取决于具有传染性的人群的比例，并且随着时间的推移而变化。

(d) 基于个体的模型：人群中的个体用个体表示，而不是用总体(其他模型所采用的单位)表示，个体以参数指定的概率在不同状态之间转移。这类模型可能是传播动力学模型(如果一个人获得感染的概率取决于这个人与之接触的人群中的感染性个体的数量)。图中显示了人群在两个时间点上的状态：当一个人在其他情况下被感染的时候以及后来感染扩散到其他人身上，一些人已经恢复了免疫力的时候。

在某些情况下，静态模型可被应用于传染病。例如，如果静态分析发现某项干预措施与没有干预措施相比具有递增的成本效果，那么被模型忽略的人群水平效应将是有益的，所以成本效果是被低估的，而且被归类为成本效果的这个分类结果将是稳健的（例如，主动寻找病例和加强结核病的患者管理）。[17]但是，传播动力学模型仍然是可取的，因为微妙的影响可能无法预料。总之，如果静态分析发现某项干预措施不具有成本效果，则应进行传播动力学分析，以避免错误地得出干预措施不具有成本效果的结论。作为补充，一些研究者提出了可用于决定传播动态模型是否更适用于分析经济效益的算法。[1-2]

呈现成本-效果分析的结果

为了使成本效果分析的结果有意义，我们需要参考一些指标，即什么样的增量成本效果比才算成本效益高，例如，在目前的计划中增加一种针对流感的疫苗，每获得一个QALY的成本为10 000英镑。许多国家都有一个明确或隐含的阈值，可以对ICER进行比较，如果ICER低于这个阈值，则表明干预措施是具有成本效果的。在英国，增量成本效果比的门槛是每获得一个QALY为20 000～30 000英镑。[18]世界卫生组织建议将有关国家的人均国内生产总值（GDP）阈值视为"非常具有成本效果"，并将人均GDP的三倍设置为干预措施"具有成本效果"。[9]

成本效果分析应该考虑到测量参数的不确定性和对疾病的理解，这一点反映在模型的结构中。捕捉这种不确定性的一种方法是进行概率敏感性分析，包括从表示输入参数不确定性的概率分布中抽取多个样本，然后计算每组参数值的相应的ICER。由此产生的不确定性可以用成本效果平面上的ICERs "cloud"来表示，或者用成本效果可接受性曲线来表示（图17.2）。

结论

卫生经济学评估用于根据明确的、基于证据的和基于需求的标准做出资源分配决策。传染病经济学评估是一个专业的领域，需要熟悉卫生经济学和传染病特殊流行病学特征。除此之外，由于不同类型的经济模型背后的假设和限制会对评估结果产生很大影响，所以了解这些背景知识对于传染病经济学评估十分重要。

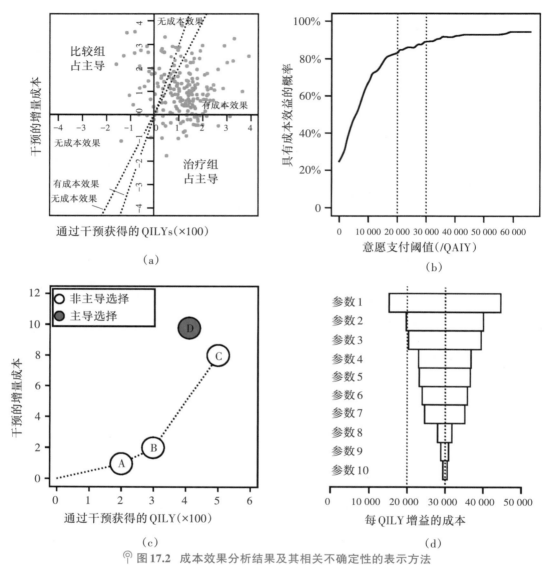

图 17.2 成本效果分析结果及其相关不确定性的表示方法

注：(a) 成本–效果平面(带有不确定性的"cloud")：两个坐标轴分别代表ICER的增量成本(分子,纵轴)和增量健康效应(分母,横轴)。靠近平面右下方的点代表了增量成本较低但更健康的选择,因此更有可能是具有成本效果的。两条虚线的梯度与政策制定者定义的阈值相对应(例如,获得20 000英镑/QALY和30 000英镑/QALY),在这个阈值上,一项干预措施变得具有成本效果。

(b) 成本–效果可接受曲线：该曲线表示图17.2 (a)中不确定性"cloud"中低于给定阈值(用虚线表示)的点的比例,即代表成本–效果选择的增量成本效果比值的比例。随着阈值的增加,该选择被认为具有成本效果的概率也会增加。

(c) 成本–效果前沿：这里在成本–效果平面上显示了一些具有不同成本和健康效应的选项。不考虑劣势选项,因为它比非劣势选项的某种组合成本更高且效果更差。

(d) 龙卷风图：单变量敏感性分析的说明,显示哪些参数对ICER影响最大。条形图显示了每个参数在其定义范围内变化时估计的ICER的变化程度。

(翻译：蒋亚文)

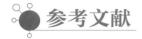

参考文献

[1] Jit M, Brisson M(2011). Modelling the epidemiology of infectious diseases for decision analy-sis: a prim-er. Pharmacoeconomics, 29, 371-86.

[2] Beutels P, Scuffham PA, MacIntyre CR (2008). Funding of drugs: do vaccines warrant a dif-ferent ap-proach? Lancet Infect Dis, 8, 727-33.

[3] Hall AJ (2010). The United Kingdom Joint Committee on Vaccination and Immunisation. Vaccine, 28S, A54-7.

[4] World Health Organization (2013). Consolidated guidelines on the use of antiretroviral drugs for treating and preventing HIV infection. Recommendations for a public health approach. World Health Organization, Geneva.

[5] HIVModelling Consortium Treatment as Prevention Editorial Writing Group (2012). HIVtreatment as pre-vention: models, data, and questions—towards evidence - based decision - making. PLoS Med, 9, e1001259.

[6] Jit M, Levin C, Brison M, et al. (2013). Economic analyses to support decisions about HPVvaccination in low- and middle-income countries: a consensus report and guide for analysts. BMC Med, 11, 23.

[7] Drummond MF, Sculpher MJ, Torrance GW, O'Brien BJ, Stoddart GL(2005). Methods for the economic evaluation of health care programmes, 3rd edn. Oxford University Press, Oxford.

[8] Green C, Brazier J, Deverill M(2000). Valuing health-related quality of life. Pharmacoeconomics, 17, 151-65.

[9] Tan-Torres Edejer T, Baltussen R, Adam T, et al. (2003). Making choices in health: WHO guide to cost-effectiveness analysis. World Health Organization, Geneva.

[10] Kruk ME, Goldmann E, Galea S (2009). Borrowing and selling to pay for health care in low-and middle-income countries. Health Affairs, 28, 1056-66.

[11] Keogh-Brown M(2014). Macroeconomic effect of infectious disease outbreaks. In: Culyer AJ (ed). Ency-clopedia of health economics. Elsevier, San Diego, pp. 177-80.

[12] Nan Hoek AJ, Melegaro A, Gay N, Bilcke J, Edmunds WJ (2012). The cost-effectiveness of varicella and combined varicella and herpes zoster vaccination programmes in the United Kingdom. Vaccine, 30, 1225-34.

[13] Barton P, Bryan S, Robinson S (2004). Modelling in the economic evaluation of health care: selecting the appropriate approach. J Health Services Res, 9, 110-18.

[14] Lexau CA, Lynfield R, Danila R, et al.; Active Bacterial Core Surveillance Team (2005). Changing epi-demiology of invasive pneumococcal disease among older adults in the era of pediatric pneumococcal con-jugate vaccine. JAMA, 294, 2043-51.

[15] Newall AT, Jit M, Beutels P (2012). Economic evaluations of childhood influenza vaccina-tion: a critical review. Pharmacoeconomics, 30, 647-60.

[16] Beutels P, Thiry N, Van Damme P (2007). Convincing or confusing? Economic evaluations of childhood pneumococcal conjugate vaccination—a review (2002-2006). Vaccine, 25, 1355-67.

[17] Jit M, Stagg HR, Aldridge RW, White PJ, Abubakar I (2011). A dedicated outreach service to hard-to-

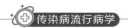

reach tuberculosis patients in London: observational study and economic evalua-tion. BMJ, 343, d5376.

[18]　National Institute for Health and Care Excellence (NICE) (2012). Assessing cost effective-ness. In: The guidelines manual. NICE article (PMG6). Available at: M https://www.nice.org. uk/article/pmg6/chapter/7 -assessing-cost-effectiveness (accessed Feb 2015).

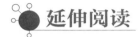 延伸阅读

World Health Organization (2008). WHO guide for standardization of economic evaluation of immunization programmes. World Health Organization, Geneva.

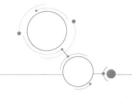

第2篇　主要疾病的流行病学特征

第18章 呼吸道感染

绪论

各种传染性微生物,包括病毒、细菌和真菌均可导致呼吸道传染病。该类疾病的临床表现有很大差异,从轻微的自限性疾病,如普通感冒,到引起肺炎或急性呼吸窘迫综合征的严重感染。呼吸道传染病给公众健康带来了巨大影响,咳嗽和感冒是人们病假缺勤的主要原因;在全球疾病负担排名中,下呼吸道感染(lower respiratory tract infections,LRTI)仅次于缺血性心脏病位居第二。此外,流感的流行与大流行在全球造成了难以预测的高发病率和死亡率。[1]

临床特征

大多数呼吸道传染病是上呼吸道感染(upper respiratory tract infections,URTI)、LRTI 或两者均存在。[2-3]许多病毒感染,比如鼻病毒和部分冠状病毒,主要累及上呼吸道,引起普通感冒和咳嗽。[4]呼吸道合胞病毒(respiratory syncytial virus,RSV)通常累及下呼吸道,如婴儿细支气管炎。[2]流感病毒感染可引起上呼吸道或下呼吸道疾病,如支气管炎和病毒性肺炎等。[5]

细菌和真菌感染也可能影响上呼吸道,引起扁桃体炎等疾病。但它们更常引起下呼吸道感染,如支气管炎和肺炎等。结核病(tuberculosis,TB)是一种由结核分枝杆菌引起的感染,通过呼吸道途径传播,全身脏器均可受累,但通常累及肺部(表18.1)。

呼吸道病毒感染的潜伏期通常较短,最长可达数天,从发病前后到症状开始消退的整个期间都具有传染性。值得注意的是,部分呼吸道病毒感染,例如,流感可能在症状出现之前就具有传染性(见第1章),这给相关疾病的防控带来了巨大挑战。但也存在例外,像SARS-CoV和MERS-CoV感染具有较长的潜伏期。以严重急性呼吸综合征(severe acute respiratory syndrome,SARS)为例,症状最严重时传染性最强,这使得防控工作开展起来更加容易。

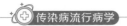

表18.1 病毒性和细菌性呼吸道感染的病原体和特征

疾病病原体	疾病/主要症状	疾病主要部位	潜伏期	疫苗可预防性
病		毒		
鼻病毒	鼻炎（普通感冒） 咽炎 扁桃体炎	上呼吸道	10～48小时	否
副流感病毒 （Ⅰ、Ⅱ、Ⅲ、Ⅳ型）	流涕 咳嗽 咽炎 扁桃体炎 会厌炎 喉炎 支气管炎 细支气管炎 肺炎	上呼吸道 下呼吸道	2～4天	否
冠状病毒（属）	鼻炎（普通感冒） 咽炎 扁桃体炎 咳嗽 肌痛 肺炎（SARS）	上呼吸道 下呼吸道	2～5天 2～12天（SARS）	研发中（SARS）
腺病毒	鼻炎（普通感冒） 咽炎 扁桃体炎 支气管炎 细支气管炎 肺炎	上呼吸道 下呼吸道	4～8天	是（4、7型）
呼吸道合胞病毒	鼻炎（普通感冒） 会厌炎 喉炎 支气管炎 细支气管炎	上呼吸道 下呼吸道	3～7天	研发中
流感病毒	鼻炎（普通感冒） 流感样病例 肺炎	上呼吸道 下呼吸道	1～4天	是
柯萨奇病毒（B组）	咽炎 扁桃体炎	上呼吸道	4天	否
EB病毒	咽炎 扁桃体炎	上呼吸道	33～49天	研发中

疾病病原体	疾病/主要症状	疾病主要部位	潜伏期	疫苗可预防性
单纯疱疹病毒	鼻炎(普通感冒) 咽炎 扁桃体炎 支气管炎 细支气管炎 肺炎	上呼吸道 下呼吸道	4～6天	研发中
水痘-带状疱疹病毒	肺炎	下呼吸道	14～16天	是
麻疹病毒	肺炎	下呼吸道	8～14天	是
巨细胞病毒	肺炎	下呼吸道	4～12周	研发中
汉坦病毒	肺炎	下呼吸道	9～33天	研发中
细		菌		
乙型流感嗜血杆菌	会厌炎 喉炎 支气管炎 细支气管炎 肺炎 脑膜炎 关节感染 蜂窝织炎	下呼吸道	不确定	是
白喉棒状杆菌	咽炎 扁桃体炎 会厌炎 喉炎	上呼吸道	2～5天	是
肺炎链球菌	支气管炎 细支气管炎 肺炎	下呼吸道	不确定	是
酿脓链球菌	肺炎 出血性肺炎 脓胸	下呼吸道	2～4天	研发中
金黄色葡萄球菌	肺炎	下呼吸道	不确定	研发中
肺炎克雷伯菌	肺炎	下呼吸道	不确定	研发中
肺炎支原体	咽炎 扁桃体炎 支气管炎 细支气管炎 肺炎	上呼吸道 下呼吸道	1～3周	否
铜绿假单胞菌	肺炎	下呼吸道	不确定	研发中

续表

疾病病原体	疾病/主要症状	疾病主要部位	潜伏期	疫苗可预防性
人型支原体	咽炎 扁桃体炎	上呼吸道	不确定	否
A族β溶血性链球菌	咽炎 扁桃体炎	上呼吸道	1～3天	否
结核分枝杆菌	肺炎	下呼吸道	1～5年	是
贝氏柯克斯体	肺炎	下呼吸道	1～3周	是
鹦鹉热衣原体	肺炎	下呼吸道	5～14天	否
肺炎衣原体	肺炎	下呼吸道	7～21天	否
军团菌	肺炎	下呼吸道	2～14天	否

资料来源:Singh SK. 2014[4]；Sethi S. 2009[5]；Harris JM，Gwaltney JM. 1996[6]；Vainionpää R，Hyypiä T.1994[7]；Lessler J，Reich NG et al.2009[8]；Meltzer MI.2004[9]；Tracy S et al.2008[10]；Odumade OA et al.2011[11]；Whitley RJ.1996[12]；Young JC et al.2000[13]；Bonnet JM and Begg NT.1999[14]；Twisselmann B 2009[15]；Kashyap S and Sarkar M.2010[16]；Choby BA. 2009[17]；Borgdorff MW et al.2011[18]；Maurin M and Raoult D.1992[19]；Public Health England.2013[20]；Centres for Disease Control.2015[21].

呼吸道细菌感染的潜伏期一般较长,从数天到1～2周不等,但传播力相对较弱。结核病的潜伏期可能从数周到数十年不等,但通常仅由肺结核患者和痰结核分枝杆菌检测阳性的患者传播。

 诊断

大多数呼吸道感染的诊断需要采集上呼吸道或下呼吸道标本和/或血液或血清标本。

在英国,即时检测(point of care,POC)并未广泛用于呼吸道疾病的诊断。尽管针对流感病毒、军团菌、呼吸道合胞病毒和其他呼吸道感染的即时检测已经被研发出来,但受其检测效度(避免假阳性或假阴性结果的能力,见第8章)和临床实用性的限制还无法广泛应用。

实验室诊断方法因感染类型而异,主要包括显微镜鉴定病原微生物、采用其他方法直接检测病原体(如免疫荧光法)、从呼吸道或血液标本中培养病原体以及检测血清中的特异性抗体水平。目前,聚合酶链式反应(polymerase chain reaction,PCR)等分子检测方法被广泛用于特定感染的识别,针对病原体基因组的基因测序也被用于诊断和其他目的[2](见第9章和第10章)。

传播

最常见的传播途径有：
◇ 飞沫；
◇ 飞沫核；
◇ 直接接触或接触污染物。

携带病原体的飞沫和飞沫核可以通过说话、唱歌、打喷嚏、咳嗽和呼吸排出。飞沫的大小取决于环境条件、飞沫来源、是否人为诱导以及个体差异。粒径大于5 μm的飞沫在排出后迅速沉降；因此，通过该方式传播的感染需要个体的近距离接触，如流感。粒径更小的飞沫称为飞沫核，在空气中停留的时间更长，具有更大的潜在传播风险，如结核病的传播。

一些呼吸道病毒可通过直接接触被呼吸道分泌物污染的双手传播，例如，鼻病毒主要通过这种方式传播；被病原体污染的物体表面也可传播呼吸道病毒；鼻病毒等病原体可在特定环境中存活相当长的时间，并通过口腔、鼻咽和眼睛感染他人。

人群对呼吸道传染病普遍易感，但之前接触过某些病原或进行过免疫接种可起到预防感染的作用。某些个体在感染后出现严重临床表现的风险特别高，如婴儿毛细支气管炎、感染并发症导致细菌双重感染（如流感感染后可能出现的细菌性肺炎）以及潜在慢性疾病（如哮喘、慢性支气管炎、糖尿病和缺血性心脏病）的加重。

由于接触某些病原的可能性更大，一些亚组人群发生此类感染的风险更高（例如，来自全球结核病高发地区的个体发生结核病的风险更高）。疾病（如HIV感染或某些癌症）或治疗（如癌症化疗）导致个体免疫抑制也可使他们面临更大的感染风险。

在人群中追踪许多呼吸道感染的传播途径是一项具有挑战性的工作。如在结核病等感染中，分子分型工具的开发正越来越多地帮助研究人员和公共卫生官员识别具有相似遗传特征病原体的病例集群，并有可能追溯感染源头（见第10章）。

预防和控制措施

由于许多呼吸道感染是通过呼吸道飞沫直接或间接接触传播的，常规的呼吸卫生（包括咳嗽和打喷嚏时用纸巾遮挡，勤洗手）是重要的感染控制措施，建议向全人群推广。

在医疗保健环境中，良好的呼吸卫生可能需要配合一系列特定措施，以降低其他患者、工作人员和来访者的感染风险，具体措施取决于感染的传播特征和疾病的严重程度（见第7章）。这些措施包括：充分通风，使用口罩或呼吸面罩，穿戴其他个人防护装备，如口罩、防护服，使用负压通风系统。

在呼吸道疾病暴发时，医疗环境和社区可考虑采取其他措施（见第3章和第7章）。在医院和其他居住环境中,需要对患者进行"隔离"(即将有感染证据和无感染证据的个体分开),以降低感染的进一步传播。当出现潜在的全人口暴发时,如流感大流行或2003年SARS暴发,建议采取以下社区措施,如自愿隔离患者、关闭学校和减少大规模集会等,尽管这些措施在减少疾病传播的有效性上存在差异。

对于结核病而言,及早发现和治疗活动性结核患者是减少传播的有效途径。此外,对非活动性结核患者的接触者可通过检测识别其是否感染,并为结核潜伏感染患者提供治疗。

尽管一些重要呼吸道病原体的疫苗尚未研制成功,但免疫接种仍是预防呼吸道感染的重要措施(表18.1)。

经病原学确诊的呼吸道感染报告为呼吸道感染监测提供了坚实的基础。然而,许多呼吸道感染患者并未就诊,即使就诊,也没有进行病原学检测。基于医疗保健提供者的咨询与特定临床症候群的哨点监测可用于加强病原学监测。通过收集报告病例的临床、流行病学和病原学信息,可对人群中呼吸道传染病的发生及危险因素进行调查。对病原体的分子分型和基因测序也越来越有助于这些疾病的传播调查(见第10章)。

(翻译:赵琳)

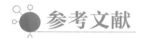

参考文献

[1] Murray CJ, Vos T, Lozano R, et al. (2012). Disability-adjusted life years (DALYs) for 291 diseases and injuries in 21 regions, 1990-2010: a systematic analysis for the Global Burden of Disease Study 2010. Lancet, 380, 2197-223.

[2] Pavia AT (2011). Viral infections of the lower respiratory tract: old viruses, new viruses, and the role of diagnosis. Clin Infect Dis, 52(Suppl 4), S284-9.

[3] Annesi-Maesano I, Lundbäck B, Viegi G, et al. (2009). Respiratory epidemiology. European Respiratory Society Publications, Sheffield.

[4] Singh SK (2014). Human respiratory viral infections. Taylor & Francis, Bosa Roca.

[5] Sethi S (2009). Respiratory infections. Taylor & Francis, New York.

[6] Harris JM, Gwaltney JM (1996). Incubation periods of experimental rhinovirus infection and illness. Clin Infect Dis, 23(6), 1287-90.

[7] Vainionpää R, Hyypiä T (1994). Biology of parainfluenza viruses. Clin Microbiol Rev, 7(2):265.

[8] Lessler J, Reich NG, Brookmeyer R, Perl TM, Nelson KE, Cummings DAT (2009). Incubation periods of acute respiratory viral infections: a systematic review. Lancet Infect Dis, 9(5), 291-300.

[9] Meltzer MI (2004). Multiple contact dates and SARS incubation periods. Emerg Infect Dis, 10(2), 207-9. Epub 2004/03/20.

[10] Tracy S, Oberste S, Drescher KM (2008). Group B Coxsackieviruses. Springer, New York.

[11] Odumade OA, Hogquist KA, Balfour HH (2011). Progress and problems in understand-ing and managing primary Epstein-Barr virus infections. Clin Microbiol Rev, 24(1), 193-209. doi:10.1128/CMR.00044-10.

[12] Whitley RJ (1996). Herpesviruses. In: Baron S (ed.), Medical microbiology. The University of Texas Medical Branch at Galveston.

[13] Young JC, Hansen GR, Graves TK, Deasy MP, Humphreys JG, et al. (2000). The incubation period of hantavirus pulmonary syndrome. Am J Trop Med Hyg, 62(6), 714-17.

[14] Bonnet JM, Begg NT (1999). Control of diphtheria: guidance for consultants in communica-ble disease control. World Health Organization. Commun Dis Public Health, 2(4), 242-9.

[15] Twisselmann B (2000). Epidemiology, treatment, and control of infection with Streptococcus pyogenes in Germany. Euro Surveill, 4(46), 1490.

[16] Kashyap S, Sarkar M (2010). Mycoplasma pneumonia: Clinical features and management. Lung India, 27 (2), 75-85.

[17] Choby BA (2009). Diagnosis and treatment of streptococcal pharyngitis. Am Fam Physician, 79 (5), 383-90. Epub 2009/03/12.

[18] Borgdorff MW, Sebek M, Geskus RB, Kremer K, Kalisvaart N, van Soolingen D (2011). The incubation period distribution of tuberculosis estimated with a molecular epidemiological approach. Int J Epidemiol, 40(4), 964-70. Epub 2011/03/29.

[19] Maurin M, Raoult D (1992). Q fever. Clin Microbiol Rev, 12(4), 518-53. Epub 1999/10/09.

[20] Public Health England. Immunisation against infectious disease: the Green Book. July 2013.

[21] Centres for Disease Control (2015). Vaccine Information Statements. Available at: M http://www.cdc.gov/vaccines/hcp/vis/index.html (accessed 27 April 2015).

第19章 粪-口感染

简介

　　急性腹泻可定义为每天排泄3次及3次以上松散大便,或超过个人日常水平(与之前3周的无症状期比较)。如果腹泻症状超过14天即被认为是持续性腹泻,超过30天则认为是慢性腹泻。许多肠胃炎发作具有短暂且自我痊愈的特征,这意味着患者通常不会就医。因此,基于就医病例估算的负担通常造成低估。为评估每个病原导致的感染性腹泻真实发病率及后果,可通过失能调整生命年(disability-adjusted life-years,DALY)进行计算,这一方法同时考虑短期和长期感染的后果,并允许不同发病率和死亡率因素之间的互相比较(详见第17章)。总之,腹泻疾病造成全球每年8 950万DALY的损失,且是婴儿死亡的主要原因之一。

　　除了胃肠道感染,传染和非传染疾病及正常肠道菌群的紊乱都会引起腹泻这一常见症状。常规微生物分析一般不能涵盖所有可能导致传染性腹泻的原因,因此在检测申请表上描述临床表现、发病日期和风险因素非常重要,以便选择适当的检测项目。患者的临床症状、人口学特征及估计的潜伏期有时会指出是哪种病原体引起的腹泻(表19.1、表19.2和表19.3;图19.1)。

表19.1　常见细菌病原体

生物体	介　绍	患者群体/全球负担	载体和季节性	检　测	治疗和管理*
空肠弯曲菌(最常见)	◆ 腹泻(1~14天),可能为血便 ◆ 可能导致格林巴利综合征 ◆ 未经治疗的患者有时会出现复发	◆ 所有群体 ◆ 发展中国家的婴儿更有可能受到影响 ◆ 750万DALY	◆ 未煮熟的家禽或受污染的熟/生产品 ◆ 夏季常见	◆ 在带过滤或不带过滤的选择性培养基上进行粪便培养,采用革兰氏染色/暗视野显微镜检查或通过PCR检测	◆ 通常是自限性的非常不舒服的患者可服用红霉素、阿奇霉素或环丙沙星

生物体	介 绍	患者群体/全球负担	载体和季节性	检 测	治疗和管理*
艰难梭菌	◆ 通常与使用广谱抗生素（或损害正常肠道菌群的其他药物/病症）有关 ◆ 由于两种强效肠毒素的作用随后发生腹泻,持续数天至数周,通常需要治疗 ◆ 复发很常见	◆ 大于 65 岁且长期使用广谱抗生素的患者 ◆ 无法获得全球负担数据,但估计在欧洲每 10 000 天住院就有 1 次发作	◆ 耐寒孢子,通过粪-口途径传播 ◆ 容易发生在医院或机构环境中	◆ 检测谷氨酸脱氢酶、毒素和乳铁蛋白(作为炎症标志物)	◆ 甲硝唑 ◆ 万古霉素用于严重或复发性病例治疗 ◆ 应进行隔离
梭状芽孢杆菌	◆ 体内产生的产气荚膜肠毒素引起的腹泻 ◆ 通常持续短于 24 小时 ◆ 可能与抗生素有关	◆ 所有群体 ◆ 尚无全球负担数据，但在 2000—2012 年期间,英格兰和威尔士平均每年暴发7次疫情	◆ 食源性,通常与炖菜/肉汁有关 ◆ 食物加工人员所致或受污染的动物产品	◆ 粪便中或相关食物检测到微生物（ >10⁶ CFU/mL 或 10⁵ CFU/mL) ◆ 粪便中检测到肠毒素	◆ 通常是自限性的
产肠毒素大肠杆菌（ETEC）	◆ 与霍乱类似,由毒素作用引起的水样腹泻 ◆ 通常会在一周内缓解	◆ 所有患者群体,尤其是发展中国家的儿童和前往这些地区的旅行者 ◆ 680 万 DALY	◆ 食物、水和粪-口	◆ 没有常规方法 ◆ 通过免疫分析或遗传物质的PCR检测肠毒素	◆ 通常是自限性的 ◆ 氟喹诺酮类药物 ◆ 阿奇霉素和利福昔明可有效治疗严重感染
肠出血性、Vero 产毒、产生志贺毒素和产生志贺样毒素的大肠杆菌（EHEC, VTEC, STEC, and SLTEC）	◆ 成人严重水样腹泻和血性腹泻,持续1周,但 15岁左右的儿童最多持续3周 ◆ 约 15% 儿童发展为 HUS,这通常会影响肾功能	◆ 最常见的是发达国家的儿童和老年患者 ◆ 尚无全球负担数据,但估计在欧洲为 10 DALY	◆ 未煮熟的牛肉、肉末或汉堡 ◆ 与农场动物接触 ◆ 饮用水/娱乐用水	◆ 在山梨糖醇麦康凯琼脂(非发酵罐)上培养粪便样本,采用乳胶凝集法 ◆ 免疫测定或PCR检测毒素 ◆ O157: H7 最常见的血清型	◆ 禁用抗生素治疗 ◆ 患者应隔离,并采取肠道预防措施

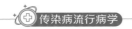

生物体	介 绍	患者群体/全球负担	载体和季节性	检 测	治疗和管理*
肠炎沙门氏菌、肠炎血清型和鼠伤寒沙门氏菌	◆ 腹泻、痉挛、恶心和头痛,通常伴有发热,持续数天至数周 ◆ 一些患者可能成为慢性携带者	◆ 所有患者群体 ◆ 480万 DALY	◆ 未煮熟或受污染的家禽蛋 ◆ 人与人之间的接触 ◆ 接触爬行动物 ◆ 夏季常见	◆ 在具有糖发酵特征的选择性培养基上进行粪便培养 ◆ 血清分型和噬菌体分型 ◆ PCR	◆ 通常是自限性的 ◆ 严重、出现肠外症状、2 岁以下婴儿、年长患者、或免疫受损患者使用环丙沙星或阿莫西林进行治疗 ◆ 会出现耐药菌株
宋内志贺氏菌	◆ 腹泻(通常是血性),以及痉挛±发热持续 5～7天 ◆ 脱水和营养不良的儿童中死亡率高	◆ 所有患者群体 ◆ 700万 DALY	◆ 食物、水和人传人非常低的致感染剂量	◆ 在具有糖发酵特征的选择性培养基上粪便培养(由于体外有机体活力迅速下降需迅速处理) ◆ 血清分型和噬菌体分型 ◆ PCR	◆ 仅根据当地抗生素敏感性治疗严重感染
葡萄球菌	◆ 摄入金黄色葡萄球菌热稳定毒素可导致腹泻和痉挛 ◆ 上消化道症状常见 ◆ 通常情况下会在24 小时内缓解	◆ 所有患者群体 ◆ 无法获得全球负担数据,但估计仅在荷兰就有 770 DALY	◆ 食品加工人员尤其是在面包店、奶酪店和肉店中导致的微生物污染	◆ 每克粪便或呕吐物或相关食物中分离出超过 10^5 个微生物;然而,细菌可能已被杀死,只留下毒素	◆ 通常是自限性的
霍乱弧菌 O1 和 O139	◆ 体内产生的不耐热毒素 ◆ 与肠上皮细胞结合,干扰钠的吸收和氯的分泌,导致数天的大量水样腹泻 ◆ 数小时内可能会发生脱水	◆ 从流行国家返回的所有患者群体 ◆ 440万 DALY	◆ 主要是经水传播	◆ 选择性培养基上的粪便培养 ◆ 毒素的PCR检测	◆ 重症患者可以根据药敏试验结果使用四环素或多西环素治疗

注:*除补液和电解质的补充外;CFU,菌落形成单位;DALY,伤残调整生命年;EHEC,肠出血性大肠杆菌;ETEC,产肠毒素大肠杆菌;HUS,溶血性尿毒症综合征;PCR,聚合酶链式反应;SLTEC,产志贺样毒素大肠杆菌;STEC,产志贺毒素大肠杆菌;VTEC,产毒大肠杆菌。

表19.2　常见病毒病原体

生物体	介　绍	患者群体/全球负担	载体和季节性	检　测	治疗和管理*
腺病毒	◆ 腹泻持续达2周 ◆ 很严重的可能需要住院治疗	◆ 儿童 ◆ 尚无全球负担数据	◆ 粪-口传播 ◆ 常见于冬季	◆ 通过免疫分析或PCR检测粪便中的抗原	◆ 通常是自限性的
轮状病毒	◆ 严重腹泻持续长达2周 ◆ 在英国儿童疫苗接种计划中纳入	◆ 大于3个月的儿童;老年人 ◆ 免疫功能低下患者 ◆ 1 870万DALY	◆ 粪-口传播	◆ 粪便样本 ◆ 通过免疫分析或PCR检测抗原	◆ 不用特殊治疗 ◆ 病例应在儿科或老年病房隔离
诺如病毒	◆ 突然呕吐和腹泻,伴有恶心和疼痛 ◆ 在48小时内缓解	◆ 所有患者群体 ◆ 成人病毒性腹泻的最常见原因 ◆ 尚无全球负担数据,但仅在荷兰估计为1 480 DALY	◆ 粪-口传播	◆ 粪便/直肠拭子后PCR检测	◆ 通常是自限性的 ◆ 应隔离病例

注:*除补液和电解质的补充外;DALY,伤残调整生命年;PCR,聚合酶链式反应。

表19.3　常见寄生虫病原体

生物体	介　绍	患者群体/全球负担	载体和季节性	检　测	治疗和管理*
隐孢子虫	◆ 持续性水样腹泻,可持续数月	◆ 所有群体 ◆ 830万DALY	◆ 粪-口传播 ◆ 饮用水/娱乐用水	◆ 通过免疫分析或PCR检测粪便中的抗原	◆ 通常是自限性的
贾第鞭毛虫	◆ 腹泻、腹胀和恶心 ◆ 通常会在几天内消退,但可能会转为慢性	◆ 所有群体,主要是成人 ◆ 全球负担数据尚未提供,但估计在荷兰有162 DALY	◆ 粪-口传播 ◆ 饮用水或娱乐用水 ◆ 常见于夏季和秋季	◆ 粪便通过免疫方法的抗原检测或PCR检测 ◆ 粪便镜检±染色	◆ 甲硝唑或替硝唑

注:*除补液和电解质的补充外;DALY,伤残调整生命年;PCR,聚合酶链式反应。

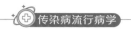
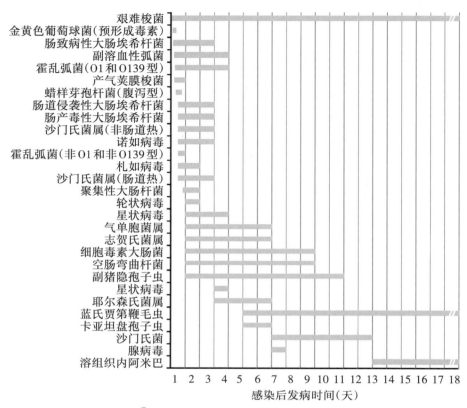

图 19.1 粪—口传播病原体的潜伏期

传播方式

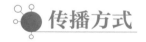 人际传播

胃肠道病原体通过粪—口途径进行人际传播。如厕或处理污染的材料后不正确洗手,含有传染性病原体的粪便会污染手部,从而转移到门把手等无生命的物体或表面,造成其他人感染活病原体,并通过手—口接触摄入体内。这条途径是所有肠道病原体尤其是诺如病毒传播的一条重要途径,且在卫生标准很低时,很难控制该传播途径。

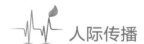 食源性传播

食源传播途径可以通过摄入生/半生产食品时发生,这些食品本身已被病原体污染,比如家禽中的沙门氏菌属和弯曲杆菌属,牛肉汉堡中的大肠杆菌以及通过滤食性贝类传播的

诺如病毒。食品加工人员也可以污染产品,例如,未充分洗手的诺如病毒感染者可污染其制作的沙拉。另外,在未经处理的水中清洗食品也可能导致污染。被食品加工人员污染的产品储存不当会导致病原体的生长和毒素的产生,例如,鲜奶油中的金黄色葡萄球菌。

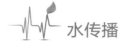 水传播

水传播是霍乱弧菌的主要传播途径,疫情在发展中国家很常见。人类和/或动物粪便污染的水源在未经任何处理时,可成为有效的肠道病原体的载体。寄生虫感染非常普遍,即使在处理过的水源中亦是如此,因微小隐孢子虫和蓝氏贾第鞭毛虫因其对氯消毒的耐受性,使其在水处理过程中难以被根除。

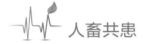 人畜共患

接触病原(大肠杆菌、沙门氏菌属、微小隐孢子虫、蓝氏贾第鞭毛虫和弯曲杆菌属)感染的动物可造成人畜共患感染。造访过宠物农场或动物园的孩童感染 Vero 产毒大肠杆菌(verotoxigenic *E. coli*,VTEC)的暴发事件时有发生。

下列文本框19.1和文本框19.2描述了两种不同途径的粪-口感染例子。

文本框19.1　疗养院的暴发

一位居住在疗养院的老年居民突然出现呕吐、腹泻和胃痉挛的症状。疗养院提供单独的房间,但住户们一起用餐,且大部分时间都在公用区域度过。第二天,又有两名居民出现了相同的症状,且有两名工作人员因呕吐和/或腹泻而请病假。这些病患在感到不适后都留在了自己的房间里,同时疗养院对公共区域进行了消毒处理。第四天,又有两名居民出现腹泻,疗养院对公共区域再次进行消毒清洁。之后便没有新发病例,且此次暴发中每个病例的症状持续时间不超过24小时。

1. 可能的病原体是什么?

鉴于患者短暂的突发性腹泻或腹泻,及对老年人和健康成年人的无差别感染,诺如病毒是最有可能的病原体。由于患者症状持续时间短暂,且病例在短时间内出现,可能存在人际传播,潜伏期可能仅为12小时。

2. 什么是诊断的最佳标本?

从有症状病例的粪便或直肠拭子采集样本用于聚合酶链式反应(PCR)。

3. 病例需要治疗吗?

由于没有治疗方法,本案例所采取的措施为支持性治疗。健康成年人的感染应该顺利自愈。对于非常年幼和年老的人以及免疫抑制患者和患有合并症的人,应由医生进行检查,以查看是否存在脱水和营养不良的症状。

4. 对于这种暴发,应采取哪些感染控制预防措施和干预措施?

由于诺如病毒具有高度传染性,首先应将病例隔离在有预防肠道病原传播措施的单独

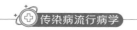

房间内。在疗养院内,同一次暴发的病例和康复病例可以进行同组护理。病例症状缓解的48小时内依然视为具有传染性;应及时向当地卫生部门通报疑似疫情及确诊病例。

清洁可能被诺如病毒污染的区域应该采用含有去蛋白成分的清洁剂,然后使用漂白剂灭活病毒颗粒。所有地板、表面和设备都应该清洁,且需特别注意扶手、开关和门把手。

文本框19.2　儿童中的暴发

一名4岁孩子因腹泻、呕吐和腹痛去家庭医生处就诊,同时他一个3岁的朋友也出现腹泻和发热症状,但他父母和哥哥/姐姐没有任何症状。3天前,这个家庭参观了一个饲养牛、山羊、家禽和兔子的宠物农场。这个孩子的症状没有改善,且腹泻含血,在出现症状的第4天被送入院,在出现症状的第13天,他发展为肾功能不全的症状。

1. 可能的原因是什么?

患者的症状和流行病学数据以及最近与牛及其他农场动物的接触史,高度表明VTEC为致病病原。

2. 诊断的最佳样本是什么?

应采集孩子的粪便并运输至实验室,由于VTEC为第三类致病病原体(WHO),应明确标注对VTEC的怀疑,以确保在样品处理过程中采取正确的防护措施以防污染。

3. 病例需要治疗吗?

无法使用抗生素,全部为支持性治疗。

4. 对于这种暴发采取哪些感染控制预防措施和干预措施?

家庭医生有责任向卫生保护机构报告带血腹泻或疑似VTEC病例,而临床检测实验室则负责确诊病例的报告。这些举措有助于确保采取控制措施以防止进一步感染,例如,暂时关闭任何涉及的设施。确诊病例必须立即隔离,并采取肠道病预防措施以防止人与人之间的传播,任何密切接触者和其他疑似病例应进行检测。

预防

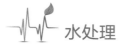

水处理

提供有效、维护良好的水处理设施是减少感染性腹泻病例的最佳方法。在尚未引入这种设施的地区,水过滤(尽可能使用最小孔径)和/或煮沸(至少1分钟,在高海拔地区需更长时间)可以减少肠道病原体的数量并使其失活。氯或碘的处理方法也可以有效,前提是尽可能降低浊度(通过过滤或沉降)并符合推荐的处理次数,基于氯或碘的处理也是有效的。

标准的厕所和洗手设施

通过建设和维护封闭式厕所,可大大减少周边环境和供水的污染。同时也应提供洗手设施以及教育社区民众如何使用这些资源以减少肠道病原体的传播。

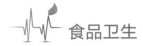

食品卫生

必须对食品加工人员进行有关传染性腹泻传播方式的教育,并进行全面的培训使他们掌握防止传染性腹泻所需的控制措施,这包括良好的卫生标准,尤其是任何时候都要保证手部卫生,当双手有伤口或感染性病变时,应该进行消毒并包扎,修剪指甲并保持清洁,其他还包括长发应束起到脑后。

从经过认证和维护良好的场所采购产品,使用温度计确保食物已达到所需的烹饪温度,大份食物在快速冷却后可分装成多份存放在合适的冰箱中(定期检查温度),这些措施将有助于最大程度地降低肠道病原体传播的风险。食品从业人员患有肠胃炎时应停止工作,在症状消失超过48小时(至少)后方能恢复工作,如果怀疑他们的症状是由细菌或寄生虫引起的,则应采集检测样本进行诊断。同时,对社区进行有关食物安全处置的教育也很重要,这将有助于降低家庭内部成员及密切接触者感染性腹泻的概率。

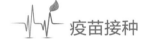

疫苗接种

某些病原体已有官方批准的疫苗,因此对流行地区的流动人口接种疫苗可遏制疫情传播。基于Vi胶囊多糖的单剂疫苗接种可用于预防肠沙门氏菌血清型鼠伤寒,它有时与甲型肝炎疫苗接种联合使用。

霍乱弧菌(仅O1血清型)的可用疫苗基于霍乱毒素重组B亚基,可杀死整个感染细胞,需两三剂免疫,每剂间隔6周给药。此疫苗的保护效果取决于人体的营养、免疫状况以及病原暴露方式,有效率可高达85%,且可持续两年,还可以进行加强接种。同时此疫苗还在某种程度上提供针对产肠毒素大肠杆菌(enterotoxigenic *E. coli*, ETEC)的交叉保护。

目前有两种轮状病毒疫苗供选择:单价轮状病毒疫苗和五价轮状病毒疫苗。针对孩童两剂量的接种已纳入美国和英国的常规免疫计划,这大大减少了儿童轮状病毒感染引起的咨询次数、住院和并发症。

在中国,二价福氏志贺氏菌(*Shigella Flexner*)和宋内志贺氏菌(*Shigella sonnei*)疫苗接种已获得许可。疫苗开发因志贺氏菌的多个不同血清型导致非常困难。

也可以考虑为动物接种疫苗以帮助减少肉制品污染,例如,对鸡群接种沙门氏菌属疫苗。

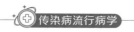

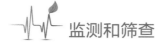 监测和筛查

据估计,英国每年约有25%的人口患上传染性胃肠炎,其中约有2%的患者寻求医疗就医,一些人还会提交检验标本。临床诊断实验室的重要结果发送给当地卫生保护团队用于监测,据估计,有1例被报告的病例,就有147个被低估的病例。

家庭医生会报告可疑的临床表现,例如,溶血性尿毒症综合征(HUS)或血便,疑似食物中毒病例等。这有助于早期发现病例群并开始调查可能的来源,并实施预防措施。另一种监测方法是像法国一样通过止泻药的销售数据进行分析,然而这一方法易受到许多混杂变量的影响,包括广告。

在某些情况下,筛查可以作为一种有效的预防策略,例如,通过谷氨酸脱氢酶筛查患者是否携带艰难梭菌来评估他们发生感染的风险,从而制定抗微生物治疗的策略。

对医院环境筛查艰难梭菌和诺如病毒,以确保对患者区域进行彻底的消毒,这是很有用的方法(参见第7章)。筛查供水中的微小隐孢子虫也有助于检测潜在的水源感染风险,及早预防疫情。

诊断和治疗

由于临床特征的相似性,急性腹泻病因的诊断基于对患者粪便样本的实验室检测而不是临床表现。

大多数传染性病原体通常不需要抗菌治疗,但也有一些例外情况(表19.1和表19.3)。

所有感染性腹泻病例均需补液及补充电解质,具体的治疗方法取决于症状的严重程度及相应的医学评估。对于发生多次严重性腹泻的儿童,一般推荐离子锌补充剂。

(翻译:罗欢乐)

延伸阅读

Bouza E(2012). Consequences of Clostridium difficile infection: understanding the healthcare burden. Clin Microbiol Infect, 18, 5-12.

Centers for Disease Control and Prevention (2015). Diseases and conditions. Available at: M http://www.cdc.gov/DiseasesConditions/ (accessed 4 April 2014).

Havelaar AH, Haagsma JA, Mangen MJJ, et al. (2012). Disease burden of foodborne pathogens in the Netherlands, 2009. Int J Food Microbiol, 156, 231-8.

Heyman D (2008). Control of communicable diseases manual, 19th edn. American Public Health Association, Washington, DC.

Mandell GL, Bennett JE, Dolne R(2009). Mandell, Douglas, and Bennett's principles and practice of infectious diseases, 7th edn. Churchill Livingstone, London.

Mangen MJJ, Plass D, Havelaar AH, et al. (2013). The pathogen- and incidence-based DALY approach: an appropriated methodology for estimating the burden of infectious diseases. PLoS One, 8, e79740.

Murray C, Vos T, Lozano R, et al. (2012). Disability-adjusted life years (DALYs) for 291 diseases and injuries in 21 regions, 1990-2010: a systematic analysis for the Global Burden of Disease Study 2010. Lancet, 380, 2197-223.

Nataro JP, Kaper JB (1998). Diarrheagenic Escherichia coli. Clin Microbiol Rev, 11, 142-201.

Patel M, Steele D, Gentsch JR, Wecker J, Glass RI, Parashar UD (2011). Real world impact of rotavirus vaccination. Pediatr Infect Dis J, 30(Suppl), S1-S5.

Poitrineau P, Forestier C, Meyer M, et al. (1995). Retrospective case-control study of diffusely adhering Escherichia coli and clinical features in children with diarrhea. J Clin Micro, 33, 1961-2.

Public Health England. Infectious diseases. Available at: M https://www.gov.uk/health-protection/infectious-diseases (accessed 4 April 2014).

Tam CC, Rodrigues LC, Viviani L, et al. (2012). Longitudinal study of infectious intestinal disease in the UK (IID2 study): incidence in the community and presenting to general practice. Gut, 61, 69-77.

van Lier EA, Havelaar AH, Nanda A(2007). The burden of infectious diseases in Europe: a pilot study. Euro Surveill, 12, E3-4.

Vila J, Ruiz J, Gallardo F, et al. (2003). Aeromonas spp. and travelers' diarrhoea: clinical features and antimicrobial resistance. Emerg Infect Dis, 9, 552-5.

Wilcox MH, Cook AM, Eley A, Spencer RC (1992). Aeromonas spp. as a potential cause of diar-rhoea in children. J Clin Pathol, 45, 959-63.

第20章 媒介传播传染病

媒介传播传染病简介

纵观人类历史,媒介传播疾病(VBD)一直是影响发病率和死亡率的主要原因。媒介传播疾病是由寄生虫、病毒和细菌经节肢动物传播给人类引起的,节肢动物通常是吸血昆虫。20世纪上半叶,疟疾的流行病学传播链"人–蚊–人"的发现使疾病得以控制,方法是通过消除媒介来中断传播周期。[1]媒介传播疾病中的病原体有几种已重新成为重要的公共卫生问题。据估计,目前有17%的传染病负担是由媒介传播疾病造成的。本章讨论了对全球公共卫生具有重要意义的几种媒介传播疾病:疟疾、登革热、内脏利什曼病、恰加斯氏病、昏睡病和黄热病(表20.1和表20.2)。

疟疾

疟疾的症状期(感染期)临床表现为身体不适、疲倦、肌肉疼痛和发热,随后出现发热(最高可达41℃)和寒战的典型阵发性发作,并伴有持续15～60分钟的全身震颤,随后大汗淋漓。随后体温下降(缓解期),患者自我感觉有所改善。新的阵发性发作间隔不同(从几小时到几天),呈间歇性发热状态。如果没有适当和及时的特定治疗,体征和症状可能演变为严重和复杂的形式(毒血期),这取决于免疫反应、寄生虫血症的增加和所涉及的疟原虫种类。严重和复杂疟疾的症状是高热(体温高于41 ℃)、抽搐、超寄生(大于200 000/mm³)、反复呕吐、少尿、呼吸困难、严重贫血、黄疸、出血和低血压,恶性疟原虫可能引起意识改变、谵妄、昏迷和死亡。[3]

表 20.1 全球流行病学中最重要的病媒传播疾病的特点

疾病/致病原	主要媒介	潜伏期	贮存宿主	主要诊断试验	治疗
疟疾 恶性疟原虫 间日疟原虫 三日疟原虫 卵形疟原虫	• 达林按蚊 • 水生按蚊 • 冈比亚按蚊 • 阿拉伯按蚊 • 克鲁兹按蚊 • 挑战按蚊	• 7～30 天（取决于哪种疟原虫）	• 人	• 寄生虫学 • 厚滴 • 涂片 • 疟原虫抗原检测快速诊断方法	• 氯喹 • 青蒿素 • 伯喹等
登革热 登革热病毒 1 型 登革热病毒 2 型 登革热病毒 3 型 登革热病毒 4 型	• 埃及伊蚊 • 白纹伊蚊	• 3～15 天	• 人和蚊子	• 非结构蛋白 1 M 抗体捕获酶联免疫吸附试验 • 剂量匹配 IgG 检测 • 聚合酶链式反应 • 细胞培养	• 无特效治疗 • 退热/止痛 • 补液

内脏利什曼病（黑热病）
查加西利什曼原虫
莱什曼原虫
热带利什曼原虫
杜氏利什曼原虫
	• 白蛉：
	  • 银足白蛉
	  • 东方白蛉
	  • 马丁尼白蛉
	• 沙蝇
		• 几周到几个月不等	• 狗, 有袋类动物和狐狸	• 寄生虫学
				• 血清学
					• 锑酸 N-甲基葡萄糖胺（首选）
					• 两性霉素 B

续表

疾病/致病原	主要媒介	潜伏期	贮存宿主	主要诊断试验	治疗
恰加斯病 / 南美洲锥虫病					
枯氏锥虫	◆ 锥蝽: • 骚扰锥蝽 • 长红猎蝽 • 大锥蝽	◆ 媒介:4~15天 ◆ 输血:30~40天 ◆ 垂直:怀孕或分娩期间的任何时间 ◆ 口服:3~22天 ◆ 意外:约20天	◆ 人类和超过150种野生和家养哺乳动物	◆ 寄生虫学 ◆ 血清学	◆ 急性型:苯硝唑,硝呋莫司 ◆ 慢性型:无特效治疗
非洲锥虫病 / 昏睡病					
布氏冈比亚锥虫 罗得西亚锥虫	◆ 采采蝇: • 舌蝇属	◆ 几个月到几年 ◆ 3天到几周	◆ 牛及其他野生和家养动物	◆ 寄生虫学 ◆ 血清学	◆ 第一阶段:戊烷脒(布氏冈比亚锥虫),苏拉明苯酰脲(罗得西亚锥虫) ◆ 第二阶段:艾科尼分(布氏冈比亚锥虫),硝呋替莫-艾科尼分(罗得西亚锥虫)

续表

疾病/致病病原	主要媒介	潜伏期	贮存宿主	主要诊断试验	治 疗
		黄	热	病	
黄热病病毒	◆ 埃及伊蚊（城市） ◆ 不同种类的血吸虫（野生）	◆ 3～6天	◆ 猴子	◆ M抗体捕获酶联免疫吸附试验 ◆ 剂量匹配IgG酶联免疫吸附试验 ◆ 逆转录聚合酶链反应 ◆ 细胞培养 ◆ 组织标本免疫组织化学	◆ 除支持性护理外，不需要任何特殊治疗

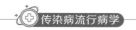

表 20.2 全球流行病学中最重要的病媒传播疾病的负担、预防和控制

疾病/致病原	受影响最大的地区/国家	病例和死亡人数的估计	预防和控制
疟 疾			
恶性疟原虫 间日疟原虫 三日疟原虫 卵形疟原虫	◆ 全球 97 个国家 ◆ 非洲:95% 的病例 ◆ 南非受影响更大 ◆ 南美洲和南亚	◆ 2.07 亿病例 ◆ 62.7 万人死亡 ◆ 37 亿人面临风险	◆ 消除病媒的环境管理战略 ◆ 个人保护措施(驱蚊剂和蚊帐) ◆ 控制血液制品 ◆ 早期诊断和治疗 ◆ 化学预防(磺胺多辛–乙胺嘧啶)
登 革 热			
登革热病毒 1 型 登革热病毒 2 型 登革热病毒 3 型 登革热病毒 4 型	◆ 美洲、东南亚和西太平洋的 100 多个国家	◆ 1 亿例病例 ◆ 50 万例重症 ◆ 12 500 例死亡 ◆ 24 亿例高危	◆ 消除病媒的环境管理战略 ◆ 个人保护措施(驱蚊剂、蚊帐) ◆ 早期诊断和治疗
内脏利什曼病(黑热病)			
查加西利什曼原虫 莱什曼原虫 热带利什曼原虫 杜氏利什曼原虫	◆ 孟加拉国、巴西、埃塞俄比亚、印度、南苏丹和苏丹占 80% 的病例	◆ 30 万例病例 ◆ 3 万例死亡	◆ 消除病媒的环境管理战略 ◆ 控制宿主(主要是受感染的狗) ◆ 个人保护措施(驱蚊剂和蚊帐) ◆ 早期诊断和治疗
恰加斯氏病/南美洲锥虫病			
枯氏锥虫	◆ 美洲:墨西哥至阿根廷南部	◆ 1 000 万个案例	◆ 消除病媒的环境管理战略 ◆ 控制疫区的植物食品 ◆ 控制血液产品
非洲锥虫病/昏睡病布氏冈比亚锥虫			
罗得西亚锥虫	◆ 非洲撒哈拉以南的 36 个国家	◆ 7 000 万个风险 ◆ 200 亿个案例 ◆ 2012 年 7 216 个通告 ◆ 2013 年 6 314 个通告	◆ 人类治疗 ◆ 病媒控制 ◆ 动物收容所感染控制
黄 热 病			
黄热病病毒	◆ 撒哈拉以南非洲约 32 个国家和南美洲和中美洲约 10 个国家	◆ 20 万例病例 ◆ 3 万例死亡	◆ 黄热病疫苗

登革热

登革热是一种急性发热性疾病。大多数病例是良性的和自限性的,但有些病例会演变成严重的、高度致命的形式[登革出血热(DhF)/登革休克综合征(DSS)]。

登革热临床表现以高烧(39～40 ℃)开始,然后是头痛、肌肉痛、虚弱、关节痛、食欲减退、虚弱和眶后疼痛;恶心、呕吐、皮疹(40%的病例)和肝肿大也可能发生。在持续5～7天的发热期结束时,可能会有一些出血表现(瘀斑、鼻出血、牙龈出血和月经过多),多发于成年人中。恢复期伴随着持续数周的身体虚弱。

然而,在第3天或第4天,一些登革热病例表现出登革出血热的迹象和症状——发热突然消失、腹痛、持续呕吐、低血压和大量出血——原因是血管通透性增加,随后出现严重的血浆渗漏,表现为血液浓缩、渗出、低蛋白血症和循环衰竭。一些登革出血热病例发展为登革休克综合征,通常表现为四肢发冷、紫绀、脉搏快而弱、躁动、嗜睡、低血容量、体温过低和呼吸窘迫。登革出血热持续时间短,患者可在12～24小时内死亡。需要连续进行红细胞压积、血小板计数和白蛋白测定,以确定病情的严重程度,并监测有进展为登革出血热的警告症状的患者。[4]

基孔肯雅病

基孔肯雅病是一种突发性疾病,其特征是突然出现高烧(39～40 ℃)和关节疼痛,并伴有头痛、皮疹、肌肉疼痛和疲劳。通常,关节疼痛非常严重,呈对称性,遍及一组关节,并伴有水肿(不发红或发热)、僵硬和虚弱。它可以持续几天或几周,因此会导致急性、亚急性或慢性病。急性期过后,一些患者出现疲劳,持续数周。高血压、糖尿病或心脏病等并发症是慢性基孔肯雅病和预后不良的危险因素,主要发生在老年人身上。出生期间的传播可能会导致严重的新生儿疾病。基孔肯雅病造成的死亡罕见。

在登革热流行的地区,急性期的基孔肯雅病的临床症状可能被误诊为登革热。

内脏利什曼病

在流行地区,一些内脏利什曼病(VL)病例具有离散的临床症状,包括持续约15天(初期)的短期发热,然后演化为自愈(轻症)。然而,内脏利什曼病最常见的特征是持续时间长的不规则发热,皮肤黏膜苍白,肝脾肿大,体重减轻以及患者一般状态的进行性损害(状

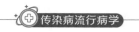

态期)。

如果不进行特殊治疗,疾病会发展到最后阶段,并持续发热,严重损害全身健康。患者会出现营养不良(头发脆弱、皮肤干燥、睫毛拉长)、下肢浮肿、出血(鼻出血、牙龈出血和瘀点)、黄疸和腹水。死亡通常是由相关的细菌感染引起的,继而发展为败血症和/或出血,最常见的是继发于血小板减少症的鼻出血和牙龈出血。当出现黄疸和胃肠道出血时,表明病情严重。

从疾病开始,实验室检测显示全血细胞减少、高丙种球蛋白血症和红细胞沉降率增加。由HIV引起的免疫抑制(见第25章)改变了内脏利什曼病的进展,经常累及单核巨噬细胞系统以外的器官和影响治疗后内脏利什曼病的复发。

寄生虫学诊断基于对从骨髓、淋巴结或脾脏获得的标本中的无鞭毛体形式的寄生虫的调查。在东非和印度,黄斑、丘疹或结节性皮疹或皮肤病变(面部、上臂和躯干等)通常在疾病明显治愈6个月后甚至几年后出现。这是黑热病后皮肤利什曼病。这些皮损中寄生虫非常丰富,是重要的感染源,很难治疗。[5]

恰加斯氏病

克氏锥虫进入人体的部位以"Chagoma"(皮肤病变)或"Romana征"(眼睑水肿)为标志。急性期(初期)的特点是持续发热(持续12周),血液中发现大量寄生虫。体征和症状可能自发消失或进展为严重形式的急性心肌炎和/或脑膜脑炎,如果不治疗,可能会导致死亡。

在多年没有症状(未定期)后,锥虫病可发展到慢性阶段,在这种阶段,血液中的寄生虫很少。大约30%的感染进展为扩张型心肌病和充血性心力衰竭(CHF),这是恰加斯氏病患者死亡的主要原因。大约10%的病例出现消化道症状,特征是出现巨大的食管和/或巨结肠。这两种形式可能同时发生。[6]

昏睡病

在被感染的苍蝇叮咬后,布鲁氏锥虫属寄生虫在局部繁殖约3天;它可能会导致长达3周的红肿(硬下疳)。由罗得西亚锥虫引起的感染约一半有硬下疳,但由布氏冈比亚锥虫引起的感染则很少有硬下疳。

寄生虫在淋巴和血液中繁殖;在这个早期阶段,患者可能没有临床症状或出现头痛、发热、虚弱、关节痛、淋巴结肿大和易怒。随后,寄生虫跨越脑脊液屏障,穿透中枢神经系统,引起神经紊乱(精神障碍、睡眠周期改变、精神错乱、寒战、步态和言语改变、癫痫发作和昏迷),如果不治疗,可能会导致死亡。虽然由罗得西亚锥虫引起的感染(2%的病例)表现为持续几周或几个月的急性疾病,但布氏冈比亚锥虫(98%的病例)产生的慢性病通常持续数年,有或无临床表现。

黄热病

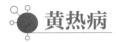

　　城市或野生黄热病的典型临床特征是发热(通常为双相),突然发作时伴有寒战、头痛、背痛、全身肌肉痛、虚弱、恶心和呕吐(前驱期)。

　　一般情况下,3天后体温下降,症状缓解,使患者有改善感。这种缓解持续几个小时或最多1~2天,症状很快再次出现,表现为发热、腹泻和呕吐,出现咖啡样液(毒血期)、肝肾衰竭(表现为黄疸、少尿、无尿和蛋白尿)、出血表现(牙床出血、鼻出血、耳鸣、呕血、黑便、血尿和静脉穿刺点出血)、严重虚弱、感觉障碍并伴有精神迟钝和昏迷。尽管体温很高(法吉特征),但脉搏变慢了。超过50%的黄热病临床病例会发展为昏迷和死亡。[9]

全球负担

　　每年有超过10亿人感染媒介传播疾病。世界热带和亚热带地区受到的影响最大,约有80%的病例(表20.1)和媒介传播疾病死亡病例集中在这些地区。[10]这种分布部分原因是地球这一地区的气候条件更有利于蚊子媒介的扩散,使它们更容易建立传播周期。媒介传播疾病在人类群体中的传播动力学特别复杂,因为涉及的每一种病原体都生活在非常不同的生态环境中。例如,黄热病有两个传播周期,野生型和城市型,尽管黄热病病毒是相同的,但每个周期都由特定的蚊子进行传播。

　　世界卫生组织估计,疟疾是发病率和死亡率最高的媒介传播疾病;而登革热是增长最快的媒介传播疾病,在过去50年中它的发病率增加了30倍。[10]利什曼病被认为是非常容易被忽视的疾病之一,主要影响非洲生活在贫困线以下的人。尽管有安全有效的疫苗可用,黄热病每年仍造成约3万人死亡。恰加斯氏病的媒介传播在一些拉美国家中断了,但其产生的慢性病的严重性和过去感染的人数仍然意味着该疾病造成了很重的疾病负担。

　　自2012年起,寨卡病毒(ZIKV)从非洲出现,在南太平洋岛屿(法属波利尼西亚)流行,2014年在巴西东北部的几个城市流行。这种同样由埃及伊蚊传播的虫媒病毒引起的疾病的临床表现与登革热和基孔肯雅病相似。它引发了重大公共卫生紧急情况,因为它显然与格林-巴利综合征有关,并可能与居住在巴西城市的母亲的新生儿严重小头畸形症流行有关(截至2016年2月,已有近6 000例报告病例),在巴西城市,这种黄病毒大量传播。

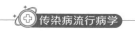

监测和流行病学调查

对媒介传播疾病的监测应通过病例报告（国家信息系统）和监控进行，以此消除居住环境中的媒介和动物宿主（见第2章）。在非流行区出现疑似病例和流行区暴发病例时，必须进行现场流行病学调查，以便采取及时和适当的媒介控制干预措施，帮助患者，防止新病例的发生，并降低病原体的传播阈值。[10-11]

国际旅行和媒介传播疾病

前往媒介传播疾病高发地区的游客应采取预防措施，以保护自己的健康，这些预防措施将根据传播病原体的不同而有所不同。这些预防措施可能包括个人对昆虫的防护、对疟疾的化学预防、考虑不同环境的安全性、选择环境风险较低的地方等。前往有黄热病流行的国家的旅行者必须接种黄热病疫苗。旅行者如出现发热症状，应立即求医治疗，并防止病情恶化。

挑战与展望

一些媒介传播疾病在热带和亚热带地区以外的国家出现和重新出现，再加上在历史上受影响的国家保持较高的传播率和死亡率，构成了一项挑战。虽然气候变化被强调为这一扩张的决定因素，但这一现象背后的许多关键因素是人为的，除其他原因外，还与人口、动物和货物在国家和大陆之间的快速流动以及大城市中心的生活方式有关。[1-2]美国出现西尼罗河病毒和登革热是病媒和病原体[1]在地理上传播的证据，而以前这些疾病的出现仅限于热带。大多数媒介传播疾病缺乏疫苗以及原有控制方案的失败表明，在短期或中期内将很难减轻这些疾病的负担并控制地理扩展进程。如何扭转这一趋势是21世纪公共卫生面临的主要挑战之一。

（翻译：贾娜）

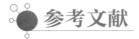 **参考文献**

[1] Gubler DJ (1998). Resurgent vector-borne diseases as a global health problem. Emerg Infect Dis, 4, 442-50.

[2] World Health Organization (2014). About vector-borne diseases. Available at: M http:// www. who. int/ campaigns/world-health-day/2014/vector-borne-diseases/en/ (accessed 30 January 2015).

[3] Trampuz A, Jereb M, Muzlovic I, Prabhu RM (2003). Clinical review: severe malaria. Crit Care, 7, 315-23.

[4] Teixeira MG, Barreto ML (2009). Diagnosis and management of dengue. BMJ, 339, b4338.

[5] Chappuis F, Sundar S, Hailu A, et al. (2007). Visceral leishmaniasis: what are the needs for diagnosis, treatment and control? Nat Rev Microbiol, 5, 873-82.

[6] Prata A(2001). Clinical and epidemiological aspects of Chagas disease. Lancet Infect Dis, 1, 92-100.

[7] World Health Organization (>2015). Human African trypanosomiasis: symptoms, diagnosis and treatment. Available at: M http://www.who.int/trypanosomiasis_african/diagnosis/ en/ (accessed on 30 January 2015).

[8] Fèvre EM, Wissmann BV, Welburn SC, Lutumba P(2008). The burden of human African trypanosomiasis. PLoS Negl Trop Dis, 12, e333.

[9] Monath TP(2001). Yellow fever: an update. Lancet Infect Dis, 1, 11-20.

[10] World Health Organization. A global brief on vector-borne diseases. Available at: M http:// apps.who.int/ iris/bitstream/10665/111008/1/WHO_DCO_WHD_2014.1_eng.pdf (accessed 30 January 2015).

[11] Rozendaal JA(1997). Vector control: methods for use by individuals and communities. World Health Organization, Geneva.

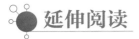 **延伸阅读**

Institute of Medicine (2008). Vector-borne diseases: understanding the environmental, human health, and ecological connections. National Academies Press, Washington, DC.

World Health Organization (2014). A global brief on vector-borne diseases. Available at: M http:// apps.who. int/iris/bitstream/10665/111008/1/WHO_DCO_WHD_2014.1_eng.pdf (accessed 30 January 2015).

第21章　院　内　感　染

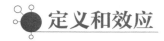

定义和效应

院内感染（HAIs）系指入院时尚不存在或尚处于潜伏期的感染。院内感染是引起包括美国在内的和世界各地医院内发病和死亡的主要原因。世卫组织2014年报告显示，高收入国家每100名住院患者中至少有7例出现院内感染，中低收入国家为10例。在重症监护病房的危重病人和重症患者中，这个频率会上升至30/100人。[1]2011年在美国发表的一项流行调查估计中，每年发生超过70万次院内感染（表21.1）。[2]这项调查发现，每25名住院患者中就有一人在某一天至少会经历一次院内感染。美国疾病控制与预防中心估计，美国每年约有7.5万名住院患者在住院期间死于院内感染。

表21.1　2011年美国急症护理医院中主要医疗保健相关感染类型的数量估计

主要感染类型	美国估计感染人数
肺炎	157 500
手术部位感染	157 500
胃肠道疾病	12 300
泌尿道感染	93 300
原发性血液感染	71 900
其他类型的感染	118 500
医院感染的总数估计	721 800

资料来源：Centers for Disease Control and Prevention, Healthcare-associated pathogens（HAI）, available from M http://www.cdc.gov/hai/index.html; and Magill SS et al., Multistate point-prevalence survey of health care-associated infections. New England Journal of Medicine, Volume 370, Number 13, pp. 1198-208, © 2014 Massachusetts Medical Society. All rights reserved.

Zimlichman及其同事2012年使用了美元进行估算，治疗成本最高的院内感染是中心静脉感染（CLA-BSIs），每例45 814美元，其次是呼吸机相关肺炎（VAP）为40 144美元，手术部位感染（SSI）为20 785美元，艰难梭状芽孢杆菌感染（CDIs）为11 285美元，导管相关尿路感染(CA-UTL)则需要896美元。[3]五项主要院内感染的年度治疗总成本为98亿美元,其中SSI占总成本的比例最大(33.7%),其次为VAP(31.6%)、CLA-BSIs(18.9%)、CDIs(15.4%),最后是CA-UTIs,占比小于1%。

在资源有限的国家,增加院内感染的风险因素包括卫生和废弃物处置不当,基础设施和设备不足,人员不足,过度拥挤,缺乏感染控制知识、执行力弱、程序不安全以及缺乏指导和政策。[4]

监测

院内感染监测是感染控制的关键途径。通过贯彻实施监测,可将院内感染率反馈给医疗保健提供者和医院管理人员,随着时间的推移进行跟踪,以确定院内感染的影响程度(发病率、病原体和结局),为发现院内感染的暴发(即病例数超过预期的疫情)提供预测基线。同时,良好的监测有助于评估控制严重急性呼吸道感染的干预措施的影响,并可根据严重急性呼吸道感染发生率最高的医院地点和患者群体,对资源进行优先排序。

在美国,监测院内感染的主体是CDC的美国国家医疗安全网络(NHSN)。这一监测系统的优势为院内感染定义规范化,参与医院数量众多(2012年有4 444家),确定了以医院位置和使用侵入性设备(如中心静脉导管、呼吸机和尿道导管)为调整因素的HAIs发生率,进行了某些的患者水平风险调整(如新生儿体重和SSIs相关危险因素),并定期发布数据。NHSN的局限性包括:无法纵向比较发生率,因为它不是严格意义上的队列且监测定义也随着时间的推移而变化;监测范围有限,具体仅限于器械相关感染(如CLA-BSIs、VAP和CA-UtIs)和手术部位感染;风险调整的范围有限,导致具有不同患者群体的医院之间无法进行比较;此外,报告数据的有效性并没有得到统一的评估。[6]El Saed等人对全球范围内的院内感染监测系统(参见第2章)——美国国家医疗安全网络、国际医院感染控制联盟、欧洲疾病预防控制中心、世卫组织进行了审查,包括这些机构在监测方面的优缺点。[6]

美国近期的院内感染监测的一些关键发现包括:超过50%的院内感染与设备无关[2,7];超过50%的院内感染发生在重症监护室以外的病区[2,8]。此外,随着时间的推移,院内器械相关感染的发生率显著减少。[7]在许多其他国家,一些院内感染的发病率有所下降。

病原体

最常见的可导致院内感染的病原体包括革兰氏阳性球菌(如金黄色葡萄球菌、肠球菌、凝固酶阴性葡萄球菌和链球菌)、肠革兰氏阴性杆菌(如克雷伯氏菌属、大肠杆菌属及肠杆菌属)、非肠道革兰氏阴性杆菌(如绿脓杆菌以及鲍曼不动杆菌和嗜麦芽窄食单胞菌)和念珠菌属(文本框21.1)。[2]尽管前25种病原体的相对排名在不同的感染部位(如肺炎、手术部位感染、尿路感染和血液感染)有所不同,但可以判定,几乎所有的院内感染都是由这些感染引起

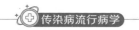

的。值得注意的是,在美国,艰难梭菌是目前报道的最常见的医疗相关病原体。

文本框21.1　与院内感染相关的最常见病原体

◇ 艰难梭状芽孢杆菌(12.1%);
◇ 金黄色葡萄球菌(10.7%);
◇ 克雷伯杆菌(9.9%);
◇ 大肠杆菌(9.3%);
◇ 肠球菌(8.7%);
◇ 绿脓杆菌(7.1%);
◇ 念珠菌(6.3%);
◇ 链状球菌(5.0%);
◇ 凝固酶阴性葡萄球菌(4.8%);
◇ 肠杆菌属(3.2%);
◇ 鲍氏不动杆菌(1.6%);
◇ 奇异变形杆菌(1.6%);
◇ 酵母菌,未明确识别(1.6%);
◇ 嗜麦芽寡养单胞菌(1.6%);
◇ 其他(17.5%)。

资料来源:Magill SS et al., Multistate point-prevalence survey of health care-associated infections. New England Journal of Medicine, Volume 370, Number 13, pp. 1198-208, © 2014 Massachusetts Medical Society. All rights reserved.

耐多药病原体作为院内感染的病原,已然成为一个日益严重的问题。NHSN 2009—2010年的数据显示,在美国引起院内感染的病原体中近20%为表型耐药:MRSA(8.5%);抗万古霉素肠球菌(VRE)(3%);超广谱抗头孢菌素肺炎克雷伯菌和 *K. oxytoca*(2%), *E. coli*(2%)和肠杆菌(2%);碳青霉烯耐药绿脓杆菌(2%), K.肺炎克雷伯菌/*K. oxytoca*(<1%)和肠杆菌(<1%)。[9]世界卫生组织最近的一份报告表明,在调查地区内,所有病例都表明,导致常见院内感染和社区获得性感染的细菌的耐药率非常高。[10]另外,文献综述显示,第三代耐头孢菌素大肠杆菌、肺炎克雷伯菌和耐甲氧西林金黄色葡萄球的30天死亡率和细菌致死率更高。

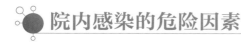

院内感染的危险因素

通过确定特定院内感染的危险因素对制定预防院内感染的战略至关重要。[12-15]风险因素可分为内在因素(与患者相关)和外在因素(与程序相关)、可改变的(例如,侵入性医疗器械持续时间、在插入或操作留置器械时没有使用无菌技术)和不可改变的(例如,高龄或合并症)因素(表21.2)。

表21.2 成人中特定的卫生保健相关感染的风险因素

感　　　染	风　险　因　素
中心静脉导管相关的血流感染	◆ 中心静脉导管的使用时间 ◆ 置管前住院时间延长 ◆ 在插入导管点大量的微生物定植 ◆ 微生物定植导管过重 ◆ 颈内静脉置管 ◆ 股静脉置管 ◆ 嗜中性白细胞减少症 ◆ 早熟 ◆ 完全肠胃外营养 ◆ 导管护理不合格 ◆ 没使用最大限度的防护措施插入导管 ◆ 无法使用无菌技术进入导管
呼吸机相关性肺炎	◆ 机械通气时间 ◆ 极端条件持续时长 ◆ 肠道喂养 ◆ 经鼻气管插管 ◆ 吸气 ◆ 麻痹药剂的使用 ◆ 胃酸抑制疗法 ◆ 紧急插管 ◆ 并发症 ◆ 仰卧位
导管相关性尿路感染	◆ 导管插入时间 ◆ 女性 ◆ 高龄 ◆ 无法维持封闭的尿引流系统
手术部位感染	◆ 高龄 ◆ 辐射史 ◆ 皮肤和软组织感染史 ◆ 高血糖 ◆ 肥胖 ◆ 吸烟 ◆ 免疫抑制 ◆ 低蛋白血症 ◆ 术前感染 ◆ 抗菌药物预防时机不当 ◆ 时间过长 ◆ 没有严格遵循无菌操作 ◆ 手术技术差

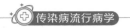

续表

感　　　　染	风　险　因　素
艰难梭菌感染	◆ 艰难梭菌的孢子产毒 ◆ 抗生素的使用 ◆ 高龄 ◆ 胃酸抑制 ◆ 病房收治过艰难梭菌感染患者 ◆ 电子温度计共享

资料来源：Anderson et al., 2014[11]；Lo e et al., 2014[12]；Dubberke et al., 2014[13]；Coffin et al., 2008[14]；和 Marschall et al., 2008[15].

预防和控制

在医院环境中预防病原体人际传播的关键措施包括：保持手部卫生；对传染病患者及时采取隔离预防措施；为医护专业人员接种推荐的疫苗，从而预防疫苗可预防的疾病；实施表面环境消毒，并使用推荐的医疗设备消毒和灭菌方法。美国疾病控制与预防中心提供了在其他环境中预防院内感染的指导，包括门诊医疗设施、疗养院和辅助生活设施、透析设施和牙科诊所。[16]

手部卫生在保护患者免受院内感染方面至关重要。世界卫生组织建议医护专业人员在接触患者之前、在进行清洁和无菌操作（例如，插入静脉导管等装置）之前、在接触体液之后、接触患者之后以及在接触患者周围环境之后要保持手部卫生。[1]强烈建议使用含酒精的免洗洗手液或用肥皂和水（或消毒剂）洗手。当手有肉眼可见的污染或接触感染诺如病毒和艰难梭菌等相对不容易受酒精影响的病原体的患者后应使用肥皂洗手。

如前述，及时采取隔离措施能够有效预防医院内传染病的人际传播。[17]必要时，对所有患者都采取标准预防措施，因为假定每个人都可能被可在医疗机构内传播的有机体感染或定植。

标准预防措施包括：在预期会与血液或体液（除汗液外的身体分泌物）接触时，适当保持手部卫生和使用手套。如果衣物容易被污染，则使用隔离衣；如果黏膜容易被污染，则使用面部防护（如面罩）。对可通过直接接触（接触患者）或间接接触（触摸患者周围的部位）传播的病原体（如 MRSA、VRE、诺如病毒和艰难梭菌）采取接触预防措施。对通过呼吸道飞沫传播但传播距离最大为1～2米的病原体（如百日咳和流感）采取飞沫预防措施，包括将患者安置在单个房间，并在进入房间前戴上外科口罩。对通过呼吸道飞沫进行远距离传播的病原体（如水痘和结核病）采取空气传播预防措施，包括将患者置于空气传播感染隔离室内（即每小时12次空气交换、直接排气和负压），并在进入房间前佩戴N95口罩。

所有的医护专业人员应对腮腺炎、麻疹、风疹、水痘、百日咳和流感具有免疫力。[18]此外，可能与血液或受污染体液接触的医护专业人员须对乙型肝炎具有免疫力。免疫状态可以通过接种适当疫苗(需要书面证明)、阳性血清学检测(麻疹、腮腺炎、风疹、水痘和接种3剂以上的乙型肝炎疫苗后)或由医生诊断(麻疹和腮腺炎)或无须实验室确诊(水痘)的疾病史来确认。

在使用医疗器械前进行清洁和消毒十分重要。早在几十年前,Earle Spaulding就设计出了一种合理的方法,对医疗设备和其他设备进行消毒和灭菌,这一方法为目前的建议提供了依据。[19]接触无菌组织或血管系统的高度危险性物品(如手术器械和植入物)如果被污染,会导致高感染风险,所以消毒是必需的。重要的是,朊病毒污染的手术器械(如Creutzfeldt-Jacob病原体)需要进行特殊的朊病毒再处理。[20]此外,应对接触黏膜或非完整皮肤的2度危险性物品(如阴道镜和内窥镜)进行高水平消毒,清除所有微生物病原体,大量孢子除外。如果是接触完整皮肤的低度危险性物品(如血压计袖带),则实施低水平消毒。

受污染的环境表面已被证实与医院内重要病原体的人际传播相关,包括金黄色葡萄球菌(MRSA)、耐万古霉素肠球菌(VRE)、诺如病毒和难辨梭菌。[16]医院应遵循医院病房常规清洁和消毒的指南,同时保持对终末病房的适当消毒。[19,21]

现有已发布的指南中,建议采取干预措施,以消除或尽量减少已知的高危因素,预防特定的院内感染。[12-15]

未来研究的需求

近年来,医院流行病学家已经成功地降低了院内感染疾病的发病率。然而,制定科学的减少感染的策略依然任重而道远,重点是改进监测方法和改善医护专业人员行为的方法(例如加强手部卫生条例的依从性)、减少器械导致的感染、减少高危患者群体(如免疫功能受损患者)的感染、改善环境和器械消毒以及研发可蒸气灭菌功能的内窥镜。

(翻译:钱捷)

参考文献

[1] World Health Organization (2014). Good hand hygiene by health workers protects patients from drug resistant pathogens. Available at: M http://www.who.int/mediacentre/news/ releases/2014/hand - hygiene/en/ (accessed 26 May 2014).

[2] Magill SS, Edwards JR, Bamberg W, et al. (2014). Multistate point-prevalence survey of health care-associated infections. N Engl J Med, 370, 1198-208.

[3] Zimlichman E, Henderson D, Tamir O, et al. (2013). Health care-associated infections: a meta-analysis of costs and financial impact on the US health care system. JAMA Intern Med, 173, 2039-46.

[4] World Health Organization (2010). Health care-associated infections more common in devel-oping countries. Available at: M http://www.who.int/mediacentre/news/notes/2010/infec-tions_20101210/en/# (ac-

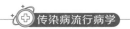
cessed 26 May 2014).

[5]   Dudeck MA, Weiner LM, Allen-Bridson K, et al. (2013). National Healthcare Safety Network (NHSN) report, data summary for 2012, device-associated module. Am J Infect Control, 41, 1148-66.

[6]   El-Saed A, Balkhy HH, Weber DJ (2013). Benchmarking local healthcare-associated infec-tions: available benchmarks and interpretation challenges. J Infect Public Health, 6, 323-30.

[7]   DiBiase LM, Weber DJ, Sickbert-Bennett EE, Anderson DJ, Rutala WA(2014). The growing importance of non-device-associated healthcare-associated infections: a relative propor-tion and incidence study at an academic medical center, 2008-2012. Infect Control Hosp Epidemiol, 35, 200-2.

[8]   Weber DJ, Sickbert-Bennett EE, Brown V, Rutala WA(2007). Comparison of hospitalwide-surveillance and targeted intensive care surveillance of healthcare-associated infections. Infect Control Hosp Epidemiol, 28, 1361-6.

[9]   Sievert DM, Ricks P, Edwards JR, et al. (2013). Antimicrobial-resistant pathogens associ-ated with healthcare-associated infections: summary of data reported to the National Healthcare Safety Network at the Centers for Disease Control and Prevention, 2009-2010. Infect Control Hosp Epidemiol, 34, 1-14.

[10]   World Health Organization (2014). Antimicrobial resistance: global report on surveillance 2014. Avail-able at: M http://www.who.int/drugresistance/documents/surveillancereport/en/ (accessed 26 May 2014).

[11]   Anderson DJ, Podgorny K, Berrios-Torres SI, et al. (2014). Strategies to prevent surgical site infections in acute care hospitals: 2014 update. Infect Control Hosp Epidemiol, 35, 605-27.

[12]   Lo E, Nicolle LE, Coffin SE, et al. (2014). Strategies to prevent catheter-associated urinary tract infec-tions in acute care hospitals: 2014 update. Infect Control Hosp Epidemiol, 35, 464-79.

[13]   Dubberke ER, Carling P, Carrico R, et al. (2014). Strategies to prevent Clostridium difficile infections in acute care hospitals: 2014 update. Infect Control Hosp Epidemiol, 35, 628-45.

[14]   Coffin SE, Klompas M, Classen D, et al. (2008). Strategies to prevent ventilator-associated pneumonia in acute care hospitals. Infect Control Hosp Epidemiol, 29(Suppl 1), S31-40.

[15]   Marschall J, Mermel LA, Classen D, et al. (2008). Strategies to prevent central line-associated blood-stream infections in acute care hospitals. Infect Control Hosp Epidemiol, 29(Suppl 1), S22-30.

[16]   Centers for Disease Control and Prevention. Healthcare-associated infections (HAI). Available at: M http://www.cdc.gov/hai/index.html (accessed 26 May 2014).

[17]   Siegel JD, Rhinehart E, Jackson M, Chiarello L (2007). 2007 guideline for isolation pre-cautions: pre-venting transmission of infectious agents in healthcare settings. Available at: M http://www. cdc. gov/ ncidod/dhqp/pdf/isolation2007.pdf (accessed 26 May 2014).

[18]   Centers for Disease Control and Prevention (2011). Immunization of health-care person-nel: recommenda-tions of the Advisory Committee on Immunization Practices (ACIP). MMWR Recomm Rep, 60(RR-7), 1-45.

[19]   Rutala WA, Weber DJ (2008). Guideline for disinfection and sterilization in healthcare facilities, 2008. Available at: M http://www.cdc.gov/hicpac/pubs.html (accessed 26 May 2014).

[20]   Belay ED, Blasé J, Schulster LM, Maddox RA, Schonberger LB (2013). Management of neuro-surgical instruments and patients exposed to Creutfeldt-Jakob disease. Infect Control Hosp Epidemiol, 34, 1272-80.

[21]   Weber DJ, Anderson D, Rutala WA(2013). The role of the surface environment in health-care-associated infections. Curr Opin Infect Dis, 26, 338-44.

第22章 乙型和丙型肝炎

 乙型和丙型肝炎介绍

乙型肝炎病毒(HBV)和丙型肝炎病毒(HCV)是血源性病毒,可引起导致慢性肝病、肝硬化和肝细胞癌(HCC)的急性和慢性感染[1-2](表22.1和表22.2)。它们都是主要的全球公共卫生问题。

据世界卫生组织估计,全球有2.4亿~3.5亿人为慢性HBV感染,导致每年约100万人死亡;而慢性HCV感染人数达1.3亿~1.5亿人,导致每年约50万人死亡。

表22.1 乙型和丙型肝炎的发生和传播

感染原	流 行 区	全球负担	潜 伏 期	宿主	传播方式
乙型肝炎病毒	◆ 全球范围内 ◆ 在非洲、东南亚、亚马逊盆地和北极边缘的部分地区流行	◆ 全球范围内 ◆ 估计有2.4亿~3.5亿人慢性感染 ◆ 每年多达100万人死亡	◆ 范围:45~180天 ◆ 平均:60~90天	◆ 人类	◆ 经皮和黏膜接触感染性血液 ◆ 围生期、水平传播和性传播很常见 ◆ 非肠道传播–未经筛选的血液和血液制品的输血
丙型肝炎病毒	◆ 世界范围 ◆ 中亚、东亚和北非	◆ 全球范围内 ◆ 估计有1.3亿~1.5亿人慢性感染 ◆ 每年多达50万人死亡	◆ 范围:2周至6个月 ◆ 平均:6~9周	◆ 人类	◆ 经皮接触感染性血液 ◆ 非肠道传播–未经筛选的血液和血液制品的输血 ◆ 受污染的针头和注射器是注射吸毒者之间传播的重要媒介

资料来源:Cindy M. Weinbaum et al., 'Recommendations for Identification and Public Health Management of Persons with Chronic Hepatitis B Virus Infection', Morbidity and Mortality Weekly Report, Volume 57, Bo. RR-8, pp. 1-20, Sept 19, 2008, available from http://w w w.cdc.gov/mmwr/pdf/rr/rr5708.pdf.

表22.2　患者的预防、诊断和治疗

感染原	实验室诊断	长期并发症	预防和治疗
乙型肝炎病毒	◆ 血清学分析检测病毒诱导的宿主抗体和病毒抗原 ◆ PCR和NAAT检测病毒核酸	◆ 肝硬化 ◆ 肝细胞癌	◆ 预防： 　· 疫苗 ◆ 治疗： 　· 抗病毒 　· 免疫调节剂治疗
丙型肝炎病毒	◆ 血清学分析检测病毒诱导的宿主抗体和病毒抗原 ◆ PCR和NAAT检测病毒核酸	◆ 肝硬化 ◆ 肝细胞癌	◆ 预防： 　· 尽量减少伤害的咨询和实践 ◆ 治疗： 　· 抗病毒 　· 免疫调节剂治疗 　· DAAs

注：DAA，直接抗病毒药物；HCC，肝细胞癌；NAAT，核酸扩增检测；PCR，聚合酶链式反应。

　　自1982年以来就有了乙肝疫苗，它们安全且高效（在预防慢性感染方面的有效率达95%）。[3]免疫接种和有效治疗相结合使得消灭乙肝成为可能。世卫组织建议婴幼儿和/或青少年普遍接种乙肝疫苗。到2012年，已有179个国家的国家免疫规划中包括了该疫苗[4-5]，这使得许多国家的婴儿、儿童和青少年的感染率有所下降。[6]抗病毒治疗是降低慢性感染者发病率和死亡率的唯一途径。

　　目前还没有针对HCV的疫苗[7]；然而，HCV是可以治疗的，且与HBV不同，它是可被治愈的。新型高效的直接抗病毒药物（directly acting antiviral，DAA）有望提高治愈率[8-9]，但这些新疗法的可负担性和可及性是一个主要挑战[2]。

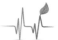

乙型肝炎

　　HBV有8种基因型（A到H），具有不同的地理分布[10]；其潜伏期从40天至160天不等，平均为90天；HBV对极端温度和湿度有很强的抵抗力。

急性乙型肝炎

　　大多数急性HBV感染病例是无症状或临床症状不明显的，但其预后与年龄有关。5%～15%的1～5岁儿童、3%～50%的大龄儿童和成人会出现徐发的厌食、腹痛、恶心、呕吐和黄疸等症状，但新生儿很少出现这些症状。[11]不到1%的病例会出现死亡率很高（40%）的暴发性肝衰竭。[12]大多数免疫功能正常成人的急性感染会在4～12周内消退。能自发清除病毒的个体具有天然获得的免疫力。

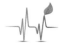

慢性持续性乙型肝炎

　　慢性持续性HBV感染定义为血清中HBsAg存在长于6个月。慢性化的风险因年龄而异:围生期感染的婴儿高达90%,1～5岁感染的儿童为25%～50%,年龄较大的儿童和成人则小于10%。[11]

总的来说,15%～25%的慢性HBV患者会在几十年内进展为肝硬化或肝癌。[13]高达9%的HBV相关肝硬化患者会进展为肝癌,但在无肝硬化的情况下也可发生肝癌。[14]

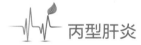 丙型肝炎

HCV有6种主要的基因型和许多亚型[15]。从暴露到血清转换(抗-HCV)的平均时间为8～9周,其中超过97%的人可以在暴露6个月后检测到抗-HCV抗体。

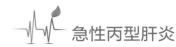 急性丙型肝炎

大多数急性HCV感染患者没有症状,但有一些可能出现疲劳和黄疸。大约五分之一的成人急性HCV感染后会自发清除病毒;其余的可继续发展为慢性HCV感染。[16]

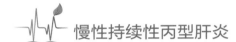 慢性持续性丙型肝炎

慢性持续性HCV感染被定义为超过6个月HCV RNA还能在血清中检测到。它通常多年无症状,且出现的症状是可变的和非特异性的,如疲劳、不适、恶心和腹部不适。大约30%的慢性丙型肝炎患者进展为肝硬化。一小部分患者会在20～30年内发展成肝癌。自发清除病毒或通过治疗清除病毒的人也能再次被感染。

传播方式

HBV和HCV的传播方式有肠道外、性传播和母婴传播(围产期,主要是分娩期间)。

在高流行国家,乙型肝炎主要通过围产期传播或在儿童早期通过与感染者的密切接触(经皮和黏膜接触)传播。在流行率较低的国家,性传播和注射吸毒是主要的感染途径。

HCV主要通过非肠道传播,包括注射毒品者(parenterally among people who inject drugs,PWIDs)共用注射设备、输入来自未经筛查的献血者和捐赠来源的血液和血液制品、输入未进行病毒灭活的血液制品、在医疗和牙科手术中使用受污染或消毒不充分的器械和针头、纹身和穿刺以及其他损伤皮肤的活动。与HBV相比,HCV通过围产期和性接触传播的效率较低。

HBV的围产期传播风险(高达90%)比HCV(约10%)更高。同时感染HCV和HIV的母亲围产期传播风险增加(>10%)。

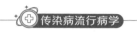

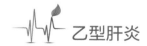 **诊断与治疗**

病毒性肝炎的临床症状难以区分,其确诊依赖于血清学检测(见第11章)。对血清标志物的正确解读可以确定个体的感染状况。

乙型肝炎

急性乙型肝炎

以血清中存在 HBsAg 和针对乙型肝炎核心抗原的 IgM 类抗体(anti-HBc IgM)为特征。anti-HBc IgM 是急性 HBV 感染的标准诊断标志物;但其也可以在慢性感染者的急性发作中检测到,所以必须正确解读 anti-HBc IgM 的存在。总 anti-HBc 抗体的出现表明当前或既往感染。此外,乙型肝炎 e 抗原(HBeAg)也可在急性感染期间检测到。

感染恢复

HBsAg、HBeAg 被清除,且分别被 HBsAg 抗体(anti-HBs)、HBeAg 抗体(anti-HBe)所替代。其中,anti-HBs 是一种保护性抗体,表明机体对再感染具有免疫力。anti-HBc IgG 的存在表明有过既往暴露。

HBV 慢性持续性感染

在慢性感染中,仍可检测到 HBsAg,表示具有传染性。HBeAg 可能存在,表明病毒复制水平高且传染性强(图 22.1)。但这些一般原则可能会有例外。例如,慢性感染患者在再激活时(急性发作)可检测到 anti-HBc IgM 抗体的存在,使其与急性感染难以区分。

主动免疫

只有血清中存在 anti-HBs >10 IU/mL 才表明对 HBV 的主动免疫接种是成功的。

乙型肝炎的治疗

标准治疗是使用免疫调节剂(如聚乙二醇干扰素(IFN))和抗病毒治疗(如核苷和核苷酸类似物)。治疗的目的是抑制病毒 DNA 和诱导 HBeAg 血清转换以限制肝病的进展,尽管 HBsAg 的消失确实会出现且可能成为未来治疗的目标。

治疗的开始是根据患者的病毒学、组织学和血清学特征综合决定的。治疗期间监测病毒载量的增加很重要,因为抗病毒药物的耐药性是慢性乙型肝炎管理中一个新问题(图 22.1)。

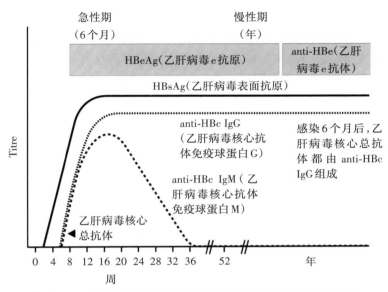

图22.1 慢性持续性乙型肝炎病毒感染进展：典型血清学过程

资料来源：Disease Control（CDC），Progression to Chronic Hepatitis B Virus Infection：Typical Serologic Course， available from http://www. cdph. ca. gov/HealthInfo/discond/Documents/B% 20%20Hepatitis%20B_lab%20graph_Chronic%20serology%20%28CDC%29.pdf.

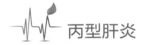 丙型肝炎

先进行HCV抗体初筛试验，若检测为阳性，则进一步进行HCV RNA的PCR检测。

早期急性感染

Anti-HCV阴性，HCV RNA阳性：在早期血清转换阶段可能无法检测到抗体检测结果，且在免疫抑制患者中也可能不可靠，因此HCV抗体阴性的患者也应进行HCV RNA检测。

慢性HCV感染

Anti-HCV阳性，HCV RNA阳性。

感染清除

Anti-HCV阳性，HCV RNA阴性：可在自发或后续治疗后出现；对于后者，感染清除意味着持续病毒学应答（sustained virological response，SVR），定义为治疗后间隔6个月出现两次连续的HCV RNA阴性结果。

丙肝的治疗

治疗的选择和持续时间取决于许多因素，包括基因型、对既往治疗的反应以及疾病分期和并发症等。HCV的标准疗法是联合聚乙二醇干扰素和利巴韦林的DAAs三联疗法。目前

已有更有效的DAAs,其在肝病晚期阶段SVR更高,且具有泛基因型活性,从而为50%～90%的病例提供了治愈的可能。一些DAAs在治疗8～12周后被证明可以产生SVR,部分DAAs不需要联合IFN;然而,这些药物价格昂贵,尽管使用药物治疗可以防止患者未来进行更昂贵的肝移植,但可负担性仍可能是患者接受治疗的一大障碍。

预防控制措施

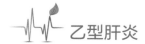 乙型肝炎

◇ 免疫接种是全球减轻HBV感染负担及其后果的关键措施。

• 暴露前免疫策略包括了婴幼儿和青少年的普遍免疫以及和家庭密切接触者、多性伴侣人群、MSM人群、注射毒品人群、前往流行国家旅行人群等高危人群的选择性免疫;

• 暴露后的疫苗预防(使用或不使用特异性乙肝免疫球蛋白(hepatitis B immunoglobulin, HBIG))包括HBsAg阳性母亲所生的婴儿(包括英国在内的许多国家,会对所有孕妇进行HBsAg筛查),HBsAg阳性个体的性接触者以及经皮肤或黏膜接触HBsAg阳性血液的人群。

◇ 献血者筛查、病毒灭活、献血检测。

◇ 对家庭密切接触者、性接触者等高危人群进行针对性检测。

◇ 在职业环境中处理血液和体液时遵循通用的预防措施。

◇ 提高公众对感染的认识,促进更安全的性行为和更安全的注射方式。

◇ 治疗感染者,降低其传播性。

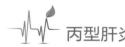 丙型肝炎

◇ 进行专业公共教育,包括针对PWIDs。

◇ 坚持通用的预防措施以减少接触感染血液的可能性,这在肾透析单位透析HCV患者时尤为重要。

◇ 在家庭、商业和监狱环境中也必须注意减少感染血液的交叉污染,例如文身、穿刺、剃刀、理发推子、牙刷和针灸针。

◇ 献血者筛查、病毒灭活、献血检测。

◇ 一些国家对孕妇进行常规产前筛查。

◇ 减少风险人群的暴露:在已经引入血液制品筛查的国家,大多数新发感染都发生在PWIDs中,减少HCV新发感染的策略集中在:

• 阻止人们开始注射吸毒;

• 帮助注射毒品者戒毒;

• 尽量减少继续注射者的伤害(例如针具更换、阿片类药物替代治疗、进行关于清洁和不共用注射设备的教育)。

◇ 对PWIDs等高危人群进行针对性检测,使受感染的个体接受治疗。

◇ 治疗感染者,减轻疾病负担。

疫情的流行病学和分子学调查

由于急性HBV和HCV感染的潜伏期长且无症状,因此在社区和医疗机构中,只有小部分HBV和HCV感染可能被检测到。及时识别HBV或HCV的感染,对于确定感染来源和制定有效的控制措施如对高危人群进行免疫接种来说至关重要(见第12章)。而利用序列分型技术对HBV和HCV感染进行分子特征分析,有助于在感染中识别相同或相关的病毒株,从而为针对性控制提供重要信息。

监测

监测系统提供关于发病率和流行趋势的信息,并识别高危人群,为卫生政策和防控策略提供信息(见第12章)。病毒性肝炎的主要监测方法有:

◇ 确诊病例的实验室报告;

◇ 基于临床的诊断。

监测可以通过与HBV和HCV相关的入院数据以及国家登记册中的肝移植率、死亡等的结局数据进行补充。这些监测和补充数据共同有助于描述HBV和HCV的疾病负担。

结论

慢性HBV和HCV感染在全球肝病中占相当大的比例,并对国家卫生保健系统产生了重大影响。对这些感染的持续监测使各国能够确定感染的流行病学和病毒学趋势,评估预防和控制策略,并评估总体疾病负担。

(翻译:刘宽程)

参考文献

[1] Nebbia G, Peppa D, Main MK (2012). Hepatitis B infection: current concepts and future chal-lenges. QJM, 105, 109-13.

[2] Lemoine M, Thursz M Hepatitis C, (2014). a global issue: access to care and new therapeutic and preven-

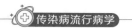
tive approaches in resource-constrained areas. Semin Liver Dis, 34, 89-97.

[3] Chen DS (2009). Hepatitis B vaccination: the key towards elimination and eradication of hepatitis B. J Hepatol, 50, 805-16.

[4] Romanò L, Paladini S, Zanetti AR (2012). Twenty years of universal vaccination against hepa-titis B in Italy: achievements and challenges. J Public Health Res, 1, 126-9.

[5] Van Damme P, Kane M, Meheus A (1997). Integration of hepatitis B vaccination into national immunisation programmes. BMJ, 314, 1033-6.

[6] Kane MA (2003). Global control of primary hepatocellular carcinoma with hepatitis B vac-cine: the contributions of research in Taiwan. Cancer Epidemiol Biomarkers Prev, 12, 2-3.

[7] Honegger JR, Zhou Y, Walker CM (2014). Will there be a vaccine to prevent HCV infection? Semin Liver Dis, 34, 79-88.

[8] Ahn J, Flamm SL (2014). Frontiers in the treatment of hepatitis C virus infection. Gastroenterol Hepatol (N Y), 10, 90-100.

[9] Degasperi E, Aghemo A (2014). Sofosbuvir for the treatment of chronic hepatitis C: between current evidence and future perspectives. Hepat Med, 6, 25-33.

[10] Hou J, Liu Z, Gu F (2005). Epidemiology and Prevention of Hepatitis B Virus Infection. Int J Med Sci, 2, 50-7.

[11] McMahon BJ, Alward WL, Hall DB, et al. (1985). Acute hepatitis B virus infection: relation of age to the clinical expression of disease and subsequent development of the carrier state. J Infect Dis, 151, 599-603.

[12] Koziel M J, Siddiqui A (2005). Hepatitis B virus and hepatitis delta virus. In: Mandell LG, Bennett JE, Dolin R (eds). Mandell, Douglas, and Bennett's principles and practice of infectious diseases. Elsevier, New York, pp. 1428-40.

[13] Mahoney FJ (1999). Update on diagnosis, management, and prevention of hepatitis B virus infection. Clin Microbiol Rev, 12, 351-66.

[14] Fattovich G, Giustina G, Schalm SW, et al. (1995). Occurrence of hepatocellular carcinoma and decompensation in western European patients with cirrhosis type B. Hepatology, 21, 77-82.

[15] Simmonds P, Bukh J, Combet C, et al. (2005). Consensus proposals for a unified system of nomenclature of hepatitis C virus genotypes. Hepatology, 42, 962-73.

[16] Micallef JM, Kaldor JM, Dore GJ (2006). Spontaneous viral clearance following acute hepati-tis C infection: a systematic review of longitudinal studies. J Viral Hepat, 13, 34-41.

● 延伸阅读

European Association for the Study of the Liver (2012). EASL clinical practice guidelines: man-agement of chronic hepatitis B virus infection. J Hepatol, 57, 167-85.

European Association for the Study of the Liver (2014). EASL clinical practice guidelines: man-agement of hepatitis C virus infection. J Hepatol, 60, 392-420.

Ramsay ME, Balogun K, Quigley C, Yung CF (2013). Surveillance for viral hepatitis in Europe. In: M'ikanatha NM, Lynfield R, Van Beneden CA, de Valk H (eds). Infectious disease surveil-lance, 2nd edn. Wiley-Blackwell, Chichester, pp. 288-303.

Thomas HC, Lok ASF, Locarnini SA, Zuckerman AJ (eds) (2013). Viral hepatitis, 4th edn. Wiley-Black-well, Chichester.

第23章　性传播疾病：分子流行病和控制措施

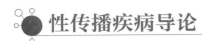 **性传播疾病导论**

性传播疾病(sexually transmitted infections，STIs)是指主要通过性行为(包括阴道性交、肛交和口交)在人与人之间传播的疾病。部分STIs也可以在受孕、分娩和哺乳期间由母亲传给胎儿或新生儿，或经血液制品传播。

表23.1显示了主要通过性行为传播的疾病的病原体。许多人与人之间传播的感染也可经性接触传播，因为性接触涉及密切接触(例如呼吸道或皮肤感染)。一些主要通过其他途径(如粪－口途径)传播的病原体(如志贺氏菌、蓝第鞭毛虫和甲型肝炎病毒)也可能在特定的性行为中传播，然而，尽管它们可以通过性途径传播，它们并不被视为性传播感。

表23.1　主要通过性行为传播的病原体

病原体的类型	举例
细菌	◆ D-K 型沙眼衣原体(衣原体) ◆ L1、L2、L3 淋巴性肺炎衣原体(淋巴性肺炎衣原体) ◆ 独克雷嗜血杆菌(软下疳) ◆ 克雷伯氏菌属(腹股沟肉芽肿) ◆ 淋病奈瑟菌(淋病) ◆ 梅毒螺旋体(梅毒)
支原体	◆ 生殖支原体 ◆ 尿道支原体
节肢动物	◆ 阴虱(阴虱病) ◆ 疥螨(疥疮)
原虫	◆ 阴道毛滴虫(滴虫病)
真菌	◆ 白色念珠菌(念珠菌病)

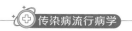

病原体的类型	举 例
病毒	◆ 乙型肝炎病毒 HBV（见第 22 章） ◆ 单纯疱疹病毒 HSV 1 型，2 型 ◆ 人类免疫缺陷病毒 HIV（见第 25 章） ◆ 人类 T 淋巴细胞白血病病毒 1 型 HTLV-1 ◆ 人乳头瘤病毒 HPV ◆ 传染性软疣病毒（痘病毒）

初期，STIs 引起的健康问题通常较小，患者可能无症状。然而它们也可能会导致长期的后遗症和死亡。例如，淋病和衣原体感染可引起盆腔炎和随后的异位妊娠和不孕症；HPV 的致癌亚型可能导致宫颈癌，而未经治疗的梅毒会导致一系列严重的全身性疾病。

性传播疾病的分子流行病学

根据 2008 年世界卫生组织的全球估算，在 15～49 岁的人群中，4 种可治愈的 STIs（梅毒、淋病、沙眼衣原体和滴虫病）每年的新发病例可达到 4.989 亿。世界范围内关于 STIs 流行病学的数据主要来自监测（见本章性传播疾病的监测和第 2 章），但不同国家数据的方法和质量差别很大。

STIs 的发病率和患病率的影响因素如下：

◇ 人群中性行为的模式；

◇ 感染传播的效率（包括安全性行为）；

◇ 受感染个体的传染性持续时间；

◇ 防控措施的效果；

◇ 目前人群中的负担和感染水平；

◇ 社会经济环境；

◇ 社会和文化背景，包括对性行为和发病后求医的耻感。

STIs 的发病率和患病率在全球差别很大。总体上，患病率在资源贫乏的国家更高。在特定环境中，最易暴露于感染的人群的 STIs 发病率最高，例如那些更换性伴侣最频繁的人群以及有不安全性行为的人群。通常包括：

◇ 性活跃的年轻人（15～29 岁）；

◇ 未婚人群；

◇ 性工作者以及嫖客；

◇ 注射吸毒者，尤其那些用性换取毒品的人；

◇ 男男性行为者（men who have sex with men，MSM）；

◇ 生活和工作远离家庭的单身男子（例如，商人、移民工人和卡车司机）。

这些群体在城市人口中往往占比较大。某些群体对 STIs 传播的贡献比预期的人口比率更大,例如,频繁更换伴侣和发生不安全性行为的人群,他们被称为核心群体。核心群体的概念在防控中非常重要,因为在核心群体中进行干预,对减少性传播感染症的传播可能极为有效。但需要注意的是,他们暂时无症状的伴侣也可能面临风险。

性传播疾病的传播动态

STIs的发病率受到多种动态因素影响,包括人群行为特征、生物生态学以及特定社会经济和人口环境背景下防控策略的影响(图23.1)。

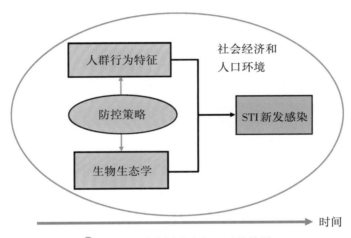

图23.1　性传播疾病(STIs)的传播

人群行为特征

代表性人群的性行为研究表明,个体和人群统计学群体之间的性行为存在明显的异质性。特别是,个人报告的性伴侣数量差异很大(大多数人几乎没有性伴侣,而少部分拥有很多性伴侣)。与次第更换性伴侣相比,同时拥有多个性伴侣在促使STIs传播上影响巨大。

流行病学研究提高了我们对社会间和社会内部STI流行病学异质性的理解(见第4章)。目前STI的研究领域包括对"性混合(sexual mixing)"的研究。关于性混合和性网络的数据收集困难,一些研究者通过调查社交网络来理解性网络,并研究人们寻找性伴侣的新途径(例如,通过互联网)(见第15章)。

在这个私人和潜在敏感的主题领域,衡量性行为和精确测量个人和群体行为模式的挑战包括:减少选择偏倚以及改进问卷的设计、内容和分发方式(例如,通过计算机辅助的个人访谈,CAPIs)。

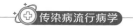 病原体生态学

通过性传播的病原体在体外环境中通常是脆弱的,依靠密切的性接触及其在体液、精液、宫颈、阴道分泌物和血液中存在进行传播。一般来说,主要通过性行为在人群中传播的病原体具有以下的生物学特征:

◇ 经常引起无症状感染;

◇ 如果不治疗,通常具有较长的传染期,且很少引起感染者的早亡;

◇ 感染通常不会引发保护性免疫(因此有可能重复感染)。

STIs的传播可以用感染传播的标准方程进行数学方法上的总结,用术语"基本再生数"(R_0)表示(图23.1)。

$$R_0=\beta CD$$

其中,R_0为基本再生数(在一个易感人群中,初始病例引起的二代病例的平均数量);β为一次性伙伴关系中发生传播的概率;C表示平均有效性伴侣更替率;D表示传染性的持续时间。

如果$R_0>1$,则病原体将在人群中持续传播;如果$R_0<1$,则病原体在人群中的传播将终止。

STIs的传播概率(β)受以下因素影响:

◇ 病原体的传染性;

◇ 感染期和感染阶段的差别(例如,艾滋病病毒和梅毒病毒不同);

◇ 增加(例如,肛交行为)或降低(例如,使用安全套等的措施)传播风险的性行为;

◇ 与其他病原体的生物相互作用(例如,生殖器溃疡可能增加艾滋病病毒阳性个体的传染性和艾滋病病毒阴性个体的易感性);

◇ 男性包皮环切(例如,包皮环切可减少艾滋病病毒在异性性行为之间的传播)。

平均有效性伴侣更替率(C)受以下因素影响:

◇ 寻找性伴侣的平均频率(和方差)。

◇ 依次更换性伴侣或同时拥有多个性伴侣。

◇ 性关系中的交互形式:

• 年龄(年长的男人倾向于和年轻的女人交往);

• 性行为(如男男性行为者在人口中的百分比);

• 性伴侣选择的异质性程度(性伴侣的选择是单向型还是混合型);

• 性关系网络的交互性;

• 性关系复杂的核心群体(性伴侣更换率高的群体,他们混在一起,对性传播感染的贡献参差,例如,商业性工作者及其客户)。

传染性的持续时间(D)受以下因素影响:

◇ 抗生素或抗病毒治疗(例如,针对HSV的阿昔洛韦和针对HIV的抗逆转录病毒治疗);

◇ 与其他病原体(如HIV/HSV)的相互作用;

◇ 病例的发现与筛查;

◇ 性伴侣告知;

◇ 免疫系统。

性传播疾病的监测

公共卫生监测持续和系统地收集、分析和解释数据,以帮助指导预防、治疗和护理项目(见第2章)。

对性传播疾病的监测旨在:

◇ 描述与地理、人口和行为有关的STIs的发生率和趋势;
◇ 监测STIs传播的高风险行为;
◇ 为规划、定位和评估旨在减少风险行为的健康促进干预措施提供数据;
◇ 监测治疗控制项目的有效性;
◇ 提供可比较的国际数据;
◇ 监测生物体对抗生素/抗病毒疗法的敏感性/抗药性。

性传播疾病的监测可能是综合征性(如尿道炎或生殖器溃疡病)或病原性的(如衣原体),后者依赖于临床或实验室监测。

许多性传播疾病的无症状或非特异性症状情况意味着准确的诊断要依靠实验室检测。检测的敏感性和特异性取决于所取的标本(如尿液或自我收集的阴道拭子)和所用的检测方法。STIs的实验室诊断是一个快速发展的领域,现在许多感染是通过核酸扩增试验(NAATs)和引进的POC试验来诊断的。加强监测和诊断检测可能会导致"发病率"的虚假增加。

对性传播疾病的监测和控制有特殊的困难,主要源于某些高风险人群的重要性,这些人群通常被社会边缘化,难以接触并且与性相关事务是敏感和有耻感的私密问题。

性传播疾病的控制策略

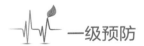 一级预防

◇ 性健康教育/宣传,以减少人群的危险行为:这可能针对个人、特定群体(如学校性教育或性工作者外联项目)或一般人群进行。方案的方法各不相同,但使用安全套和降低伴侣更换频率是关键部分。
◇ 疫苗接种:现在已有针对HBV和HPV的疫苗,后者正在部分国家的青少年女性中推广。
◇ 男性包皮环切。
◇ 暴露前和暴露后的预防措施(如HIV)。

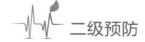 二级预防

◇ 有症状个体的检测和治疗方案,通常是由专门的性传播疾病(sexually transmitted diseases,STD)/STI诊所保密提供,但世界各地的临床护理组织差异很大;
◇ 告知暴露者的伴侣;
◇ 人群筛查(如,梅毒产前筛查和全国青年衣原体筛查计划);
◇ 大规模治疗(偶尔在高流行情况下使用)。

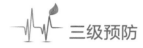 三级预防

预防并发症和长期后遗症(如抗病毒药物),预防或控制STIs的各种策略可用上述公式 $R_0=\beta CD$ 来实施,例如:
◇ β=降低传播概率的措施:
· 安全套;
· 病原体清除剂;
· 低风险的性行为;
· 抗病毒药物;
· 男性包皮环切术。
◇ C=降低伴侣更换频率的措施:
· 个人/人群健康教育;
· 改变社会规范/社会人口环境(女性的角色、贫困、移民等)。
◇ D=缩短传染期的措施:
· 筛查和治疗;
· 病例发现;
· 告知伴侣;
· 求医行为;
· 服务的可及性。

 评估控制规划的有效性

总体而言,通过行为干预以减少性传播疾病(STIs)发病率的健康促进措施尚评估不足,或依赖报告的行为学结局。一项系统综述对共确定了全球41项以(非HIV)STIs发生率为结局的随机对照试验,其中22项(53%)显示健康促进措施可有效预防STIs。有效的干预措施包括:个体降低风险咨询、团体咨询和技能培养;乙型肝炎病毒(HBV)疫苗接种;人乳头瘤病毒(HPV)疫苗接种;伴侣治疗以减少传播以及STIs病征管理。RCT显示在成人中进行的男性包皮环切术可减少STIs(HPV和可能的HSV 2型)以及HIV的传播。近期,HIV的"治疗即预防"策略(治疗艾滋病病毒感染者以改善其健康并减少进一步传播的风险)已被证明具有

公共卫生效益。

将预防和治疗方案结合起来的必要性得到了越来越多的认可，但国家对教育方案的进一步投入需要政治、教育和宗教领导人的承诺。

通常很难区分有效干预措施中行为学部分和生物医学部分的相对贡献，包括行为改变和生物医学部分的"联合预防"方法最有可能是有效的。此外，尽管没有一种单一的预防方法足以控制感染，但将部分有效的干预措施结合起来的战略可能会在人群水平产生影响。

（翻译：邹华春）

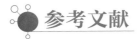

参考文献

[1] Manhart L, Holmes KK (2005). Randomised controlled trials of individual-level, population-level and multilevel interventions for preventing sexually transmitted infections: What has worked? J Infect Dis, 191(Suppl 1), S7-24.

延伸阅读

Althaus CL, Turner KME, Mercer CH, et al. (2014). Effectiveness and cost-effectiveness of tra-ditional and new partner notification technologies for curable sexually transmitted infec-tions: observational study, systematic reviews and mathematical modelling. Health Technol Assess; 18, 1-100, vii-viii.

Fenton KA, Johnson AM, McManus S, Erens B (2001). Measuring sexual behaviour: methodo-logical challenges in survey research. Sex Transm Infect, 77, 84-92.

Holmes K, Mardh PA, Sparling PF, et al. (eds) (2008). Sexually transmitted diseases, 4th edn. McGraw Hill, New York.

Mercer CH, Tanton C, Prah P, et al. (2013). Changes in sexual attitudes and lifestyles in Britain through the life course and over time: findings from the National Surveys of Sexual Attitudes and Lifestyles (NATSAL). Lancet, 382, 1781-94.

Sankar N, Pattman R, Handy P, Elawad B, Price DA (2010). Oxford handbook of genitourinary medicine, HIV, and sexual health. Oxford University Press, Oxford.

Wasserheit JN, Aral SO (1996). Dynamic topology of sexually transmitted disease epidem-ics: implications for prevention strategies. J Infect Dis, 174(Suppl 2), S201-13.

Yorke JA, Heathcote HW, Nold A (1978). Dynamics and control of transmission of gonorrhoea. Sex Transm Dis, 5, 51-6.

第24章　传染性海绵状脑病

传染性海绵状脑病简介

传染性海绵状脑病(transmissible spongiform encephalopathies，TSEs)是一类由大脑中异常折叠的朊粒蛋白(prion protein，PrP)积聚引起的累及人类和动物中枢神经系统的退行性脑病，其潜伏期长，临床症状主要表现为痴呆、共济失调、震颤，呈慢性进行性发展，最终导致死亡。传染性海绵状脑病在人类中罕见，克-雅病(Creutzfeldt-Jakob disease，CJD)是最常见的疾病形式，于20世纪20年代首次被发现，主要影响老年人。在所有进行了监测的人群中，每年的发病率为每100万人发生1～2例。

在1986年之前，对传染性海绵状脑病的研究主要集中在其不同寻常的病原体上——一种不含DNA的传染性蛋白质，具备显著的生存能力和对高压灭菌的抵抗力。随着1986年英国暴发一场规模较大的牛海绵状脑病(bovine spongiform encephalopathy，BSE)疫情，这种看似新型的传染性海绵状脑病引起了广泛关注。最初，人们认为牛海绵状脑病可能仅对动物健康构成威胁，但到了1996年，随着影响年轻成人的新型传染性海绵状脑病——新变异型克-雅病(variant CJD，vCJD)的出现，这种病被认为很可能由摄入受牛海绵状脑病病原体污染的牛肉产品引起。鉴于牛群中牛海绵状脑病的大规模流行以及牛肉产品在英国及许多其他国家广泛消费，这场流行病的公共卫生影响引起了广泛的关注。

两起牛海绵状脑病和新变异型克-雅病的流行表明，在适当的条件下，新出现的传染病如何能够成为全球公共卫生的重大问题。实际上，由于一些尚不明确的原因，新变异型克-雅病的流行规模远小于许多人最初的担忧。

本章主要关注于牛海绵状脑病和新变异型克-雅病，但在理解流行病学特征时，也会提及其他传染性海绵状脑病，详见表24.1。

表24.1　人类中主要的传染性海绵状脑病

病原体	◆ 异常朊粒蛋白		
引起的疾病	◆ 克-雅病(CJD)	◆ 新变异型克-雅病(vCJD)	◆ 库鲁病(Kuru disease)
传播途径	◆ 大多数病例未知 ◆ 少数为医源性传播	◆ 进食含有朊粒蛋白的宿主组织及其加工物	◆ 进食库鲁病患者的内脏和脑组织

续表

潜伏期	◆ 未知 ◆ 医源性感染病例:平均约10年	◆ 平均约10年	◆ 平均约10年
主要诊断测试	◆ 临床及神经病理学确认		
受影响最严重的地区	◆ 全球	◆ 英国 ◆ 其他国家少量病例	◆ 巴布亚新几内亚
全球疾病负担估计	◆ 每年100万~200万例	◆ 总计约200例	◆ 总计约数千例

疾病

大多数克-雅病病例属于"散发性";病例对照研究尚未发现除老年人以外的危险因素。这些散发病例被认为可能是由于朊粒蛋白(PrP)的内源性突变引起的。有10%~15%的病例是由编码朊粒蛋白(PrP)的 *PRNP* 基因的遗传突变引起的,具有常染色体显性遗传模式。新变异型克-雅病的临床特征与克-雅病相似,但它的影响对象通常为青壮年,并且临床病程较长(从首次出现症状到死亡平均约18个月,而克-雅病为6个月)。此外,这两种疾病还可以通过其神经病理学特征进行区分。

传播方式

克-雅病和新变异型克-雅病均与传染性病原体相关,可通过将受感染病例的尸检脑组织通过颅内注射到试验动物中来确认。克-雅病通过受污染的尸体中采集的垂体衍生的人类生长激素(human growth hormone,hGH)传播。虽然尚无通过输血传播克-雅病的报告,但新变异型克-雅病已通过这种途径传播。

牛海绵状脑病的流行起因于在屠宰场将反刍动物的废弃部分回收制成高蛋白产品肉骨粉(meat and bone meal,MBM),该产品被用作养殖动物的补充饲料。牛海绵状脑病的病原体可能是在20世纪70年代引入的。虽然原始引入源未知,但进入屠宰场体系后,随着受感染动物的屠宰和受感染的废弃组织被回收用作饲料,流行病规模便迅速扩大。这种传播方式与巴布亚新几内亚的库鲁病的流行模式类似,当地原始部落有食用已故亲人的脑组织以示对死者尊敬的习俗。库鲁病可能始于某个死于克-雅病的人成为同族食人葬礼仪式的对象。

潜伏期

牛海绵状脑病的平均潜伏期约为5年。对于因使用受污染的人类生长激素引起的克-

雅病病例,平均潜伏时间约为10年。根据数学模型得出的库鲁病和新变异型克-雅病潜伏期的估计值相似。然而,库鲁病的潜伏期各不相同,据描述库鲁病的潜伏期超过30年。

控制措施

控制牛海绵状脑病流行的关键措施是禁止将肉骨粉喂养反刍动物。最初,包括猪和家禽在内的非反刍动物并未被包括在禁令中,因为它们似乎不易受牛海绵状脑病病原体感染。但很快发现这些动物的饲料有回流至牛群的现象。随后,对所有农场动物喂食肉骨粉的行为都被禁止,这些措施有效地控制了疫情并几乎消除了该病(见图24.1)。2015年仍有少数感染动物被检测出,但这些病例的来源尚不明确。

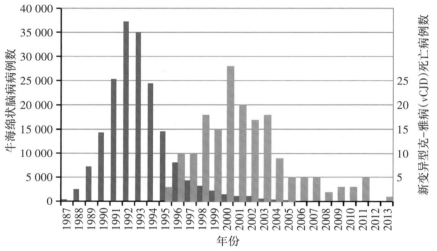

图24.1 英国(UK)每年牛海绵状脑病(BSE)病例和新变异型克-雅病(vCJD)死亡病例

资料来源:The National CID Research and Surveillance Unit (NCJDRSU), Creutzfeldt-Jakob disease in the UK (by calendar year), © The University of Edinburgh 2012, available from M http://www.cjd.ed.ac.uk/documents/figs.pdf.

The World Organisation for Animal Health (OIE), Number of cases of bovine spongiform encephalopathy (BSE) reported in the United Kingdom, © OIE 2015, available from M http://www.oie.int/animal-health-in-the-world/bse-specific-data/number-of-cases-in-the-united-kingdom/.

为减少通过受污染的外科手术器械传播克-雅病或新变异型克-雅病,所有已知用于该病例的手术器械都应在使用后立即销毁。因目前尚无能有效检测感染的诊断测试,用在潜伏期患者身上的器械存在传播风险,但关于新变异型克-雅病的传播尚未有报道。

当牛海绵状脑病首次被发现时,其传播给人类的风险被评估为"极低";尽管如此,仍然实施了一些控制措施来降低任何潜在风险,并禁止将可能含有最高传染性的牛组织,特别是大脑、脊髓和肠道,用于人类食品。在首次证实牛海绵状脑病传播至人类后,实施了额外的控制措施,包括只允许30个月以下的牛进入人类食物市场。当能够检测晚期感染的脑组织诊断测试变得可用时,所有经过屠宰场的牛都进行了这种检测,感染的动物随即被清除。

由于缺乏有效的诊断测试,预防通过输血传播新变异型克-雅病的措施颇具挑战性。一些国家禁止在1980—1996年期间在英国停留超过3个月或6个月的人献血,这是为了避免失去过高比例的献血者而作出的妥协。英国则禁止任何曾接受过输血的人再次献血。

流行病的监测和演变

良好的监测对于认识牛海绵状脑病流行、指导控制措施并评估其影响至关重要(见第2章)。对这一流行病的早期识别促进了流行病学研究,揭示了肉骨粉的问题,并明确了主要的控制措施。此外,监测还能够识别最初饲料禁令中的缺陷并采取纠正措施。考虑到牛海绵状脑病可能传入人类群体的"极低"可能性,自1990年建立了国家级克-雅病监测系统。这直接促进了1996年新变异型克-雅病的识别,相关的神经病理学监测表明新变异型克-雅病与克-雅病明显不同。

鉴于大量受感染的牛进入食物链,人们曾担忧新变异型克-雅病的人类流行将会非常严重。然而,新变异型克-雅病的流行高峰出现在2000年左右(图24.1),近年来病例数目较少。为什么这些特定的个体会患上这种疾病以及为什么流行规模没有广泛蔓延,目前尚不清楚。对新变异型克-雅病患者的病例对照研究尚未发现区别于对照患者的特征。

一个仍然存在的问题是目前有多少人患有新变异型克-雅病。一些新变异型克-雅病病例在症状出现前曾接受过阑尾切除手术。对这些阑尾组织的检测发现,在症状出现数年前,已有感染迹象。这一发现引发了在英国病理部门存储的阑尾组织样本的两次大规模匿名调查。在最近的调查中,32 441份阑尾样本中有16份朊粒蛋白呈阳性——感染的总体患病率为每百万人口300~800人,远高于英国迄今为止发现的不到200例新变异型克-雅病病例。这些个体中一些可能是无症状的感染携带者,未必会发展为疾病,他们是否会在献血时构成传播风险,目前还不清楚。

(翻译:杨崇广、朱曦)

延伸阅读

Alpers MP(2008). The epidemiology of kuru: monitoring the epidemic from its peak to its end. Philos Trans R Soc Lond B Biol Sci, 363, 3707-13.

BSEInquiry (2000). The BSE Inquiry: the report. Available at: M http://collections.europarchive. org/tna/20090505194948/ http:/bseinquiry.gov.uk/report/index.htm (accessed 5 November 2015).

Collinge J (1999). Variant Creutzfeldt-Jakob disease. Lancet, 354, 317-23.

Smith PG, Bradley R(2003). Bovine spongiform encephalopathy (BSE) and its epidemiology. Br Med Bull, 66, 185-98.

Smith PG, Cousens SN, Huillard d'Aignaux, Ward HJ, Will RG (2004). The epidemiology of vari-ant Creutzfeldt-Jakob disease. Curr Top Microbiol Immunol, 284, 161-91.

第25章 人类免疫缺陷病毒(HIV)感染

人类免疫缺陷病毒导论

人类免疫缺陷病毒(HIV)攻击人类的免疫细胞,从而严重破坏免疫系统,增加机会性感染(OIs)、某些肿瘤和慢性病的风险(表25.1)。2014年全球估计有3 500万HIV感染者存活。截至2024年,HIV累计导致3 900万人死亡。据估计,全球成人HIV感染率为0.8%,但是地区差异普遍存在,国家水平的成人感染率从低于0.1%到受影响最严重的非洲南部国家大于20%不等。

HIV的两种主要类型可进一步细分为组和分支(或亚型)。最初,HIV是一种来自猿类(HIV-1是全球大多数感染的类型)和黑白眉猴(HIV-2)的人畜共患感染。现在认为,每一主要的病毒群组都分别源自中西非地区不同的人畜共患感染,而目前主导的HIV-1 M亚群的祖病毒株的传播事件,最可能发生在20世纪早期。

未经治疗的HIV-1感染过程以一长期的初始阶段为特征,该阶段通常持续4~6年,尽管在感染的最初几周可能会出现腺热样症状,但大多为无症状感染。几年后,感染者开始出现间歇性症状,如体重减轻、腹泻和口腔感染。最后,当HIV严重削弱个体的免疫系统时,感染者可能会经历各种特征性的OIs,其中一些OIs被定义为获得性免疫缺陷综合征(AIDS)。在未经治疗的情况下,从感染到死亡的中位时间通常估计为10~12年。对围产期感染的婴儿,疾病进展和死亡发生得更快。相比HIV-1的感染者,HIV-2感染者的存活时间更长且传染性更低。

一些实验室检测技术已用于判定HIV感染者的预后。最常用的两种实验室指标是病毒载量和$CD4^+$T淋巴细胞计数。$CD4^+$T淋巴细胞是免疫系统良好运作的重要组分;未感染个体的$CD4^+$细胞计数通常大于800个/μL,而AIDS患者的$CD4^+$细胞计数一般小于200个/μL。病毒载量是衡量体内HIV浓度的指标,也被认为决定着$CD4^+$细胞计数的下降速度。图25.1展示了HIV感染过程中,病毒载量和$CD4^+$计数的典型变化。病毒载量(经常以对数尺度报告)在血清转化期往往很高,而在个体免疫系统对病毒做出反应后开始下降。病毒载量不仅是重要的预后标志,而且因为高病毒载量的个体最有可能传播HIV,所以它也是衡量个体传染性的重要指标。

表25.1　HIV 总结

病原体	◆ HIV ◆ 逆转录病毒科慢病毒属,有两种亚群(HIV-1和HIV-2) ◆ 大多数HIV-1病毒属于M亚群,进一步可以分为A～D、F～H、J和K亚型 ◆ A～C亚型占主导地位 ◆ 其余亚型(N～P)局限于西非地区 ◆ HIV-2可分为A～H亚型和其他亚型 ◆ 只有A亚型和B亚型流行,并且主要局限于西非地区
疾病	◆ 病程根据WHO定义分为4个阶段,相关症状和机会性感染随着病程进展加剧 ◆ 大多数晚期阶段(第四阶段)被称为AIDS
潜伏期	◆ 4～6年后出现艾滋病前期症状 ◆ 艾滋病潜伏期可达9～10年
主要诊断标准	◆ 快速检测或基于实验室的抗体检测(如ELISA)最常用于检测HIV,能在感染后几周内检测出阳性(窗口期后血清阳转) ◆ 抗原检测(针对病毒RNA、DNA和蛋白质)能够在感染后不久检测到HIV ◆ 建议进行重复检测,甚至进行第三次检测(在低流行环境中),使用不同的快速检测或实验室检测方法以确证感染
全球流行病学	◆ 截至2013年,3 500万艾滋病感染者中的大多数居住在撒哈拉以南的非洲地区(71%)以及南亚、东南亚和东亚地区(14%) ◆ HIV感染率在9个国家(均处于撒哈拉以南的非洲地区)均超过10%,并在另外40个国家中超过1% ◆ 全球新发感染人数自2001年达到峰值340万,于2013年下降至210万 ◆ 截至2013年底,已有1 290万艾滋病感染者接受了艾滋病治疗 ◆ 自2005年以来,HIV病死率下降了35%

注:AIDS,获得性免疫缺陷综合征;DNA,脱氧核糖核酸;ELISA,酶联免疫吸附测定;HIV,人类免疫缺陷病毒;RNA,核糖核酸;WHO,世界卫生组织。

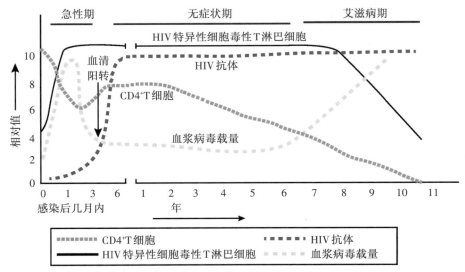

图25.1　HIV-1 感染的自然史

注:HIV,人类免疫缺陷病毒;RNA,核糖核酸;HIV CTL,HIV特异性细胞毒性T淋巴细胞。

资料来源:Laboratory Guidelines for enumerating CD4 T Lymphocytes in the context of HIV/AIDS, World Health Organization(WHO)Regional Office for South-East Asia New Delhi, India, Copyright © WHO 2007.

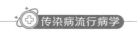

传播方式

成年人之间HIV传播的主要途径为性接触传播,在HIV广泛流行的地区如南非,异性间传播占据主导地位。1981年,艾滋病首次被认为是一种临床综合征,在之后的数年里,性接触传播主要发生在男男性行为人群(MSM)中。第三大主要传播途径是注射吸毒人群(PWIDs)共用受污染的针头,这是一些东欧和苏联国家中HIV传播的主要方式。HIV极少会通过血制品传播。大部分感染HIV的儿童是在母亲子宫内、分娩时或分娩后的母乳喂养过程中造成的垂直感染。由于缺乏预防措施,感染HIV的母亲所生的儿童中有四分之一感染HIV。

关于HIV性传播有关因素的详细描述见第23章。多性伴现象普遍,HIV感染后不久的高病毒载量是增加二代传播重要因素。其他性传播疾病(见第23章)和HIV之间也存在着复杂的交互作用,其中溃疡型性传播疾病可作为HIV传播的重要辅助因素,特别是在HIV流行早期,它可以加快其流行速度。

诊断与治疗措施

大部分的HIV筛查方法是基于血液、血浆或血清抗体检测的快速检测或实验室检测。当前多种实验室抗体检测如ELISA试验,灵敏度接近100%,特异度>99%。许多快速检测方法达到了这种性能水平,但是其性能可能受检测方法、操作者、现场特征的影响。在高发病率的地区(发病率>5%),建议进行二次检测以确证阳性结果,同时,在低发病率地区可能需要进行第三次确证检测。

检测病毒自身组分的抗原测试正在越来越多地被运用到HIV检测中,特别是针对新生儿的检测。这种检测方法的优势在于可以在抗体反应可被检测到前(这段时间也被称为窗口期)发现HIV病毒。此外,PCR核酸检测也是常用的检测方法,它可以扩增并检测HIV感染者体内的RNA或DNA片段。这些检测方法通常运用于检查新生儿的HIV感染情况,因为受感染的母亲产下的婴儿体内含有来自母体的HIV抗体,而这会干扰抗体检测的结果。

在过去的二十多年里,被称作抗逆转录病毒疗法(ART)的药物治疗方法得到了快速发展。从1995年起,有三种药物治疗方案的出现预示着HIV治疗的新时代的到来,接受治疗的患者能够获得长久的健康状态和更长的生存期。这些药物针对HIV复制周期的不同阶段,并且随着新抗逆转录病毒药物的批准,其耐受性和持久性也逐渐得到改善。HIV感染者上药的建议时间已经提前,这与病毒耐受性的提高、对CD4$^+$细胞计数较高感染者的临床治疗收益的认识提高以及减少HIV二代传播有关。目前的一些治疗指南建议在出现症状的患者和CD4$^+$T淋巴细胞计数少于350或500个/μL的患者中开始抗逆转录病毒治疗,但现在大多数治疗指南建议检出即治疗(无论CD4⁺细胞计数如何),对所有HIV感染者采用抗逆转录病毒治疗以减少人群传播。虽然艾滋病现在被认为是一种可治疗的疾病,但目前仍然没有已知的治愈方法。

预防与控制

推进HIV的预防与控制方案,首先需要开展信息宣传和健康教育,以建立人们对HIV的传播途径,感染后果以及预防措施的认识。这些活动包括推广和发放安全套以及推广安全性行为。

增加公众获得HIV咨询检测(HCT)的机会在控制HIV方面也很重要,因为未确诊的HIV阳性个体被认为对HIV传播起了更大的推动作用,而HIV诊断与高危行为的积极转变有关。因为性传播感染增加了HIV传播的可能性,所以对于其他性传播感染的积极治疗也可能是限制HIV传播的一项重要战略。男性包皮环切已被证明可将男性对HIV的易感性降低约60%,因此也可以被视为是一项重要的HIV预防策略。

预防HIV的母婴传播(PMTCT)包括在出生前后向母亲和婴儿提供抗逆转录病毒治疗,并就婴儿喂养方案提供咨询服务(通常提倡配方奶喂养或纯母乳喂养)。如果所有孕妇在分娩前都开始了长期的高效抗逆转录病毒治疗(HAART),且不进行母乳喂养或在母乳喂养期间坚持接受抗逆转录病毒治疗,那么PMTCT方案理论上可以将传播率降低到2%以下。

尽管传统上抗逆转录病毒治疗被视为一种治疗策略,而不是一种预防策略,人们对使用ART预防的兴趣一直在增长。因为抗逆转录病毒治疗降低了体内HIV的浓度,从而降低了HIV阳性个体的传染概率。抗逆转录病毒药物最近也被证明在HIV阴性人群的预防方面是有效的。暴露前预防(PrEP)是指在性行为前口服或局部给予抗逆转录病毒治疗,以减少感染HIV的风险。对于无法坚持让性伴侣使用安全套的妇女来说,杀菌剂(局部PrEP)的使用可能特别重要,尽管这种需要在性行为前自行用药的预防措施存在依从性挑战。

针具交换项目也被证明能有效预防注射吸毒者中HIV方面的传播。暴露后预防(PEP)即在接触后临时给予抗逆转录病毒治疗,这对于减少受到针刺伤害的卫生工作者和性侵犯受害者感染HIV的风险也很重要。

尽管在开发HIV疫苗方面存在重大挑战。但目前,有一种候选疫苗已被证明在一定程度上是有效的,其将HIV传播的风险降低了31%。正在进行的工作旨在通过新的方法来确认和改进这一点。

虽然上述预防方案对于在个人层面降低HIV风险至关重要,但也必须制定与HIV风险的社会决定因素有关的干预措施。性别歧视、移民、生计挑战、药物滥用和对艾滋病病毒/艾滋病的污名化等因素助长了这一流行病的增长。许多国家级的HIV预防规划力求解决这些问题,将其作为全面应对这一流行病的一部分。

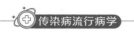
● 监测

不同国家对HIV的监测大有不同。在大多数高收入国家,新诊断的HIV的病例报告是估计各指标的主要来源(见第2章)。

在HIV感染率高的国家,有代表性的全国家庭调查通常被认为是估计感染率的金标准,并能够进一步估计其他指标,如HIV治疗覆盖率和治疗成功程度。在发展中国家,对孕妇的HIV流行情况的调查提供了关于HIV流行趋势的有用的额外信息,但它们可能存在偏倚,因为它们主要代表的人群是没有使用避孕措施的性行为活跃的年轻妇女。

在许多发展中国家,监测的重点已逐渐从衡量HIV的流行率转向衡量HIV的发病率,因为后者更好地反映了最近控制方案的成功(或失败)。然而,HIV的发病率很难直接测量,但人们已经提出了一些方法,包括对哨点人群进行纵向研究,改进实验室方法来检测调查样本中最近获得的HIV以及使用符合感染率调查数据的数学模型。

(翻译:邹华春)

● 延伸阅读

Abdool Karim SS, Abdool Karim Q (eds) (2010). HIV/AIDS in South Africa, 2nd edn. Cambridge University Press, Cape Town.

Bertozzi SM, Laga M, Bautista-Arredondo S, et al. (2008). Making HIV prevention programmes work. Lancet, 372, 831-44.

Joint United Nations Programme on HIV/AIDS (UNAIDS) (2014). GAP report. UNAIDS, Geneva.

Maartens G, Celum C, Lewin SR (2014). HIV infection: epidemiology, pathogenesis, treatment, and prevention. Lancet, 384, 258-71.

Sharp PM, Hahn BH (2011). Origins of HIV and the AIDS pandemic. Cold Spring Harbor Perspectives in Medicine, 1, a006841.

United Nations, World Health Organization (2015). Guideline on when to start antiretroviral ther-apy and on pre-exposure prophylaxis for HIV. World Health Organization, Geneva.

Vermund SH (2014). Global HIV epidemiology: a guide for strategies in prevention and care. Curr HIV/AIDS Rep, 11, 93-8.

第26章 寄生虫感染

绪论

寄生虫是导致人类患病和死亡的重要原因。寄生虫依靠宿主生存,主要包括原生动物、蠕虫和体外寄生虫三类。能够引起"寄生虫病"的原生动物和蠕虫通常是体内寄生虫,而体外寄生虫则寄生在宿主体表。

本章重点介绍具有重大公共卫生意义的蠕虫感染:包括土源性蠕虫(soil-transmitted helminth,STH)感染和血吸虫病。

土源性蠕虫病(肠道蠕虫病)

土源性蠕虫病绪论

与全球公共卫生密切相关的土源性蠕虫主要包括以下4种:蛔虫(全球感染人数约8.19亿)、毛首鞭虫(全球感染人数约4.65亿)、美洲板口钩虫和十二指肠钩口线虫(均为钩虫,全球感染人数约4.39亿)(表26.1)。粪类圆线虫感染并不常见,但可在免疫力低下的个体中引起严重的播散性感染(3 000万至1亿人感染)。其他在全球分布的土源性蠕虫还包括蠕形住肠线虫、犬弓首线虫和猫弓首线虫(引起内脏和眼幼虫移行症)。

土源性蠕虫病的传播途径

蛔虫和毛首鞭虫的传播途径为粪–口传播,而钩虫和粪类圆线虫则通过皮肤接触感染性幼虫传播。土源性蠕虫的成虫生活在人类肠道内(蛔虫和粪类圆线虫寄生于小肠;毛首鞭虫

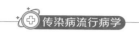

寄生于大肠,尤其是盲肠),寄生在肠道内的雌虫每日可产生数千个虫卵(粪类圆线虫的虫卵孵化出幼虫),随粪便排出。在外界环境中,虫卵需要2~3周发育成熟并具备感染性,能够导致自体感染的粪类圆线虫幼虫除外。

 ## 土源性蠕虫病的临床表现

土源性蠕虫病通常为无症状感染,但随着体内寄生虫数量的增加,临床发病风险也不断升高。该病的临床表现一般是非特异性的,程度从轻度(包括腹部不适和食欲不振)至重度(包括肠梗阻(蛔虫)、少数患者出现重度贫血(钩虫)以及结肠炎和痢疾(毛首鞭虫))不等。粪类圆线虫导致的感染通常是无症状的,但在免疫力低下的个体中可能引起严重的播散性疾病,出现败血症和多器官衰竭,死亡率较高。

 ## 土源性蠕虫病的诊断

诊断土源性蠕虫病主要通过检测粪便中的虫卵或幼虫。常用的检测方法是直接涂片法,即取少量粪便样本悬浮于盐水中,将载玻片置于显微镜下检查。其他常见的、较灵敏的方法包括虫卵浓缩技术(例如,改良加藤法和麦克马斯特氏法)。对于粪类圆线虫而言,血清学检测优于显微镜检查,但在流行人群中,标准血清学检测存在特异性差的问题。分子诊断方法,如聚合酶链式反应(polymerase chain reaction,PCR)技术,虽然具有更高的灵敏度,但价格昂贵。标准的病原学诊断方法可通过多次采样(最多采集3个粪便样本)来提高灵敏度。在非流行人群中,外周血嗜酸性粒细胞的增多高度提示蠕虫感染。

表26.1 土源性蠕虫的特征

致病原	所致疾病	保虫宿主	潜伏期	主要诊断方法	受影响最严重的国家/地区	全球负担估计(病例数)
蛔虫	◆ 蛔虫病(普通蛔虫感染)	◆ 土壤中的虫卵和受感染的人	4~8周	粪便检查	◆ 全球 ◆ 热带和亚热带地区以及卫生条件差的地区发生频率最高	8.07亿~12.21亿人
毛首鞭虫	◆ 鞭虫病(鞭虫感染)	◆ 土壤中的虫卵或受感染的人	15~30天	粪便检查	◆ 全球; ◆ 热带和亚热带地区以及卫生条件差的地区发生频率最高	6.04亿~7.95亿人
十二指肠钩口线虫/美洲板口钩虫	◆ 钩虫病(钩虫感染)	◆ 人	数周~数月	粪便检查	◆ 全球气候温暖、湿润地区	5.76亿~7.4亿人

续表

致病原	所致疾病	保虫宿主	潜伏期	主要诊断方法	受影响最严重的国家/地区	全球负担估计（病例数）
粪类圆线虫	◆ 类圆线虫病（线虫感染）	◆ 人 ◆ 受感染的猫、犬和猴	2～4周	粪便检查	◆ 最常见于热带或亚热带气候	3 000万～1亿人感染
蠕形住肠线虫	◆ 蛲虫病（蛲虫感染）	◆ 人	1～2月	透明胶纸法在肛周皮肤收集虫卵，并使用显微镜观察	◆ 全球	4%～28%的儿童
犬弓首线虫/猫弓首线虫	◆ 内脏和眼幼虫移行症	◆ 犬、狐狸和猫	1周～数月	使用PCR进行血清学检测或在活检或尸检标本中发现幼虫	◆ 全球	2%～80%的儿童
埃及血吸虫	◆ 埃及血吸虫病 ◆ 尿路血吸虫病	◆ 人和其他哺乳动物 ◆ 中间宿主是淡水泡螺属	急性型14～84天	通过尿液检查或组织活检发现虫卵	◆ 非洲 ◆ 中东	1.12亿人感染
曼氏血吸虫	◆ 曼氏血吸虫病 ◆ 肠道血吸虫病	◆ 人和其他哺乳动物 ◆ 中间宿主是淡水双脐螺属	急性型14～84天	通过粪便检查或组织活检发现虫卵	◆ 南美洲 ◆ 加勒比地区 ◆ 非洲	8 000万人感染
日本血吸虫	◆ 日本血吸虫病 ◆ 亚洲肠道血吸虫病	◆ 人和其他哺乳动物 ◆ 中间宿主是两栖淡水钉螺属	急性型14～84天	通过粪便检查或组织活检发现虫卵	◆ 中国 ◆ 东南亚	

注：PCR，聚合酶链式反应。

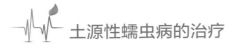

土源性蠕虫病的治疗

目前，土源性蠕虫病应用最广泛的治疗药物是苯并咪唑（如甲苯咪唑和阿苯达唑）。标准剂量为单次口服阿苯达唑400 mg或甲苯咪唑500 mg。苯并咪唑药物疗效因寄生虫种类而异，单次剂量可治愈90%以上的蛔虫感染。钩虫的治愈率各不相同；首选的是阿苯达唑而非甲苯咪唑，在某些情况下，只有连续几天服用3剂才达到90%以上的治愈率。治疗毛首鞭虫感染时，建议连续几天服用3剂400 mg阿苯达唑；此外添加单剂量伊维菌素（200 μg/kg体重）可获得更高的治愈率。治疗类圆线虫病可采用单次口服伊维菌素200 μg/kg体重，其疗效达90%以上,阿苯达唑是一种有效的替代药物;播散性疾病需要长期每日服用伊维菌素治疗。

土源性蠕虫病的预防和控制

目前尚无针对土源性蠕虫病的有效疫苗。在流行社区中,蠕虫的分布呈现过度分散的特点,少数个体(通常是儿童)携带了大部分蠕虫,成为感染的主要储存库。流行区的疾病控制主要依赖于定期(每年或半年)对学龄儿童开展大规模苯并咪唑驱虫治疗,通过减少寄生虫负担来降低疾病的传播和发生风险。在卫生设施有限和环境中粪便污染普遍的贫穷地区,土源性蠕虫病的感染更为严重。

人们越来越意识到化疗策略的局限性,并重新重视教育、良好的卫生习惯(如便后使用肥皂洗手)以及改善清洁水和卫生设施的获取,这些统称为WASH(水、环境卫生和个人卫生)策略。

血吸虫病(肠道和泌尿生殖系统)
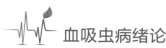

血吸虫病绪论

与公共卫生密切相关的血吸虫包含以下三种:主要在非洲流行的埃及血吸虫,在中东、南美洲和非洲流行的曼氏血吸虫以及在中国和菲律宾部分地区流行的日本血吸虫。据估计,全球约有2亿人感染血吸虫病。

血吸虫病的传播途径

雄性和雌性成虫寄生于人类宿主的腹部和盆腔器官静脉内,并在那里交配产生受精卵。虫卵可通过粪便或尿液进入环境,或滞留在宿主组织中引发疾病。进入淡水的虫卵在一定条件下可孵化出毛蚴,在水中存活并感染合适的钉螺宿主。钻入螺体后,血吸虫通过无性繁殖,最终产生成千上万条尾蚴,通过皮肤接触感染人类。

血吸虫病的临床表现

急性血吸虫病(片山综合征)常见于初次感染者,多发生在流行地区的旅客或移民中。于感染后数周至数月出现症状,表现为突然发热、浑身不适、肌痛、头痛、嗜酸性粒细胞增多、疲劳和腹痛等,通常在发病后2~10周内缓解。

慢性血吸虫病是一种进展缓慢的疾病,由曼氏血吸虫和日本血吸虫的虫卵沉积在宿主肠道和肝脏以及埃及血吸虫的虫卵沉积在宿主膀胱和泌尿生殖系统引起。在曼氏血吸虫和日本血吸虫的情况下,该病可能会在多年后发展成慢性肠道形式,伴有门脉周围纤维化和门脉高压。临床特征包括上腹部不适,可触及结节状肝肿大,通常伴脾肿大。当出现腹水和食管静脉曲张导致的呕血时,临床表现会进一步加重。晚期肝纤维化患者也可由于肉芽肿性肺动脉炎引发肺动脉高压。

脊髓血吸虫病是一种不典型但严重的血吸虫病类型。由于雌性成虫寄生在人体非典型部位,产生的虫卵在脊髓中形成栓塞,这可能与快速进展的神经功能缺陷有关。

泌尿生殖道血吸虫病(埃及血吸虫)最典型的症状是血尿。与重度肠道血吸虫病一样,重度泌尿生殖道血吸虫病更常见于感染负担最重的个体,是抗血吸虫虫卵免疫调节应答不良的结果,会导致慢性尿路纤维化,表现为尿路梗阻(输尿管积水和肾盂积水)。

埃及血吸虫感染与膀胱鳞状细胞癌高发相关。其感染可能影响女性生育能力,并引起女性生殖道炎症,影响卵巢、输卵管、宫颈、阴道和外阴。近期研究表明,患有生殖道血吸虫病的女性感染人类免疫缺陷病毒(human immunodeficiency virus,HIV)的风险较高(见第25章)。

 血吸虫病的诊断

血吸虫病的标准诊断方法是从受检者的尿液(埃及血吸虫)和粪便(日本血吸虫和曼氏血吸虫)或组织活检和直肠镜活组织中检获血吸虫虫卵,但灵敏度不高。最常用的方法是利用聚碳酸酯过滤器对尿液中的虫卵进行显微镜检查和使用改良加藤法对粪便中的虫卵进行检查;也可以使用分子技术和血清学检测进行诊断,但均存在局限性。最近已经开发出了更为敏感而特异的POC(point-of-care)诊断测试,这些测试在血吸虫病流行地区的使用将有助于该病治疗和控制策略的实施。

 血吸虫病的治疗

吡喹酮是治疗血吸虫病的首选药物,对所有血吸虫属均安全有效,且不良反应相对较少。治疗埃及血吸虫和曼氏血吸虫的有效剂量为40 mg/kg体重,治疗日本血吸虫的有效剂量为60 mg/kg体重;40 mg/kg体重的剂量可被安全用于孕中后期(受孕3个月后)。吡喹酮通常仅以大片剂提供,儿科制剂不易获得。奥沙尼喹是一种四氢喹诺酮类化合物,仅对曼氏血吸虫有效,且可获得性有限。目前,尚无治疗和控制血吸虫病的疫苗。

 血吸虫病的预防和控制

目前,吡喹酮的大规模使用是全球控制血吸虫病的主要手段。与土源性蠕虫感染的防控一样,对大众开展提高卫生习惯和安全处理粪便的教育是可持续和有效控制血吸虫病策略的关键。

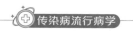

改善卫生设施可减少土壤和水污染。为了有效防治血吸虫病,卫生设施必须覆盖大部分家庭,相关的经济成本使得这项任务在资源有限的条件下不易实现,特别是在农村地区和城市贫民区。

结论

土源性蠕虫病和血吸虫病十分常见,主要影响流行区人群的身体健康,并造成死亡。其诊断依赖于相对不敏感的寄生虫显微鉴定方法,但更加敏感的POC测试正在研发中。疾病的治疗仅限于少数安全有效的药物,其耐药性尚未成为问题。最近通过在流行地区大规模给药控制土源性蠕虫感染或血吸虫病(或在两者共同流行区同时进行),减轻了寄生虫病负担和发病率,但应尽可能同时开展卫生教育、改善卫生设施以及获取清洁水源。

(翻译:赵琳)

延伸阅读

Barreto ML, Genser B, Strina A, et al. (2010). Impact of a citywide sanitation program in Northeast Brazil on intestinal parasites infection in young children. Environ Health Perspect, 118, 1637-42.

Bethony J, Brooker S, Albonico M, et al. (2006). Soil-transmitted helminth infections: ascariasis, trichuriasis, and hookworm. Lancet, 367, 1521-32.

Colley DG, Bustinduy AL, Secor WE, King CH(2013). Human schistosomiasis. Lancet, 383, 2253-64.

Greaves D, Coggle S, Pollard C, Aliyu SH, Moore EM (2013). Strongyloides stercoralis infection. BMJ, 347, f4610.

Hotez PJ, Bundy DAP, Beegle K, et al. (2006). Helminth infections: soil-transmitted helminth infections and schistosomiasis. In: Jamison DT, Breman JG, Measham AR, et al. (eds). Manson's tropical diseases. World Bank, Washington, DC.

Jia TW, Melville S, Utzinger J, King CH, Zhou XN(2012). Soil-transmitted helminth reinfection after drug treatment: a systematic review and meta-analysis. PLoS Negl Trop Dis, 6, e1621.

第27章 先天性感染

前言

先天性感染（又称宫内感染），是一类影响未出生胎儿或新生儿的感染。这些感染要么由受感染的母亲通过胎盘直接传播给胎儿（经胎盘传播），要么由新生儿在分娩时通过产道获得，因此此类感染也被称为垂直传播感染或母婴传播感染。由于缺乏高质量的监测数据，特别是在低收入和中等收入国家，先天性感染的全球负担一直难以估计。一般而言，疫苗可预防的先天性感染，如风疹，在无法获得疫苗或接种率低的区域或国家负担最高。表27.1列出了全世界常见的先天性感染、致病病原体、诊断技术和地区疾病负担。

诊断

不同病原体所致的垂直传播感染表现出来的临床症状和体征不同，在什么时候进行宫内感染的诊断是一个巨大的挑战。

一些由母亲传染给孩子的疾病仅在母亲身上引起轻微的症状，如短暂的发热和流感样症状，甚至可能被直接忽视。仔细调查孕妇妊娠期间的接触史（以弓形虫感染为例，孕妇可能接触了含虫猫砂）、孕妇免疫状况、单核细胞增多症样疾病史、淋巴结病和孕期皮疹可获得有用信息。孕期常规进行超声检查时，胎儿先天性感染的症状包括宫内生长受限、胎儿小头畸形、脑积水、颅内钙化、胎儿肝肿大和肝内钙化。在新生儿身上可以观察到一系列的表现，表27.2描述了几种先天性感染病原体和相关表现。

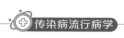

表27.1 世界范围内先天性感染、致病病原体、诊断技术和地区疾病负担

病原体	疾病	宿主	潜伏期	主要诊断检测	主要影响地区
CMV	先天性CMV感染	人。在围生期感染的情况下，宿主包括母乳、母体分泌物和输血制品	90%在出生时是无症状的；高达15%的无症状婴儿经历进行性听力丧失；听力损失也可能在儿童晚期出现	尿唾液小瓶培养技术；尿唾液病毒培养；尿唾液巨细胞病毒的DNA PCR	尽管来自发展中国家的研究很少确定其真实流行率，先天性CMV感染的全球流行率估计为0.6%~6.1%；在发达国家，流行率为0.2%~2%
梅毒螺旋体	先天梅毒	人是唯一已知宿主	早期先天梅毒2岁前有临床表现；晚期梅毒2岁后有临床表现；母亲未经治疗时大约40%的新生儿会患上晚期先天性梅毒	通过暗视野显微镜或荧光抗体染色对受感染的体液、病变、胎盘或脐部进行直接观察；特殊染色或组织病理学检查显示螺旋体；静脉血梅毒典型的血清学表现；检测试剂盒可在没有实验室检测的环境中使用	全球每年约有100万例妊娠合并先天梅毒；受影响地区包括：撒哈拉以南非洲、南亚和东南亚、拉丁美洲和加勒比地区；在美国，先天梅毒主要发生在母亲未经治疗或表现出治疗不充分的血清学反应的婴儿身上
风疹病毒	先天性风疹综合征	人是唯一已知宿主	大多数患有先天性风疹综合征的婴儿在出生时是无症状的，但在未来5年内会出现临床表现	特殊染色或组织病理学检查；静脉血液证明典型的梅毒血清学表现；检测试剂盒，可在无法进行实验室检测的环境中使用	疫苗覆盖率最低的区域，包括非洲和东南亚国家；在美国，由于常规接种疫苗和怀孕期间对母亲进行风疹血清学检查，先天性风疹综合征很少见
HSV 1和HSV 2	宫内、围产期和产后HSV	人	宫内HSV罕见，其表现主要发生在新生儿期；弥散性疾病通常在出生后一周出现	从鼻咽分泌物中分离病毒；血清学证实；证明风疹特异IgM抗体水平，从母体抗体的被动转移中持续较高水平和较长时间	受影响的地区包括撒哈拉以南非洲；总体而言，发展中国家的流行率较高；据估计，美国每年有1 500例新生儿HSV病例

续表

病原体	疾病	宿主	潜伏期	主要诊断检测	主要影响地区
刚地弓形虫	先天性弓形虫病	猫	• 中、晚期妊娠感染以新生儿期亚临床感染为主 • 在生命的最初几个月也可能出现轻微或严重的疾病 • 在婴儿期、儿童或青春期后期可能出现未确诊感染的后遗症或复发	• 病毒细胞培养法 • DFA法和EIA法分离皮肤和黏膜病变HSV抗原 • CSF中HSV DNA的PCR检测	• 南美洲 • 中东部分地区
乙型肝炎病毒	先天性乙肝感染	人	• 受影响的新生儿无症状，少数婴儿可能在2个月大时出现急性肝炎	• 筛查产妇和新生儿血清学并在后续参考 • 实验室进行后续确认 • 待筛选的新生儿血清学包括弓形虫特异性IgM抗体，当抗体不确定时，也可表得弓形虫特异性IgM和IgA	• 亚洲和太平洋地区 • 撒哈拉以南非洲

注：CMV，巨细胞病毒；DFA，直接免疫荧光分析；DNA，脱氧核糖核酸；EIA，酶免疫分析；HSV，单纯疱疹病毒；Ig，免疫球蛋白；PCR，聚合酶链反应。

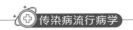

表 27.2 诊断先天性感染的检测

发　　　现	可能的先天性感染
小头畸形	◆ CMV ◆ 风疹 ◆ 弓形虫病 ◆ HSV
贫血与积水	◆ 梅毒 ◆ CMV ◆ 弓形虫病
黄疸伴或不伴血小板减少	◆ CMV ◆ 弓形虫病 ◆ 风疹
肝脾肿大	◆ CMV ◆ 风疹 ◆ 弓形虫病 ◆ HSV ◆ 梅毒
进行性听力减退	◆ 风疹 ◆ CMV ◆ 弓形虫病 ◆ 梅毒
紫癜(通常出现在出生后第一天)	◆ CMV ◆ 弓形虫病 ◆ 梅毒 ◆ 风疹 ◆ HSV
眼部症状	◆ CMV ◆ 弓形虫病 ◆ 风疹 ◆ HSV ◆ 梅毒
先天性心脏病	◆ 风疹
脑部钙化	◆ 弓形虫病(广泛分布) ◆ CMV 和 HSV(脑室周围)
脑积水	◆ 弓形虫病 ◆ CMV ◆ 梅毒
假性麻痹	◆ 梅毒

注:CMV,巨细胞病毒;HSV,单纯疱疹病毒。

实验室检查结果异常,如血小板减少、贫血和肝酶水平升高等,也可能提供新生儿先天性感染的早期信号。可以通过对母亲和新生儿进行病原体特异性检测确定诊断(表27.1)。一般来说,应尽一切努力从新生儿体内提取致病微生物相关生物样本。血清学检测可能有帮助,例如,通过匹配母亲不同时期的血清检测结果,记录在妊娠期间的血清转化过程。另一方面,从母亲那里被动获得的抗体可能会使新生儿和婴儿的血清学检测结果解释变得十分复杂。然而,婴儿出生后体内抗体滴度在2~4个月连续升高或在6~8个月时一直保持高滴度水平可有助于确定诊断。连续抗体滴度变化有时也不能用于结果判定,例如CMV抗体,它也可能在围产期或产后获得以及HIV(详见第25章)。此外,母亲和新生儿体内的IgM相关抗体是不可靠的,因此不推荐用于诊断,风疹特异性IgM和弓形虫特异性IgM除外。值得注意的是,弓形虫特异性IgM检测是一种筛选试验,以确定是否需要进一步审查或进行实验室检测。

治疗

表27.3提供了几个治疗先天性感染的实例。治疗还包括先天性感染后遗症的处理,如听力损失、神经发育迟缓和先天性心脏病。

表27.3 先天性感染的病原体特异性治疗

先天性感染	预 防	治 疗	
		母 亲	新生儿
CMV	卫生措施教育(例如日托中心)	无	更昔洛韦预防听力损失
梅毒	关于预防STIs的教育	青霉素	青霉素
风疹	风疹疫苗	支持治疗	支持治疗
弓形虫病	◆ 教育孕妇避免接触猫砂/粪便 ◆ 避免食用未煮熟的肉类 ◆ 在暴露和治疗开始后筛查血清阴性孕妇	乙嘧啶和磺胺嘧啶	乙嘧啶和磺胺嘧啶
HSV	◆ 关于预防STIs的教育 ◆ 孕妇用万昔洛韦预防 ◆ 考虑对在分娩过程中可能有开放性损伤的妇女实行剖宫产	阿昔洛韦	阿昔洛韦
乙型病毒性肝炎	◆ 关于预防STIs的教育 ◆ 避免静脉注射毒品 ◆ 安全输血 ◆ 乙型肝炎疫苗系列 ◆ 为母亲携带乙肝病毒的新生儿接种乙肝疫苗和免疫球蛋白	◆ 支持治疗 ◆ 在专家的监督和个案基础上进行慢性乙型肝炎的治疗	支持治疗

注:CMV,巨细胞病毒;HSV,单纯疱疹病毒;STI,性传播疾病。

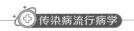

预防

有几种策略可以用来预防先天性感染,其中一些已经在表27.3中标记。孕前免疫接种在预防风疹、乙型肝炎和水痘等先天性感染方面非常有效。

早期干预,包括对受感染孕妇进行治疗,可防止将病毒传染给胎儿,有计划地完成筛查项目可以发现一些没有被注意到的母体感染。例如,先天梅毒可通过妊娠期早期抗生素治疗加以预防;艾滋病病毒的母婴传播可在怀孕期间通过抗逆转录病毒治疗加以预防;新生儿的乙型肝炎感染可通过母亲接种疫苗或者给母亲携带有乙肝病毒的新生儿接种乙型肝炎免疫球蛋白和疫苗加以预防。

不幸的是,某些先天性感染,例如,弓形虫病,对受感染的母亲的筛查和治疗可能很困难。刚地弓形虫血清阴性的女性,在怀孕期间的任何时候都可能接触弓形虫并被感染,所以需要每月进行一次筛查,如果出现血清转化,则应开始治疗。这种策略往往面临着难以确定随访间隔、如何让孕妇遵守筛查方案以及取样和开处方等程序上的困难。

对于梅毒和艾滋病等早期进行抗微生物治疗非常有效,在孕妇早期产前护理时进行检测至关重要。此外,对育龄妇女和广大公众进行教育和传播有关基本预防策略的知识也同样重要,如在怀孕期间应避免接触猫砂、及时接种疫苗和预防性传播疾病(如乙型肝炎、艾滋病病毒和梅毒)。

监测母婴传播感染对于估计孕妇和新生儿中这类感染的真实负担十分重要。为了评价各种预防项目的效率和效力,监测也是必要的。监测战略包括在全国层面实行社区病例登记、监测产前检查和免疫接种的覆盖水平,以及构建国际合作的监测网络(详见第2章)。

(翻译:刘珏)

延伸阅读

Ford-Jones EL(1999). An approach to the diagnosis of congenital infections. Paediatr Child Health, 4, 109-12.

Forsgren M (2009). Prevention of congenital and perinatal infections. Euro Surveill, 14, 2-4.

Kamb ML, Newman LM, Riley PL, et al. (2010). Aroad map for the global elimination of congeni-tal syphilis. Obstet Gynecol Int, 2010, 312798.

Lanzieri TM, Dollard SC, Bialek SR, Grosse SD (2014). Systematic review of the birth prevalence of congenital cytomegalovirus infection in developing countries. Int J Infect Dis, 22, 44-8.

Manicklal S, Emery VC, Lazzarotto T, Boppana, SB, Gupta RK (2013). The 'silent' global burden of congenital cytomegalovirus infection. Clin Microbiol Rev, 26, 86-102.